U0002636

世茂出版有限公司
世潮出版有限公司
智富出版有限公司

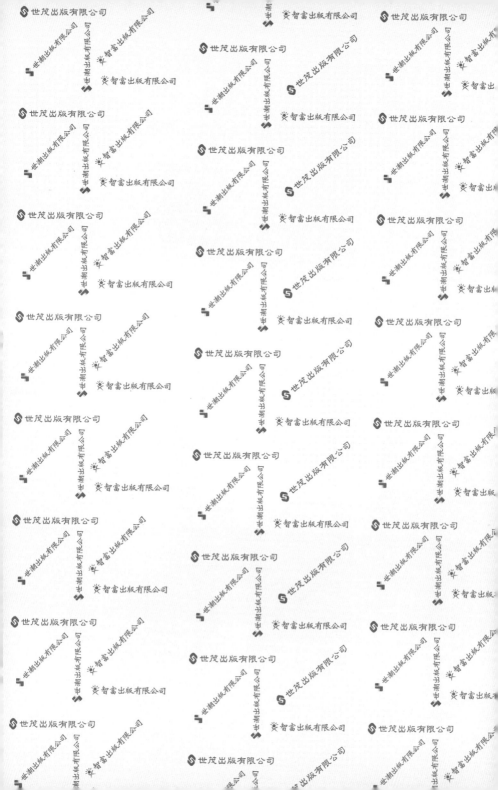

世茂出版有限公司
世潮出版有限公司
智富出版有限公司

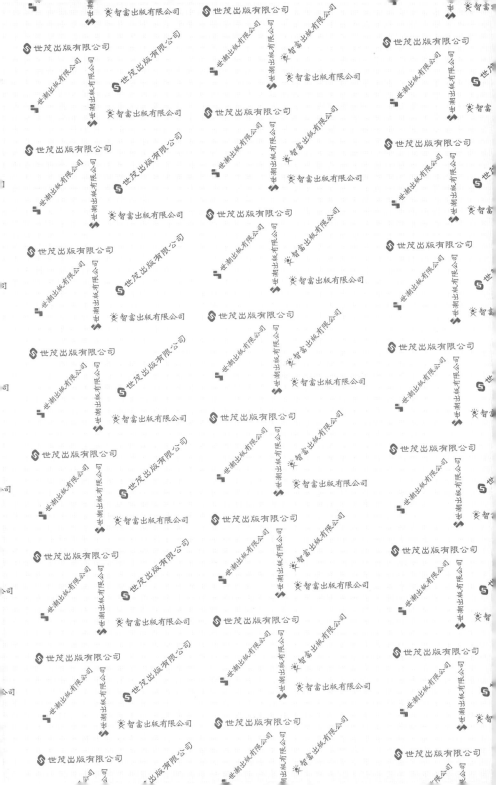

營養與健康 4

食療與保健

by Adelle Davis　　陳滿容　譯

世潮出版有限公司

出版序言

財富、地位、健康，是每一個人都希望擁有的。然而許多人卻將一生大部份的時間與精力用在追求財富和地位，忽略了自己的健康；一旦失去了健康，即使擁有龐大的財富與最高的地位，也變得毫無價值，真是非常的不智。

我們的健康並非靠醫師和藥物來維護，而是靠食物的營養。為了維持身體健康，我們需要不斷從食物中獲得各種營養素，而良好的健康絕非偶然，有賴於每一餐、每一天、年復一年持續不斷攝取適當與均衡的營養。

營養與健康的關係極為密切，營養學是一門新興的學科。近代營養學是在生理學與生物化學的基礎上逐漸形成，為一門綜合性的學科，包含的範圍極為廣泛，然而有關營養的基本知識，則是每一個現代人所應具備的常識。適當的營養，從個人來說，可使身體健康，家庭幸福；從大處而論，國民健康是國家重要的資源，與家庭幸福、國家繁榮休戚相關。

由於經濟繁榮，國民所得逐年提高，近年來，國人對於食物的獲取，非僅不虞匱乏，更有擔心營養過量之憂慮。然不可諱言，我們大多數人對於營養有關的知識，不是一無所知便是一知半解。我們是世界上最講究吃的民族，自古到今，流傳著許多珍饈補品，但這些傳統古老的食物，是否對於我們健康有益，尚有待科學的分析與研究。

從現代營養學的觀點來說，我們每天的飲食中，各種營養素的質與量必須均衡適當的攝取，才能維護健康、預防疾病及保持充沛的精力。人體需要的營養素達四十種之多，醣類、蛋白質、脂質、維生素、礦物質及水，都是維持健康所需的營養素，但必須均衡適當地攝取，過與不及對健康都是有害無益的。因此，正確的營養知識極為重要，為了保持身體的健康，我們每天的飲食，不僅要吃得飽，還要吃得好；同時更要從科學的觀點講求合理的營養。

美國最知名的營養學專家安德爾・戴維絲（Adelle Davis）女士是一位營養學領域的拓荒者，她堅信營養良好的飲食是健康精力的關鍵。她貢獻智慧與熱忱，提供現代營養學各種最新的知識與觀念，致力於喚起社會大眾重視飲食的營養，以促進良好的健康，免於疾病的痛苦。

戴維絲女士的著作有《吃的營養科學觀》、《營養與保健》、《食療與保健》及《孕婦與嬰兒營養聖典》都是美國最暢銷的書籍之一，世界各國均有其翻譯本，是公認對人類健康最有益的好書。她以生動流暢的筆調，簡明扼要地介紹有關營養的知識，從她的書中讀者不僅瞭解到什麼是營養，食物中所含營養養的質與量，並清晰地瞭解我們的身體如何攝取、消化、吸收和利用食物中的營養，以維持生命活動的完整過程。每一本書的內容，不僅適合於一般讀者，即使是專業的醫師及醫護人員，也能從其中獲得極為有益的知識。

雖然戴維絲女士的某些建議及對各種維生素神奇的療效，從專業的醫學方面而言，尚有探討或修正的必要，但是，她促進人類營養與健康的貢獻，仍然受到肯定。

在這一系列叢書中，除了提供我們各種營養與健康的知識，同時還提出許多卓越的見解，值得我們全體國人及政府深思與警惕。例如，她指出：由於化學肥料、殺蟲劑及除草劑等大量的濫用，使農作物的土壤日漸貧瘠，食物因而缺少應有的營養素；食品工業的精細加工及任意加入添加劑；各種毫無營養價值的垃圾食物充斥市場，不僅使食品的營養大量地流失，對戕害兒童的健康尤為嚴重。同時，她更大聲疾呼、指責食品及製藥業者誇大不實的宣傳廣告，欺騙消費者。她呼籲人們應具備營養的基本知識，購買食物及藥品時，應仔細閱讀其標示與說明，確實瞭解所含的成份，選擇有營養價值並適合自己健康所需的食品。

最有意義的一個是，她呼籲全體人民與政府應共同建立飲食營養與健康的共識。因為飲食營養良好可以增進身體健康，減少醫療費用的支出，促進家庭生活的幸福；而國民健康是國家重要的資源。值此全民健康保險已實施之際，政府每年以龐大的預算支付醫療費用時，應考慮如何加強對民眾有關飲食營養與健康的教育，增加飲食營養的知識，極為重要。

本公司秉尊為讀者出版好書的原則，特將戴維絲女士所著營養與健康系列叢書取得美國 **Signet Book** 授權中文翻譯出版，我們以極嚴謹的態度，將其內容完整地譯出，並敦請營養學界權威謝明哲博士（台北醫學院教授兼保健營養學系主任及中華民國營養學會理事長）審訂，同時以專業的編輯，將其區分為適當的章節與標題，成為生動而具可讀性的精鍊著作。希望本叢書的出版，能帶給讀者更豐富的營養知識，增進健康的身體，享受快樂的人生。

世潮出版有限公司謹識

前言

安德爾·戴維絲女士在本書中，不但說明食物的醫療作用，也強調保健的重要性。這是一般人與專業醫師同樣都不可忽視的。一般而言，維持身體健康的原則有三：第一是自我節制，這點非常重要，如果做不到，其他兩點便沒什麼意義了。第二是適當的身體運動。第三則是足夠的營養。這些原則大家都知道，然而，該怎麼吃，該怎麼做，才能得到足夠的營養，達到保健的目的呢？本書對第三點「足夠的營養」，提出了十分透澈的研究與分析，相信對讀者會有很大的幫助。

關於營養學方面的資訊，醫師與專家們確實盡過心力，然而，遺憾的是醫師們都忙於為病人診斷疾病、做各種醫療工作，以致沒有更多時間去研究營養學的最新領域；此外，醫師們大多專攻病理學，都知道怎樣診斷各種疾病，可是卻很少去注意健康的標準與其重要性。如果人人都能重視保健，那麼我們就不致疲於應付回生乏力的疾病了。

戴維絲女士在食療與保健方面，提供我們許多值得參考的資料，讀過本書的讀者，可以依照這些參考資料，到圖書館裡得到進一步的求證，便更能了解到適當的營養所能為我們帶來的好處。

人類在醫學方面的進步，往往起源於非常不顯眼的地方；強心劑（洋地黃），最早是由一位女中醫師所採用，卻不為西醫所接受，直到其效果獲得證明後，才開始被廣泛地用於心臟病的治療。通常，生病的人都不知道如何治療自己的疾病，甚至可能已經生病，卻認為還不到需要看醫師的程度。對於這些情況，我們即使不加治療，而只強調保健的原則，往往也有幫助。在我的外科臨床經驗裡，我感覺到向病人說明善用運動與注重營養保健的重要，其效果並不低於醫療，而且，如此一來，我不但治癒了患者的疾病，更讓他們瞭解到什麼才是真正的健康。

對病人最有幫助的建議，就是告訴他們如何去選擇合乎營養所需的食物。平常我們所吃的食物，大都經過加工或精製，結果不是營養過量，就是在加工過程中，營養大量的流失。此外，我們還發現有些食物的營養已完全破壞，並含有相當高的熱量，這些對我們身體的成長與保健都沒有幫助，過多熱量只會累積在身體中。

根據最新的研究，我們發現，營養的需求會因為心理壓力而有明顯的增加。我們日復一日地面對各種意外的或不尋常的壓力，必需增加每日營養的攝取量，才能確保身體的健康。

讀過本書，如果有人想透過戴維絲女士所舉的例子，找出自我診斷與醫療的方法，那並不是我們所希望的。因為如果錯誤診斷自己的情況，那麼結果可能適得其反，所以你應該先去看醫師，找出自己的問題，再把你從書中得到的食療與保健知識和醫師溝通，才是正確的做法。

讀者們若想善加運用戴維絲女士所著的書，那麼，就不能只是閱讀而已，你應該進一步做研究並查證相關資料，因為還有其他許多關於營養學的知識，都是很值得參考的。

醫學博士　約瑟夫·雷哲

導言

曾經獲得兩次諾貝爾獎的賴南士·鮑立（Linus Carl Pauling）曾說：「如果你沒有許多觀念，那你便產生不出好的觀念。」我覺得這正是安德爾·戴維絲女士最好的寫照。數十年前，她剛提出營養學的觀念時，大家對健康的觀念並不積極，何況對一些健康如生龍活虎的人而言，追求美食才是最重要的，新的營養學觀念是很容易被拋諸腦後的。

戴維絲女士提出營養學觀念的主要目的，是在於預防疾病。現今，適當的營養對於疾病的預防功能，早已廣為人們所接受，並被視為與醫療同樣的重要，戴維絲女士的努力，終於開花結果了。

在本書中，戴維絲女士記錄的是她自己的研究所得，並將其中營養學與食療保健並重的觀念整理編輯成書，傳達給社會大眾。

戴維絲寫的書，主要是針對一般讀者，強調影響健康的醫學管理的重要。她直言不諱地指出醫師，對病人的飲食建議有所不足，雖然目前醫學院校已經有充分的營養學教育，她卻樂於知道，有許多醫師都會把病人交給專業的食療醫師或合格的營養師，為他們做進一步的建議。

目前美國心臟病協會與防癌協會對於營養與健康的重要性，乃得力於安德爾·戴維絲女士於本書《食療與保健》大力推動的結果。在書中，她提出了許多值得參考的意見：

●雖然她不能確定，禁止或限制攝取高膽固醇食物可以預防動脈硬化，但是她呼籲大家注意，過多的滲透性與氫化脂肪（反式脂肪），可能會引起動脈硬化症。

●早在一九六五年，她建議不分年齡，血液中膽固醇含量的標準不應超過一八〇毫克；並且建議每個人每年都應做一次血液膽固醇檢查。

●她建議企業界每年都應為員工做一次血液膽固醇檢查，現在已成為許多公司的例行公式。甚至在一九八七年時，公立保健機構還將之推廣到全美國，為全民做膽固醇篩檢計劃。

●她非常了解一個人的飲食習慣對疾病影響的重要性，因此，她不能認同他人以「突發性疾病」來形容經多年累積而發病的冠狀動脈心臟病。

●她提醒大家注意，咖啡因雖然可以降低心理壓力，卻會增加血液中的膽固醇。

●她提出可溶性的纖維果膠可以降低膽固醇，並且建議大家多吃有果肉的柑橘類水果，尤其是橘子的白色纖維部份，更有幫助。而現在根據詹姆士・安德遜博士（**Dr. James Anderson**）的研究報告，更進一步指出，高纖維食物如燕麥片、蘋果、梨、乾豌豆、菜豆和扁豆等，都是可以降低膽固醇非常好的天然纖維食物。

●在一九六五年，戴維絲曾提出使用菸鹼醯胺（維生素B_3衍生物）可以降低膽固醇，現今已被醫師們採用於慢性高膽固醇的病例中。（但需注意副作用，因此許多病人都難以忍受，可能的話，採用低脂肪與高水溶性纖維低膽固醇的食療法，會是較好的一種選擇。）

●戴維絲認為健康與體重息息相關，因此，她提出警告：過度肥胖有害健康。她建議節食的人不要節食，而且要少量多餐，會比每天大吃三頓更好。她也勸告肥胖的人不要吃減肥藥或斷食，而應該多去注意熱量和營養的適當與否。

●在以前的醫療觀念裡，都認為減輕體重對糖尿病患者具有幫助，而戴維絲則在當時便已提出低脂肪食療和低糖食療的飲食調整。現今她的說法已為世人所認同。

●她建議一般人在進行節食或運動計劃之前，應該先請教醫師，做過一般性的檢查之後，再決定是否施行。

●她發現抗生素會破壞腸道有益的細菌，因此她建議我們在用抗生素來預防黴菌疾病和白色念珠球病的同時，最好也吃一些優酪乳或優格。

●戴維絲強調高膽固醇具有遺傳性，而早期發現，並有效地改善飲食，將可避免。

●她反對人們使用礦物油來幫助排便，因為礦物油會減低營養素的吸收，不是通便的良藥。

●在以前，大腸憩室炎患者通常都使用低纖維飲食，但戴維絲卻不認同，她反而建議病人食用含有粗纖維和一些未經加工的高澱粉食物，現今已為醫學界採用。

●她也不贊同以往為胃潰瘍患者做的無刺激性節食療法。而現今在醫學上所採用的，正是她所建議的，依病人的忍受程度，個別為病人設計節食計劃。（她也提出牛奶是治療胃潰瘍的最佳良藥，現今我們也相信牛奶的確能促進胃酸的分泌。）

●戴維絲相信，動情激素與維生素D可以幫助女性對鈣充分吸收，這點後來也得到了肯定。（她也提醒大家，服用過量的維生素D是會中毒的。）從前醫師會開少量的動情激素，以幫助停經後的婦女預防骨質疏鬆症。

●戴維絲建議我們每日攝取一二五〇毫克的鈣，以預防骨質疏鬆症，但是現在每日所需量已降為一千毫克。

●戴維絲指出維生素A、C、E具有防癌效果，如今美國防癌協會已證實這些維生素的確對防癌有很大的功效。

●她所提出關於防止癌細胞產生的說法，已經得到證實，並造福了許許多多的癌症患者。

●她提議採用維生素E軟膏或丸劑來減少傷疤的形成，目前已被廣泛使用於外科的醫療中。

●戴維絲指出兒童牙齒上形成黃褐色的斑點，乃是起因於抗生素的使用不當所造成。而今日我們確定正在長牙的兒童使用抗生素。

●她建議硬化症患者除了要有食療計劃之外，也要有充分的休息及樂觀的心理建設，和強烈的康復慾望。而現在已有許多醫師對病人做這樣的建議。

●她指出，為病人準備飲食，營養要充足，烹調要美味，並盡量避免營養素的流失。

而且，由於病人的抵抗力弱，所以硝酸鹽、殘餘農藥、食物添加劑、化學物品和加工食品，往往很容易對病人造成傷害，應特別注意。

戴維絲非常了解心理壓力會引起動脈硬化，所以建議大家補充維生素B_2、B_6和維生素C，並攝取較多的泛酸，以紓解壓力。然而，最新的研究卻指出攝取過多的維生素，也會發生反效果，尤其維生素A、D、E、K，在體內都無法隨尿液排出，所以一定要注意，如果維生素不足時，大量地攝取油溶性維生素，會有中毒之虞。

她所說的食用含有氯化鉀的鹽，會引起疾病和高血壓，現今除非有醫師檢查認定，已不為一般所認同。而現在有許多天然調味料，人們減少鹽的攝取，所以不必太擔心這個問題。

進入二十一世紀，我們還有許多事物等著去研究與發現，以取代現有的某些資料，而當我們開始注意健康的重要性，那麼壽命的延長則是指日可待了。

安德爾·戴維絲的研究所得與對人類的健康幸福的關懷，已喚起大家對適當的營養的重視，所能帶來的健康與壽命的延長，也有大幅的增加。她大聲呼籲：「良好的營養就是預防疾病的堡壘，而這堡壘的大門是隨時為你而敞開。」她的呼聲已經響徹了四十年，至今仍未稍減，而我們更希望透過這本書，你，也能聽到！

《天然粗食的美味》作者

哈里特·蘿絲

目 次

1 適當的營養——活得更健康

醫療科技發達的現代，仍然有許多疾病侵襲著我們。據統計，在美國至少有四千萬人患有過敏症；一千七百萬人患有胃潰瘍；一千萬人得了風濕性關節炎。此外，還有無數的人在服用鎮靜劑、興奮劑和安眠藥……。健康問題的克服，現在已是刻不容緩。

根據統計資料顯示，目前增加率最快的疾病首推心臟病、糖尿病、癌症和中風。美國明尼蘇達大學凱斯博士說，現在大家見面時，不再是問：「你有心臟病嗎？」而且是問：「你的心臟病嚴不嚴重？」對現代人而言，若能夠躲過癌症、糖尿病和中風等疾病，已經是很幸運的了。

由於病患的人數一直都難以統計，而每個數字也都令人感到痛心，因為，那正代表著一個活生生的人正在抵抗病魔，追求健康的契機。我真心希望透過本書對營養學的研究，能幫助大家擺脫疾病侵襲的陰影。

如今，營養學的研究已經普遍受到醫學院及各大學與醫藥實驗機構的重視，每年大約有數千份關於營養學的研究報告提出，許多極有價值的資訊都已被整理收錄在營養學年鑑中，因此，營養保健的觀念，也越來越受到重視。我想，大家都有一個共同目的：那就是設法減輕疾病的痛苦，追求健康快樂的生活。

⊙人體所需四十種營養素相輔相成

根據許多研究資料指出，人體無法自行製造的營養素共有四十種，包括：一種必需脂肪酸、十五種維生素、十四種礦物質和十種胺基酸。透過這些營養素，可以在人體合成一萬種不同的化合物，以維護我們的健康。此外，在這些化合物中，我們已知其中約有三千種因為礦物質的作用，使得含有維生素的酵素與輔酶，可以維持細胞的功能。這四十種營養素完全是相輔相成，缺一不可，一旦少了其中某些，便可能影響到數百種化合物的合成，而對身體健康造成危害。所以營養學就像是個有四十種樂器的交響樂團，如果過於偏重其中一兩種，便彈奏不出健康的協奏曲。

有位讀過我以前著作的朋友跟我抱怨說：「安德爾，妳說得很簡單，在我看來卻是很複雜呢！」這實在是因為越來越多關於複合物質形成的研究報告被提出來，使得現今的營養學比較以前來得複雜的關係。例如，從天然食物消化所攝取的物質A，可能轉化成B，B再轉化成C，C然後再轉化成D及E……。每個步驟都需要一系列的維生素、礦物質及蛋白質中分解的胺基酸配合。如果某種營養素缺乏，則營養C無法變成D，那麼營養E便無法透過D來合成，於是C便累積成為有毒物質，危害我們的健康。

在正常的飲食情況下，我們不會完全缺少某一種營養，但是同時出現多種營養不足的現象，卻是經常發生，並且導致我們生病。營養就像五十二張撲克牌可以變出數千種組合一樣，營養充足的現象也會因情況不同而演變出千百種不同的疾病。而且，營養的流失與不足，往往是因為食物的加工處理所造成，這是我們追求健康不可輕忽的事實。

⊙營養學是維護健康不可或缺的知識

營養不足引起的疾病，在未造成嚴重傷害以前，及時補充所需的營養，便可重獲健康。然而，如果我們能防患於未然，不是更好嗎？從許多醫藥營養學刊物裡，我們不難找到一些預防疾病的知識，希望大家都能善加運用。

營養學並不是用來醫治疾病，但是它卻是追求與維護健康所不可或缺的知識。至於何種營養素能治療何種病，須視情況而定。有一次，我為一位女士擬訂一項食療計劃以增加奶水，後來她寫信給我說，她丈夫得了濕疹，用過許多的藥都沒有治好，於是便和她一起進行食療，結果她的奶水並沒有增加，反倒是丈夫的濕疹已經痊癒了。

我們不能說營養學無法與醫藥相比，但營養對醫師與病人都有相當的幫助。不過，適當的飲食與在家中自行食療並不一樣，而且，自行治療所造成的醫療延誤，是很危險的！有許多例子就是病人自己治療消化不良症，後來卻發現是胃癌、心臟病或其他突發的併發症，而自我診斷錯誤與延誤就醫，常導致嚴重的後果甚至死亡。當我們覺得身體不適時，便應該採取兩個步驟，一是改善自己的營養，二是去看醫師。因為癌症、心臟和許多疾病，都需要及時發現與治療，而每年的健康檢查，就是最好的發現時機。

如果醫師要求你進行食療，便應該確實遵照施行，因為營養的改善，是要透過飲食的調整才能達到。但是，醫師可能不會詳盡地告訴你該吃些什麼，或者只是吩咐你吃「均衡」的飲食；在這種情況下，本書內容對你就非常有幫助了。

在過去二十年來，營養學已發展成一門相當專業的科學，也掀起了一股研究的風潮，不過，營養學在美國醫學院校中，仍不是必修的科目，而只在生化學與醫學等類似課裡，作為點綴而已。

美國醫藥學會調查發現，醫學院校所教的營養學，仍侷限於少數營養不良所引起的疾病，而醫師所知、和研究所得仍有很大差距，雖然許多有關營養學的最新研究不斷提出，但是醫師們多忙於疾病的治療，卻無暇接觸到營養學新知。

醫師們平常都很忙碌，如果還要求他們兼顧藥品、病毒、抗生素、醫療手術和營養學新知識的研究，真是苛求他們了。據醫學圖書館的統計，每年發表藥品研究的項目就已多達二十萬種，如果一個醫師要全部吸收這些新的知識，事實是不可能的，而我們還要求們做營養專家，豈不對他們太不公平了？

真正讓我擔心的不是醫師無法為病人做食療計劃，而是他們所提供的食療計劃並不健全。一位美國醫學會和美國食療協會的委員指出，有些食療計劃已經被公式化，因為它們幾乎都是依據前例所擬訂出來的，卻忽略最新的研究結果。

所以，如果在這中間取得一個協調，那就要醫師們與營養師做長期的配合。而如今有些醫院已設有食療顧問，雖然我不知道目前從事於營養師工作的人有多少，但如果那些在大學和醫院受過食療教育的人肯和醫師合作的話，那麼這項工作就不會出現斷層了。

事實上，也有許多醫師都對某項營養學做過精深研究，本書內容有多處就曾參考過他們的著作。華盛頓大學醫學院教授桑克博士說：「注意營養才是健康與保健的最佳途徑。」而愛荷華州立大學醫學教授柯雷爾也說出他的看法：「本世紀所有研究報告中，真正為人類帶來福祉的，應首推營養科學。」——而這也正是我自己的心聲。

許多人一聽說食療的好處，便過度熱衷，盲目的跟從，卻忽略了營養在食物中所扮演的角色。然而，本書關於疾病的章節，只在於說明營養與健康的關係，希望讀者不要以醫學的眼光來做研究。

⊙追求健康需要身體力行

透過營養學追求健康，需要確實的身體力行，而這並非易事。一個人對食療的投入有多少，又能多快恢復身體健康，需要看自己的意志力，食療保健需要較長時間的實行，無法像使用抗生素治療傳染病那樣迅速見效。然而，它仍是有跡有尋的，同時，對全身的健康會有更多的幫助。例如，食物中的鈣能在食用後半小時之內補充到破損的骨頭裡去。曾經有位母親，因為孩子得了腎炎，醫師告訴她，孩子只剩十年可活，使她心亂如麻。我對她說：「你還有這麼長的時間來挽救他的生命，不是很好嗎？」同樣地，我相信我們對許多疾病都應抱持這樣的態度，以最大的決心來對抗病魔才是。

每年我都會收到許多讀者來信，詢問如何運用食療來對治身體的不適。在過去三十七年裡，我曾為大約一萬一千人做過食療計劃，並盡全力做追蹤研究。另外，我還為八千名遠地人做這種計劃，而他們也都會把結果告訴我，事實上，我得自於他們的，遠超過我所教他們的。

討論營養時，我們不必高估其價值。即使是最好的營養，也只有在因為缺乏而導致疾病時，才能發揮效用。現今許多醫師認為許多疾病與患者的情緒有關——雖然營養可以幫助克服情緒問題，可是，食物卻無法讓不願意吃的人去喜歡它，而這些個人偏好問題，也會影響到食療計劃的進行。

胃潰瘍、關節炎、過敏症和結腸炎等，都是起因於心理問題再加上營養不協調所引發的疾病。可是，大多數患者常常沒有了解致病的真正原因，針對所需要的營養去改善，結果病痛仍在，有些人因此便否定了營養的價值，這是很不公平的。

每個人都有情緒問題，不管你有沒有意識到，它遲早都會引發某種疾病。但是，樂觀積極的思想可以平衡悲觀的情緒，情緒如果得到平衡，人就不會生病了。

因為積極樂觀的情緒，對我們是如此的重要，所以我很不喜歡聽人家說：「我們怎麼吃怎麼長大。」除了吃以外，我們的生命還靠許多因素來維持。每個人都有愛、會理解、會憐憫、會創造、也會歡笑。而生病卻會使我們失去正面情緒和創造的能力，使我們的身體成為牢籠與煉獄……。

健康是值得我們去努力追求的，因為健康能使我們生活得更快樂，使我們知道人間的溫暖、知道去愛、去歌唱、去歡笑、去體驗創作的歡愉與成就的滿足。而且，我認為有了健康，我們就能專心的去理解事物和冷靜思考，我們可以合理地發洩憤怒與痛快的大哭——所以，我們深信，充足而適當的營養，必能創造健康豐富的人生！

2 面對壓力—需要更多營養

在沈重的壓力負荷下，我們的身體需要更多的營養。面對壓力的需要，首先應考慮調整飲食計劃，壓力來源有多種，只要了解壓力所引起不適的原因，並依照需要調整飲食，健康問題便能迎刃而解。

⊙什麼是壓力

任何會傷害身體或造成細胞損壞的情況，都稱為壓力。壓力所造成的傷害如果在營養充足時，會迅速復原，否則，將逐漸推毀健康，因而生病。事實上，各種壓力如焦慮、工作過度、細菌與病毒的感染、飲食不當、睡眠不足和運動不夠，都會引發生理上的壓力與不適，如食慾不振、反胃、嘔吐、消化不良、發燒、疼痛、痢疾、脫水、營養流失等。此外，濫用X光與亂服成藥，也是引發壓力的來源。

面對各種壓力所引發的疾病，需要更多的營養，才能維持良好的健康。例如X光與藥物所引起的壓力或傷害，就需要更多的蛋白質、亞麻仁油酸、各種礦物質、維生素A、C、E和各種維生素B來補充營養。

不論受到何種壓力，我們的身體都會需要更多的營養來修補造成的傷害；如果營養不足，修補的工作便會受到影響，但是，要快速及時補充大量營養極其困難。一餐豐富的飲食，對一個健康的人而言已經足夠，卻不能滿足一個病人的需要，因此，便需要大量補充營養劑。

⊙身體對壓力的反應

蒙特婁大學醫學泰斗史萊博士（Dr. Hans Selye）指出，我們的身體對任何壓力都會產生相同的反應，遇到壓力時，體內修補大隊的總指揮——腦下垂體，便會開始反應，採取保護行動，迅速分泌化學傳導荷爾蒙，腎上腺激素（ACTH）和生長荷爾蒙（STH）隨著血液到達腎上腺，刺激外圍或表層，產生可體松和各種傳導素。當緊急情況發生時，這些荷爾蒙會立即應變，先把胸腺和淋巴腺中的蛋白質分解，轉化成醣類以應體力所需，然而血糖和肝裡儲存的肝醣，也會立即轉化成所需的醣類；接著血壓會升高，礦物質會從體內骨骼中分解出來，脂肪也會燃燒成能量，而額外的鹽份也會因而產生，以配合各種變化，共同在我們的體內並肩作戰。但是，這種維修工作也可能出現挖東牆補西牆的情況，其「警告訊號」視壓力的大小而有不同。

壓力如果沒有消除，我們的身體便會進入「抵抗階段」，而運用其中現有的物質來做自我修復工作。一個人若營養充足，便能承受較長期的重大壓力，否則便會被擊敗，開始生病，如果再不及時彌補，甚至會導致死亡。

在「警告」與「抵抗」階段時，我們的身體一直在做維修工作。等到身體無力再進行維修工作時，便進入第三階段—「衰竭階段」。一旦進入第三階段、維修工作已經失敗，那就表示你生病了。

重大的壓力，如大手術、嚴重車禍與高度燒燙傷等，會使人在一天之內經歷這三個階段。其實，在腦下垂體和腎上腺失去保護能力之前，我們經常是一次又一次地陷在警告或抵抗階段裡，因此，要維護健康，應及時改善飲食，增加適當的營養。

倘若壓力持續存在，胸腺和淋巴腺中的蛋白質便會用盡、萎縮，並開始消耗身體其他部份如血漿、肝和腎裡的蛋白質。胃潰瘍的發生，並不完全是因為胃酸過多的關係，有時卻是胃壁的蛋白質被挪用所引起的。而潰瘍結腸炎，也是因此而使腸壁受到侵蝕所造成的。從尿液中流失的氮可以發現，經過一天沈重壓力所消耗的蛋白質，有時可以多達四公升牛奶的份量，因此，當天必須攝取等量的蛋白質，才能免於疾病。

蛋白質被挪用而沒有得到補充，會有害健康。而鈣如果被挪用了，也會使我們的骨骼變為脆弱。像這樣具有傷害性的轉變還有很多種，除了補充營養外，最重的還是我們每個人都應學習如何避免與減輕壓力。

⊙營養需求的增加

以動物做為實驗，將牠們放置在高度噪音、強光、高溫或寒冷、空氣稀薄、電擊、X

光與放射性物質照射的環境裡；或注射藥物、化學劑、細菌或病毒；被迫上手術台、火燒、突發狀況，追跑得精疲力竭；吃下有毒素的食物及營養不足時，結果發現牠們對營養的需求，較沒有受到這些壓力的情況時增加許多。如果其營養需求得到滿足，牠們便不會受到嚴重的傷害，否則在巨大的壓力之下，健康將嚴重的受損，甚至會造成死亡。

一般而言，這些動物可承受壓力的程度，端視牠們腦下垂體與腎上腺能夠分泌多少激素而定。倘若牠們的食物中缺乏蛋白質、維生素E、核黃素、泛酸或膽汁素，則其腦下垂體便無法分泌充足的荷爾蒙。如果缺少維生素E，便會使腦下垂體和腎上腺激素因氧化而受到破壞。

腎上腺皮質對營養不足特別敏感。如果缺少了泛酸，腺體便會充血而細胞則會壞死，乃至無法分泌激素而失去抵抗壓力的功能。只要缺乏少量的泛酸，便會減少激素的分泌。腦下垂體、腎上腺和性激素都是由膽固醇轉化而成，一旦少了泛酸，激素用完，膽固醇便無法轉化了。如果泛酸充足或缺乏情況不嚴重，腎上腺激素在二十四小時之內便能正常分泌。但是，壓力若持續存在，治療便需要較長的時間，康復的情形連帶也會變得緩慢而不確定。

缺少亞麻油酸、維生素A、B_2或E，也會影響腎上腺激素的分泌，造成腎上腺皮質萎縮，它和泛酸一樣不可忽視。當一個人減少脂肪酸的攝取時，腎上腺分泌的激素便會減少，但由於腎上腺對脂肪酸的需求很少，所以不致於造成嚴重的傷害，由實驗證明，只要補充維生素B_2，便能使腎上腺立即恢復功能；而補充亞麻仁油酸，也能使腎上腺激素分泌迅速增加百分之九十左右。

腎上腺激素分泌，不一定需要維生素C，但是當我們遇到壓力時，它的需求會大量的提高，如果未獲得補充，腺體便會因而出血，嚴重影響荷爾蒙的分泌。此外，維生素C還可以促進可體松分泌，使其發揮效用，並緩和泛酸不足引起的傷害。因此，在受到壓力時，需要大量的維生素C幫助我們分解體內有害物質，補充從尿液中大的流失量維生素C。

大量的維生素C有助於抵抗各種壓力。例如，暴露在嚴寒中的老鼠，就必須大量攝取這種營養，才能免於死亡。而一隻暴露在同樣低溫的新幾內亞野豬，便需要比原來多七十五倍的維生素C，才能維持其健康遠離死亡的威脅。就人類而言，攝取七十五倍維生素C的量大約等於五千六百二十五毫克，這樣的數量似乎很驚人，但是對重大壓力而言，這就不為過了。

曾有一百四十四位腎上腺功能喪失、年紀較大的病人，以腎上腺激素刺激也無法恢復功能時，醫師每天給他們吃五百毫克維生素C，結果情況得到改善，這些病人的血液與尿液中的腎上腺激素都有顯著的增加。

⊙泛酸的保護功能

以老鼠做實驗，食物中攝取適量的泛酸（維生素B_5）時，可以在冰水裡、比缺乏泛酸的老鼠多游二倍的時間，如果給牠們多量的泛酸，則可多游四倍之久。進行人類實驗，受試者在冷水裡可撐八分鐘之久，其後每天給他們補充一萬毫克泛酸鈣，經過六週再浸入冷水中測驗一次，雖然結果同樣是支持八分鐘的時間，然而泛酸卻可以防止人體內蛋白質和鹽份的流失，並增加血糖，降低血液的膽固醇，對健康非常有幫助。此外，美國國家研究委員會也指出，如果受到壓力而有感到不適時，即使每天多攝取五百倍的泛酸，也不會因而中毒。

⊙泛酸與腎上腺衰竭

泛酸是人體細胞必需的物質，一旦缺乏，便會影響可體松與激素的分泌，使腎上腺衰竭。愛荷華州立大學醫學院供給監獄中的自願試驗者各種營養豐富的飲食，但缺乏泛酸一項，結果發現犯人尿液中的腎上腺激素減少了；而且隨著實驗的持續，他們變得脾氣暴躁，容易焦慮且吵鬧不休，血壓也會有明顯的降低，甚至於有暈眩、疲勞、四肢無力、想睡覺、胃痛、便秘、脈搏加快等症狀產生，而且呼吸道也更容易感染疾病，尤其是喉嚨痛或咽頭炎等。此外，他們的消化酵素和胃酸也會明顯的減少，而幫助消化吸收的胃腸蠕動也會減弱，經過二十五天，他們都得了重病。為了怕會造成過大的傷害，實驗人員接下來便每天幫他們補充可體松和四千毫克泛酸。再透過尿液分析，發現他們都恢復得很慢，甚至三週後仍未完全康復。

事實上，這些受試者，原來都是健康的年輕人，都沒有受到異常的壓力，也有豐富的飲食，只是缺少其中一項營養而已，實驗中他們出現的症狀（典型的腎上腺衰竭）卻像一個嚴重營養不良及承受多重壓力的病人一般。

⊙不同程度的營養需求

如果我們的身體稍有不適，只要在飲食方面略做改善即可；但重大壓力所引發的疾病，卻需要更多的營養來幫助腦下垂體和腎上腺進行補救工作。而其需要程度，則視所受壓力的多寡、種類和程度而定。

我們究竟能夠承受多少壓力，要視我們過去與當時飲食的營養是否充分而定。如果平常我們不重視營養，一旦遇到重大壓力的打擊，嚴重後果馬上就會出現。

某些含有豐富維生素的食物，雖然尚未證實可以抵抗所有壓力，但在大部分情況下都能防止壓力的傷害。例如，我們對老鼠使用番木鼈鹼、磺胺醯胺，促生長素或阿斯匹靈等有害物質，雖然無法由增加維生素、礦物質或其他的營養素而使其康復，但如果能適當地補充抗壓力的食物，仍然可使老鼠免於傷害。而其中以小麥胚芽對動物注射各種細菌所產生之抵抗效力最為顯著。

研究發現，肝臟對抵抗壓力具有良好的功效，特別是豬肝。此外，小麥胚芽、腎臟、未搾油的大豆粉、綠色蔬菜等都具有抗壓力的效果，因此，病人的飲食應多吃這些食物。

⊙身體對壓力與疾病的反應

疾病的症狀，通常就是身體對壓力的反應。我們可以從一種腎上腺激素——去氧皮質酮（DOC）的平衡程度看出。去氧皮質酮可以包住細菌和病毒，使病菌無法蔓延到周圍組織，然後形成腫疱與結節狀瘡疤而剝落。此外，這種激素也會隨血液到達受傷害的部位，並配合白血球與抗體並肩作戰，這時我們的體溫會升高（發燒），以保護身體的其他部份。這類疾病即是所謂發炎症，像關結炎、滑囊炎、結腸炎、腎炎和過敏症等，都稱之為「壓力病」。

如果去氧皮質酮分泌過多，則炎症便無法受到控制，於是像結腸炎和過敏症等疾病便會拖延很久無法痊癒。同時，身體也因為抵抗力減弱，容易受到其他有毒物質的傷害。

另一種腎上腺激素—醛脂酮，是維持我們體內的鹽份（鈉）和水，防止脫水現象。如果在我們承受壓力的前兩階段—警告和抵抗階段—分泌過多，我們便會因積水太多而出現手腳踝和眼皮浮腫，此時鉀也會隨尿流失，造成血壓增高而引發心臟病與腎臟病。此時，應減少鹽份的攝取，使醛脂酮的分泌減少，避免鉀的流失，才能使情況得到改善。

因長期承受壓力造成腎上腺衰竭，也會使醛脂酮分泌不足，則身體會因而流失太多鹽份和水，並出現血壓降低及脫水現象，而鉀也會從細胞內流失。結果這時鹽份（鈉）的需求會更甚於鉀。因此鹽份的攝取，在警告階段應受到限制，在抵抗階段要適中，而到了腎上腺衰竭時，則要做大量的補充。

⊙腎上腺激素與可體松療法

使用腎上腺激素及可體松治療疾病時，醫師必須謹慎地權衡其利弊得失，因為它們兩者都會對病患產生另一種壓力，加速破壞體內的蛋白質，而妨礙治療及新蛋白質的合成；同時，也會導致胸腺和淋巴腺萎縮，造成體內鹽份和水的累積。此外，它們也會使內分泌減少，並抑止自然抗體與白血球抵抗疾病的能力，造成身體對這兩種激素需求不斷的增加，使許多物質如胺基酸、鈣、磷、鉀和維生素A、C和B群都會隨尿液流失。

使用腎上腺激素或可體松治療的病患，常會發生胃潰瘍、嚴重內傷、流鼻血或異常出血等現象；而人體分解蛋白質所產生的醣類，如果沒有消耗到能量上，便會轉化成脂肪，增加體重。史萊博士指出，病人使用可體松治療，開始時會覺得特別舒服，以後便會導致血壓增高、失眠、病毒感染及消化系統失常。最後更會出現自殺傾向。然而，如果我們飲食中的營養含有豐富的蛋白質、維生素C、E和B群，使用這兩種荷爾蒙治療，便能充分發揮效用，並使中毒現象大為減少。因此，使用腎上腺激素必需配合大量的泛酸、維生素C和鉀，才能避免造成傷害。

⊙壓力下的需求

腎上腺衰竭，大多是因為受到巨大的壓力與濫用可體松。泛酸不足時，如果服用維生素補充劑，則其效果不但與使用腎上腺激素或可體松一樣，而且不會有副作用。

面對壓力所造成的需求，我們首先應該攝取可以刺激腦下垂體和腎上腺分泌荷爾蒙的營養素。這時，蛋白質、維生素C和泛酸的需求大量增加，其需求的程度則因所受壓力而異。科學家對泛酸所建議的攝取量，每天至少為二十毫克。最高可達一萬五千毫克；雖然服用大量的泛酸並不會中毒，但浪費金錢也無此需要。

綜合維生素對重大壓力引起的疾病幫助很大，但由於大多是水溶性，會隨尿液排出，因此，多次少量的攝取比一次大量的使用效果較好。然而，維生素B_2雖是腎上腺激素所必需，如果單獨服用卻會造成維生素B_6的不足，應注意維持兩者的均衡。

罹患重病或遭受壓力過大時，可以在用餐後、兩餐之間及睡覺前，或晚上失眠時，每隔三小時喝一次強化牛奶，以補充所需蛋白質，並攝取五百毫克的維生素C，一百毫克泛酸和至少兩毫克維生素B_2與B_6。持續至情況改善，則逐漸減少份量。

病患除了平日的營養攝取之外，應盡可能多吃一些營養強化牛奶和抗壓力的食物，例如新鮮或脫水的肝臟，煮過的葉類蔬菜、燕麥粥、維生素A和D，尤其維生素E，特別重要。只要壓力解除，健康恢復，繼續注意飲食的營養，便能預防疾病的侵襲；若能持之以恆，則可延年益壽，過著健康愉快的生活。

3 藥物增加營養的需求

當我頭痛的時候，也會跟別人一樣服用阿斯匹靈。藥物可以治病，它曾挽救過無數人的生命。不過我認為大家都太過依賴藥品。醫院裡的病人平均每次要吃七種藥，甚至多到三十五種；也有人不遵照醫師指示而自己亂買成藥，這是非常不智的做法。我們應避免濫用藥物，而不當的服用藥物，會引起營養需求的增加。

⊙營養需求的增加

每種藥物都含有某種程度的毒性。必需配合抗毒食療以減少其毒性，才能縮短藥物治療的時間。

藥物會破壞與消耗營養，並影響其吸收，使營養隨排泄而流失，或因藥物的化學作用轉化食物之營養，因而導致營養不足。尤其是在生病時服藥，由於身體的抵抗力較弱，藥物毒性對身體的侵害更為嚴重，因此，更需要增加營養。

藥物毒性強弱不一，毒性較弱者，像阿斯匹靈，對人體的消化系統、澱粉質的合成、組織蛋白的產生和細胞對醣類的吸收都會產生影響，並減弱血液的凝固，增加各種營養的需求，加速鈣、鉀、維生素C和B群自尿液中流失。

阿斯匹靈每年都造成許多意外的死亡，對其過敏的幼兒，即使在感冒或發燒時服用少許，都會受到傷害。此外可導致的併發症，如潰瘍和失聰等；尤以關節炎患者長期服用阿斯匹靈治療，最常發生此類併發症。一位對壓力治療的專家曾形容這種治療「為衰竭的腎上腺做壽衣。」因為阿斯匹靈會耗盡腺體中的維生素C和泛酸，而導致出血。如果有充足的營養來增加抵抗，腎上腺便不致衰竭。許多藥物同樣會對人體產生壓力，對腦下垂體和腎上腺造成不良影響。

曾有一種所謂「安全」藥品，是硫酸亞鐵及含鐵的化合物，在一九二八年便已發現會破壞維生素E；而後來更發現到會造成氧、泛酸和許多營養素的需求大增，並且會破壞未飽和的脂肪酸、胡蘿蔔素和維生素A、C和E。

一個人在生病時飲食會減少，因而使蛋白質的攝取不足，如果服用含鐵質的藥物便會嚴重傷害肝臟。而女性在懷孕期間攝取鐵鹽，造成氧的需求增加，會使氧不足胎兒所需，導致流產、早產或晚產，甚至可造成胎兒畸形、智障、或貧血和黃疸病。

每年都有許多兒童因為把含硫酸亞鐵的藥片當糖果吃，而導致死亡。此類藥物一次吃九百毫克便足以致命，如果能及時服用大量的蛋白質和維生素C、E與B群來中和其毒性，就不會有這種悲劇發生，鐵鹽中以葡萄糖亞鐵的毒性最小。但是，如果直接從天然食物中攝取鐵質，那就一點毒性也沒有了。

許多藥物都是因為長期使用造成中毒。例如長期服用鎮靜劑就有許多中毒的個案發生。為降低膽固醇而大量使用菸鹼酸，如果超過一年便會引起胃潰瘍、糖尿病、肝臟嚴重受損及黃疸病和結腸炎等，甚至造成性無能。然而，這些毒性溫和藥物只是少數。因此，除非營養特別充足，否則即使藥能醫病，其毒性也會延長醫療時間，甚至使病情變得更嚴重。

⊙維生素C的解毒效果

維生素C的主要功能在於解毒，因此廣泛地用做解毒劑。三十年來，已經證明可預防中毒及過敏和藥物引起的過敏性休克，它可以和任何物質中和而留在血液中。如果大量攝取，也可以消除氟、糖精和含糖物質、鉛、苯、四氯化碳和過多的維生素A與D所產生的毒素。另一方面，這些毒素也會破壞維生素C，使其隨尿排泄，因而增加其需求量；而且毒性越高，它的需求量越多。例如在老鼠實驗中，高度致癌毒素，就曾使其維生素C的排泄量較平常多五十到七十倍。

人體血液中的維生素C，會因服用藥物而大幅下降。因此，服用某些藥物時，每次需要八百毫克的維生素C來配合其使用。如巴比妥酸鹽、腎上腺激素、已烯雌酚、動情激素、磺胺、氯化氨、阿斯匹靈、抗組織胺、甲狀腺素和阿托品等，都會破壞維生素C，使其大量隨尿排出，這種情形，有時會持續到藥物停止六週以後。

病人若大量服用維生素C，通常可以使麻醉劑、鎮靜劑、苯異丙胺、含汞利尿劑、普魯卡因（procaine）、阿斯凡納明（arsphenamine）、苯妥英（dilantin）發揮效用，並降低其毒性。如果每次服藥配合攝取三百到八百毫克或更多維生素C，則對縮短醫療時間非常有幫助。此外，維生素C也能預防許多藥物所引起的肝臟的傷害。

藥物的毒性強弱不同，每次需要攝取多少維生素C才能解毒，尚無法確定。曾有一位每天吃十九種藥品的病人問我，他該補充多少維生素C才能解毒，通常我都建議病人，每服一次藥，就補充兩百五十毫克的維生素C，加一顆柳橙或純果汁；但對前面這位病人，我卻告訴他盡量多攝取，並要他注意維生素C不足牙床會出現瘀傷和出血，如果有這種現象發生，就應增加攝取量。

在重病期間，由於疾病的壓力與服用多種藥物，常使病人對維生素C的需求大為增加，若未及時補充，便可能會出現大塊的瘀傷，甚至發生致命的出血。但是維生素E缺乏時，也會出現瘀傷，因此，需要同時補充大量的維生素C和E。

⊙其他的防治措施

許多藥物都會嚴重傷害肝臟。毒性較輕的也會抑制肝的酵素，服用藥物過量，會導致嚴重的肝硬化，甚至連幼兒都會如此。

科學家由動物的實驗研究指出，給牠們服用大量藥物時，如果飲食中缺乏維生素E和蛋白質，對其肝臟會造成嚴重的傷害；尤其是缺乏蛋胺酸時，藥物引起的傷害最大。如果攝取維生素E來預防，則其效果會比攝取胺基酸好四百倍。然而，如果同時大量攝取維生素E和奶蛋白，療效會更好。食物中蛋是唯一含有足夠的硫及蛋胺酸豐富的來源。經過多年臨床實驗證明，病人若服藥時搭配吃蛋，幫助很大。此外，服用治瘧疾藥的阿滌平（atabrine）或溴化物所引起的黃疸病，也能配合服藥時攝取維生素E和硫胺基酸來預防。可是醫師們常告訴有黃疸病人要避免吃蛋、少吃維生素E，令人疑惑。

充分的維生素A是維護肝功能所必需，一旦缺乏它，便會導致藥物中毒。而腎上腺素、砷劑和阿斯匹靈等藥物卻會破壞維生素A，增加其需求量。但需要多少維生素A才能預防不受傷害，尚未確定。

⊙藥物對營養的其他影響

許多藥物都會影響消化系統，使食物的營養不能完全吸收與消化，因而造成營養不足，使身體受到傷害，例如胺苯磺醯胺及胺基蝶翅素會破壞多種維生素，當它們進入細胞後，會取代維生素在細胞和酵素系統中的位置，使酵素系統無法發揮其正常的功能。必須在停止服藥後大量攝取維生素B群，才能消除其毒性。此外，用來防止血液凝結的丁香素也會抑制維生素A，必須增加維生素A的攝取，才能促進其效果。而治肺結核用的異菸酸酊藥物的毒性，則可用維生素C、B_6來預防。然而盤尼西林會傷及腦部，增加維生素B_6的需求，也是必須適時補充才能免其害。兒童服用四環黴素，牙齒會出現些許黃色斑點，則是因為維生素E被破壞的緣故，補充維生素E便可改善。

鏈黴素會造成錳的流失，而使其無法在酵素系統中運用，結果嬰兒便因此發生痲痺、痙攣、失明與失聰；而成人也會產生暈眩、耳鳴和失去聽力；必須藉由小麥胚芽補充錳，避免其傷害。

口服抗生素會破壞腸內的益菌，而造成出血與維生素B不足的現象，結果真菌與白色鏈球菌不僅會在腸內孳生，甚至也在陰道、肺、口或手指頭和指甲部位繁衍。而導致結腸或大腸潰瘍等疾病。最令人難受的則是肛門搔癢。這種病常會持續多年，如果能大量攝取維生素B群，便可有效治療。同時食用優格、優酪乳或發酵乳有良好的療效。

利尿劑會造成鉀、錳、維生素B等水容性營養素的大量流失，引起腎臟受損。而利尿劑、苯甲胺、某些抗生素和許多促進血液凝結的藥物，對有心臟病的人非常危險。但可以用維生素E來中和，並可預防某些藥物對心肌造成傷害。

雖然研究報告指出，充分的營養可以預防藥物中毒，但問題卻在於究竟要增加那一種營養，及多少量才能適合藥物所引起的需求。我們可能都無法知道，目前市面上的藥品對維生素、礦物質、酵素系統和身體其他合成作用的影響到底有多大。例如，大約有百分之十二的病人在服用含有 benzothiadiazines 的藥會導致糖尿病，卻沒有人知道該增加那些營養來加以防止。同時，也有許多藥會破壞造血所需的營養和紅血球導致貧血，卻無從區別何種藥物需要補充何種營養。每天約有一千種可能有影響的藥物，進行病人服藥的測試，卻沒有醫師或製藥商能確定這些藥物將產生何種毒性。而病人也通常不知道自己吃的是可能有副作用的藥物。

為何會有沙利竇邁德（thaliadomidl）悲劇發生呢？（編註：沙利竇邁德係一種鎮靜藥，孕婦服用後會導致嬰兒畸形）。這與懷孕期間營養需求大增很有關係。在實驗中有百分之六十的幼鼠，會因維生素B_2不足，出生時便四肢短小，而且這種情形比缺乏維生素A、E、泛酸或葉酸時更常發生，但是也有許多孕婦服藥過後並沒有生下畸型兒，可能是因為她們的飲食營養比較充足的關係吧！

另一種悲劇是因為孕婦口服人工合成的黃體酮（Progesterone）可能便產下的女嬰長出男性性器官，帶來父母難以形容的痛苦，也給孩子帶來莫大的心理傷害。這種畸型嬰兒的性別從外觀上無法分辨，需要經由染色體才能鑑定。如果當時孕婦攝取充足的維生素E，這種悲劇或許可以預防。

服用自己不甚了解的藥物，而其可能產生之副作用未明瞭時，增加充足的營養變得非常重要。

⊙詢問醫師

由於藥物的普遍化，病人常會醫師要求處方某些藥物，在這種情形下，多數醫師為了病人的健康，通常只會開一些安慰劑如乳糖或注射一些生理食鹽水，結果卻常出現意外的療效。

雖然醫藥學會早就指出，抗生素對傳染病會有不良影響；可是曾經卻還是有位年輕婦女，因為輕微鼻塞而自行服用盤尼西林，結果在幾分鐘後便因過敏性的休克而死亡。非常不幸地，這類情況並非單一事件。

醫師具有診斷的經驗，並且受過專業訓練，我們服用藥物時應向他們求教是否需要，如果某種藥物證明具有毒性，那既不是醫師也不是藥物本身的錯誤，而是我們的營養不夠充足的關係。

⊙藥物導致壓力

由於藥物多含有毒性，因此對身體會產生壓力，而增加維生素C、泛酸和抗壓素的需求。此外，多數藥物也會使肝臟受到損害，身體對蛋白質和維生素C的需求也會增加，因此，營養越充足，服藥的效果便會更好；醫療時間也會更縮短，而疾病便會早日康復。

醫師為病人治病，常常受到批評的是：「他們為病人處方治病的藥物太多，而為保護病人健康的處方太少。」

4 預防疤痕──維生素E的神奇效果

為我們家庭打掃清潔的歐莉達女士，有一天帶著她的兒子馬文一同來，她說兒子背部五天前在一間清洗汽車的廠房中工作時，被一支破裂的蒸汽管燙傷，醫師只給他服用阿斯匹靈。當時我看到他的整個背部皮膚綻開。大塊的膿瘍，許多地方已經結疤，疤痕組織引起的癢痛使他無法忍受。我知道維生素E能減低燙傷的疼痛，並預防疤痕的形成，因此，我告訴馬文的母親每天早晚各一次，將維生素E膠囊打開，敷在背部燙傷處，同時每餐再服用二百單位維生素E，持續至完全痊癒後才停止（當時我還不知道對胺基苯甲酸PABA對燙傷的止痛與治療疤痕的效果比維生素E還要好）。

後來，馬文告訴我，疤痕組織引起的癢痛在敷上維生素E粉劑幾個小時之後便減輕了；經過持續服用維生素E的治療，背部的燙傷已完全康復，而且也沒有形成任何疤痕。三個星期之後，他又開始玩橄欖球了。

⊙百聞不如一見

在一九五三年，我很幸運地看見，對使用維生素E治療效果具有卓越成績的舒特醫師兄弟（Drs. E. V. & W. E. Shute）在倫敦及加拿大等地，對百餘位傷患臨床治療經過的彩色幻燈片，在這些幻燈片中呈現令人慘不忍睹的景像，使許多參觀者無法看完全部便離開現場。它包括許多潰瘍的截肢，腐爛和壞疽被移植的皮膚，這些傷患在當時都是被醫院拒絕接受治療的。其中有一個少年被一輛巴士輾過，整個身體都是化膿的傷疤；一位鋼鐵廠的工人被熔渣灼傷；一個兒童被滾水燙傷；另一位在車禍中被撞成粉身碎骨；還有癌症患者被放射線治療而嚴重灼傷。然而這些受傷者在持續經過每天服用六百單位的維生素E，並在傷處敷用維生素E軟膏之後，都已迅速地康復，同時並沒有留下明顯的疤痕。其中讓我印象最深刻的是一個年輕人，他的雙手受到嚴重灼傷後，皺縮的疤痕組織使手指無法彎曲，甚至不能抓取物品，但經過使用維生素E治療，已恢復為一雙完全健康的手了。

曾有一位面部佈滿可怕疤痕的女士來看我，當時我的第一個反應是極為震驚，她的一雙紅腫的眼瞼向外翻並且下垂，半透明的疤痕組織從她的眼睛蔓延到臉頰，就像是一張玻璃紙包住一個燈罩一樣。她說是在九個月以前，一位醫師使用一種滾動的刀片為她消除面部的皺紋所造成的結果，從那時開始，她便悲傷地過著不敢見人陰暗的生活。當我想到舒特兄弟曾經使用維生素E治療疤痕的效果。於是，我便建議她每天服用六百單位的維生素E，並在飲食中攝取充足的營養。在一個月之內，她的眼瞼便恢復正常，而且大部份的疤痕也都消失了。

⊙令人難忘的病例

自從見過舒特兄弟所展示的幻燈片之後，我還看到許多不同的病例：其中一個少女被汽車的擋風玻璃破片割破了臉部，醫師說她需要經過三年的時間施行整型手術才能復原。但是她在使用維生素E治療幾個星期之後，臉部的疤痕便全部消失了。另有一位高爾夫球的選手，他在比賽前兩天被一支燒紅的烤肉鉗子灼傷了，當時立刻使用維生素E治療，兩天之後，他仍能參加比賽。

一位年輕人，由於多年來嚴重的脂肪腺炎導致臉部、頸部和肩部都佈滿大塊紫色的疤痕，經過使用維生素E治療與飲食營養的改善，皮膚已逐漸恢復正常的狀況。

另有一個小男孩，他在一桶汽油旁邊玩火柴時被炸傷，他的哥哥當場被炸死，醫師說他也沒有救了。但是，母親並沒有放棄，她不停地使用維生素E為他治療，並以充足的營養及細心的照顧，終於使小男孩逐漸康復，並未留下明顯的疤痕。

一個特殊的悲劇病例，一個七歲大的男孩，他的尿道口異常地開在陰莖的底部，經過多次的外科手術之後，由於尿道疤痕組織的收縮，每次排尿時都痛楚異常，而且為了除去疤痕組織，仍需繼續施行外科手術，但在繼續施行手術的前後，每天服用兩百單位維生素E，治療的效果極為成功。

一位婦女的胸部因治療癌症而被切除乳房，她說最難忍受的是疤痕組織經常會產生癢痛。在最近再一次切除另一邊的乳房時，她大量攝取維生素E並改善飲食的營養，結果情況也改善多了。

⊙維生素E的價值被低估

許多國家曾經對維生素E預防及消除疤痕組織的效果做過積極的研究，然而美國的醫師卻低估了它的價值，但也有少數的醫師對使用維生素E在醫療上的成效具有傑出的貢獻。

在早期的食物分析中，曾指出維生素E或α生育酚（α-tocopheral）廣泛地分佈在食物中，供給不致於匱乏。但後來研究卻發現，在天然的α生育酚中，只有七分之一成分具有維生素的功能。例如，穀類及豆油被認為是維生素E最好的來源，然而在半杯量之中所含有α生育酚成分，分別只有十一及十三單位而已，其餘的都是無效用的生育酚。其他許多食物都是同樣的情形，甚至含量最豐富的麥芽油，每半杯量中也只含有五十六個單位而已。而且，這樣的微量暴露在空氣中，便迅速被破壞了。而在精製的加工中，油類、穀物及全麥麵包等所含有的維生素E已大量地流失，我們每天在飲食中所能攝取到的，已由原有的含量一百五十單位降低到只有八至十五個單位而已。

天然的維生素E或右旋的α生育酚醋酸鹽（d-α-tocophdrol acetate）是從植物油類中獲得，通常係以單位來衡量；而合成的維生素E則是用毫克來計算，雖然天然的維生素E的效果較好，但一般的認定一單位即等於一毫克。

⊙減少氧氣需求

據研究指出，維生素E對人體的各種功能，較其他任何營養素要廣泛，被認為是「守護天使」，能夠保護主要的脂肪酸、胡蘿蔔素、維生素A、B群（間接地）、腦下垂體、腎上腺及性荷爾蒙等不致於受氧破壞。缺乏它，血球會破壞，多種胺基酸無法利用，或腦下垂體、腎上腺及性荷爾蒙無法分泌，使肝與腎臟嚴重受損。同時，維生素E大量地攝取，也不致引起中毒的反應。

維生素E最顯著的功效，則是減少身體對氧的需求及預防疤痕的產生。當維生素E大地供給時，身體組織對氧的需求因而顯著地降低。疤痕的產生是由於血管被割傷、灼傷或其他傷害時，使受到傷害部份的氧氣供應大量減少，因而使健康的細胞無法生長，便形成疤痕。而維生素E能使受傷的血管重生，預防疤痕的產生。

⊙舊的疤痕能夠消除嗎？

臉部的疤痕，常會使傷者心理上之產生嚴重的影響。身體受到創傷，因此愈早在飲食中攝取充足的維生素E，新的疤痕組織便愈快能恢復正常。即使是舊的疤痕，持續地服用大量的維生素E，也能收到治療的效果。一位六十五歲的老人，我曾經為他擬訂一個營養食譜，後來他告訴我說，「最奇怪的一件事，我在幼年時因車禍受傷，在腿上留下一塊長的疤痕已經有五十五年之久了，但現在這道疤痕幾乎全部消失了。」

維生素E對手指及手掌疤痕治療的效果極為良好。一種裘比蘭氏攣縮症（Dupuytren's contracture）會使手指攣縮形成手指僵硬，甚至無法抓取物品，醫師給患者每天服用維生素E二百至三百毫克，在兩個月內，原來僵硬皺縮的皮膚已變成柔軟，疤痕組織也逐漸地復原了。

男士的生殖器上產生一種異常的疤痕組織，即所謂伯洛尼氏病（Peyronie's disease），陰莖中的海綿體硬結，在勃起時會感覺疼痛並導致性無能。治療這種病症，每天攝取二至三百毫克維生素E，在兩三個月內便能產生效果。

⊙對體內疤痕的效果

我們都不會喜歡自己身體的外表留有疤痕，然而，體內的疤痕較體外的疤痕的危害性更大。當細胞受損或壞死與飲食的營養不良時，疤痕組織便會產生。經常生病的人，體內便會形成許多疤痕，而每一個疤痕會在他的皮膚上顯現出來。

例如甲狀腺功能正常人，會產生適量的甲狀腺素荷爾蒙，以保持身體的正常活動。甲狀腺素是由胺基酸和碘所產生。然而甲狀腺功能失調時，充份補充蛋白質和碘，並不能證明情況可改善，這項事實曾經困擾我多年。其原因是碘的缺乏，甲狀腺內的細胞便會崩解、出血，然後產生疤痕組織，無法分泌所需之荷爾蒙，導致全身感覺不適。類似的情形，甲狀腺腫如果單獨供給碘的效果很少，因為碘對於大塊的疤痕組織沒有效用。如果甲狀腺分泌失調，同時服用維生素E和碘，則碘便會被腺體所吸收，血液中的甲狀腺素便會即刻增加。

膀胱因病毒感染或藥物毒害而產生潰瘍、萎縮，造成疤痕組織，病人變得無法控制尿液，如服用維生素E，膀胱的功能便會好轉，但必須持續地服用，才能防止疾病復發。曾有一位年輕美貌的小姐，由於膀胱功能失調，使她取和男友約會，甚至無法去看電影，經過每天服用六百單位維生素E及改善飲食的營養之後，膀胱的功能便迅速地復原了。此外，還有三個年老的人，他們同樣的病情也由於維生素E的療效而恢復正常的功能。

體內的疤痕可導致各種疾病，例如肝硬化，即是在肝臟器官上形成大量疤痕，不過活組織檢查顯示這些疤痕可以被正常的組織所替代。動脈血管壁內的疤痕會阻礙膽固醇的通過，加速心臟病的發作。心臟瓣膜的疤痕會產生不正常的心臟雜音，由陳年的潰瘍所產生之疤痕幾乎和潰瘍本身一樣麻煩。痔瘡手術後的疤痕，會造成患者往後數年在排泄時感覺難受。

吸菸產生的主要傷害，即是產生不活動的疤痕替代了正常的細胞，可能是導致肺癌的前兆。有些醫師認為滑囊炎、關節炎及慢性痛風等所產生之疼痛，可能是由於疤痕組織攣縮而引起。醫師們對治療伯洛尼氏病及手掌攣縮症的患者，以及其他僵化和缺乏彈性的疾病，如斜頸、痛風、關節炎及冰凍肩等，使用維生素E治療都有良好的效果。不過如果是維生素E攝取不足，並不會導致體內產生疤痕。

⊙疤痕組織與老化

漢斯博士以早產而衰老的老鼠作試驗，顯示給牠們服用大量的維生素E，可以防止早衰。由於疤痕組織具有收縮、皺褶的特質，例如，由於疤痕的收縮使健康的細胞不能被替代，即是我們所熟知的，在身體內持續地被病毒、細菌與其他各種有毒的物質所侵襲或傷害，身體逐漸累積的損傷，結果便形成疤痕，使我們老化。如果在飲食中維生素E供應充足，便可預防老化。

維生素E對疤痕的治療，應配合其他營養素的補充才能收到良好的效果。唯有各種營養素均能充足攝取，健康的細胞便無法替代疤痕組織。維生素E只是四十種必要的營養素之一而已，單獨使用卻祈求產生神奇的效果是不可能的。

同樣地，我們每天的飲食，應有計劃地攝取充足的營養，以應付壓力的需求，包括各種疾病所引起體外與體內疤痕的形成。

5 膽固醇的困擾——動脈血管硬化的食療

現代人幾乎都攝取過多的脂質，而其中一種類脂質的膽固醇，堆積在狹小的動脈血管壁上，便引起動脈粥樣硬化。同時，由於血液中膽固醇的濃度過高，會使血管的通道阻塞，導致血液循環不良，使身體內局部組織血液的供應量減少。在眼睛部位由於血液供應的不足，便引起白內障與其他異常的症狀發生；在手足部位由於血液的循環不良，便會感覺到寒冷、抽筋、疼痛，甚至會變為壞疽而必須加以截除。腦部如果血液供應不足，便會導致頭暈、思想混亂、記憶力衰退、早衰或中風。心臟部位血液供應不足，會造成絞痛或冠狀動脈栓塞。

過多的脂肪在動脈血管內嚴重淤積時，會影響糖尿病及腎臟病的治療，同時也會延遲其他各種疾病的康復；也可能在皮膚上局部產生腫瘤或粥瘤。血脂造成血管壁嚴重阻塞時，會使血壓增高；加速動脈粥樣硬化（動脈硬化）的形成。由其他原因所引起之高血壓，會使動脈粥樣硬化更為加劇。

雖然動脈粥樣硬化文認為是一種終身的疾病，但從千萬個動物實驗的結果顯示，如果食物的營養適當與充足、健康仍然可以恢復。對人類而言，合理而充足的營養，同樣地可收到良好的療效。

⊙動脈粥樣硬化可以治療

血管中膽固醇的淤積，在眼睛四週的皮膚，會出現過多黃色脂肪的堆積，這些很小的脂肪瘤（粥瘤）經過改善飲食的營養後，很快便會消失。一位婦女的乳房下面長了許多粥瘤，在改善飲食六個星期之後便消除了；一個十歲大的小女孩，她的背部和腹部長滿粥瘤，同時膽固醇濃度已超過一千毫克，在改善飲食之後逐漸消失了。另有一位退休的郵差坐著輪椅來看我，他的雙腿由於動脈硬化持續地劇痛不止，醫師建議做切除手術，但在經過改善飲食兩個月後，他便可以步行前來看我。從前面這些病例治療的結果，證明動脈血管硬化是可以治療的。

經過多次對健康的志願者、心臟病患者及無數的動物作實驗，結果顯示，當過量的脂肪淤積在動脈血管內時，血液中膽固醇的濃度便會增高，而且其分子也會加大；同時血液中所含有的磷脂體或卵磷會降低，然而這些異常的現象在攝取可利用脂肪的各種營養素之後，便迅速獲得改善。動脈血管硬化與某些表面無關的疾病，如膽結石、肥胖症等其實也是由於各種營養不良，而攝取脂肪又過多所造成。

我們身體中膽固醇的來源有二：一為自食物中所攝取；二為人體自行合成。人體各種組織都能自行合成膽固醇，但只有經由肝臟合成的膽固醇才能進入血液，其中部份膽固醇為製造腦垂體、腎上腺及性荷爾蒙的原料；部份轉化為膽酸以幫助吸收食物的營養；另有一部份當皮膚的表面吸收充足的陽光時便轉化成維生素D。膽固醇特別集中在腦部，但其功能迄今仍未能瞭解。此外，它也隨膽汁進入小腸，如果各種營養攝取充足，最後便會被分解成為二氧化碳和水。

⊙飽和脂肪與不飽和脂肪

食物中的脂肪經消化後便轉化為脂肪酸。化學名詞所謂飽和與不飽和，係由於其脂肪酸所包含氫的結構不同而加以區分。大部份的脂肪都屬於這兩類，飽和脂肪多為固態，如人造奶油、牛油、豬油及肉類所含的脂肪等；不飽和脂肪常為液態，如魚油及植物油等。而動脈血管硬化的患者，體內與血脂肪則含有過多的飽和脂肪酸。

從植物油中可獲得三種必需的脂肪酸，分別是：亞麻仁油酸（linoleic acid）、次亞麻仁油酸（linalenic acil）及花生烯酸（arachidonic acid）。它們是膽固醇與飽和脂肪酸能利用必需的脂肪酸，如果飲食中亞麻仁油酸供給充足，則其他兩種脂肪酸便可由某些維生素及礦物質所合成，但這些營養素的供應不足時，脂肪便不易燃燒，因而淤積在血液中。由於花生油、紅花子油及豆油中含有這三種必需的脂肪酸豐富的來源，如果能夠均衡地同時混合其他油類調配食物，對身體健康更為有益。

⊙卵磷脂的重要性

卵磷脂或磷脂體如同膽固醇一樣，都是由肝臟不斷地產生，並隨同膽汁進入腸內，然後被血液所吸收。可以幫助脂肪的輸送，促進細胞自血液中移去脂肪及膽固醇，並利用膽固醇以增加膽酸的生產量。如此，血液中膽固醇的含量便降低了。

卵磷脂也是人體細胞構成的材料，特別是腦細胞及神經細胞。一個健康的人腦細胞中卵磷脂占有百分之三十的重量；而肝的全部脂肪中則占有百分之七十三。

卵磷脂也是一種強力的乳化劑，因此，它對動脈血管硬化的預防與治療非常重要。血液中雖然含有大量的水，但不能溶解脂肪，如果卵磷脂的含量正常，便可將膽固醇及中性脂肪分解成為細微的分子，使它們順利地通過動脈血管，而為身體內各種組織所吸收與利用。

所有動脈血管硬化疾病的特徵，都是由於血液中膽固醇的含量過高；而卵磷脂的含量則不足。早在一九三五年對心臟病的實驗證明，由於膽固醇過高而罹患心臟病者，服用少量的卵磷脂便可以預防。因此，動脈血管硬化的成因，不是由於膽固醇過高；便是由於卵磷脂不足。但是，如果卵磷脂供應充足，即使膽固醇過高也不會引起動脈血管硬化發生。甚至於動脈血管硬化病況極為嚴重者，只要在飲食中充份供應卵磷脂之後，健康仍然可以恢復。

在健康的情況下，吃了含高脂質的食物或者是攝取過多的熱量迅速轉變為脂肪時，卵磷脂的產量也會增加，使進入血液中脂肪較大的顆粒分解為細微的粒子，在血管中暢通無阻；但是一個患動脈粥樣硬化症者，其血液進入脂肪的量與卵磷脂的維持量失去平衡，因此，脂肪仍然保留大的顆粒通過動脈壁。細胞中如果缺乏卵磷脂會產生更大的傷害。

膽固醇可以從脂肪、醣類或間接自蛋白質食物產生，而卵磷脂（包括腦磷脂及神經鞘磷脂等）便需要必需的脂肪酸、維生素A、膽鹼及肌醇等營養才能合成。由於卵磷脂對人體各種細胞所必需，因此，對合成卵磷脂所需的各種營養素的供應必須充足，而任何一種營養素的缺乏，都會限制卵磷脂的合成。我們可以從蛋類、肝臟、堅果、胚芽和豆油中攝取所需的卵磷脂，它對動脈粥樣硬化症的治療具有良好效果。

許多醫師曾經成功地使用卵磷脂降低血液中的膽固醇。對心臟病的患者每天服用四至六匙卵磷脂，在其他食物並未改變的情況之下，持續到三個月內，他們血液中膽固醇的濃度已顯著地降低。卵磷脂對血管硬化及腦中風的年老病患，更為有益。

⊙植物油的重要

食物中任何營養素的增加，卵磷脂同時也會產生正常的量，有助於減輕血管硬化的病情。卵磷脂合成之前需要花生烯酸，由於飽和的動物油脂、經氫化過的油脂及大多數的人造奶油中很少或不含必需的脂肪酸，所以無法促進卵磷脂的產生。血液中攝取花生烯酸愈多，對動脈粥樣硬化的抵抗力愈強。補充植物油或花生稀酸及亞麻仁油酸，血液中的卵磷脂便會立即增加，膽固醇也會因而降低。攝取亞麻仁油酸含量豐富的植物油類，可促使膽固醇轉化為膽汁鹽。並加速身體組織內脂肪和膽固醇被分解成為二氧化碳和水。

我們每天需要植物油的量，只要一或二湯匙而已。如果吃的動物油脂愈多，則亞麻仁油酸的需要量亦愈多。誰飲食中攝取動物油脂過多，即使同時也包含有其他的必需脂肪酸，也可能產生亞麻仁油酸缺乏的情況。我們應瞭解，天然的飽和脂肪並沒有什麼不好，只要細胞所需要的各種營養素供應無缺時。但是，假如我們避免攝取大量的動物脂肪，則植物油的需要量也便相對減少。

日常的飲食，除魚油外，應減少動物脂肪，而其他油類的攝取應調配均衡。同時應盡量避免氫化過的油脂，避免使用人造奶油、花生醬與精煉的油脂及含有這類油脂的食品。一湯匙油脂約含有一百卡路熱量，如果沒有消耗掉，便儲存在體內轉變成為脂肪，增加身體的負擔。

⊙膽鹼與肌醇的需要

維生素B群中的膽鹼和肌醇兩者，如果缺乏其中之一時，則卵磷脂的生產便會出現不足的現象。如果兩者供應充足，特別是膽鹼足夠時，便會使膽固醇加速轉化成為膽汁鹽。而如兩者均缺乏時，血液中的脂肪與膽固醇便會淤積在動脈血管壁上，對健康產生威脅。而膽鹼如果缺乏之時，便會減低身體組織對膽固醇的利用，並減低脂肪的燃燒與能量產生，同時，也減少膽固醇隨大便的排泄量。

如果飲食中含有豐富的蛋白質，身體便可利用甲硫胺基酸（Methionine）製成膽鹼；甲硫胺基酸供應充足時，血液中的膽固醇濃度便會下降。由於人體所有細胞都需要甲硫胺基酸，只有當細胞吸收剩餘之後，才能轉化為膽鹼，因此，常會感到不足。由於蛋類含有豐富的甲硫胺基酸與卵磷脂，所以患血管硬化症的病人不應該禁止吃蛋類。

心臟病患者康復期中，每天攝取二千毫克膽鹼及七百五十毫克肌醇，其血液中膽固醇的顆粒與濃度均會迅速降低，在兩個月之後，膽固醇即可降到正常的濃度，膽固醇降低後，單獨供給膽鹼，其血液中卵磷脂也會增加。如果有多種營養素不足時，則卵磷脂的產生便會受影響。膽固醇的降低不能只依賴膽鹼與肌醇，而是需要各種營養素均衡地攝取。

肝臟、酵母、小麥胚芽，特別是卵磷脂都含有膽鹼及肌醇豐富的來源，除了這些食物，也可以每天服用含一千毫克膽鹼及肌醇的維生素B複合劑。

⊙維生素B_6與鎂

我們的身體如果缺乏含有維生素B_6的酵素，便無法自行合成卵磷脂，而這些酵素又必需有鎂的參與才能產生作用。用動物作實驗，如果牠們的食物中各種營養素均充足，但缺乏維生素B_6，牠們的心臟、胰臟、腎臟、腹部、四肢和肌肉等血管組織中，都會塞滿了脂肪，造成卵磷脂過低而膽固醇偏高的現象。

含有豐富的維生素維生素B_6、膽鹼、肌醇的食物，可自小麥胚芽、酵母和肝臟中獲得，特別是由穀類的麩皮中萃取的維生素B群，對降低膽固醇尤其有效。其次則是肝臟，不但含有卵磷脂及各種維生素，而且比其他肉類所含有的飽和脂肪也較少。

然而，維生素B_6即使充足，如果缺乏鎂，則卵磷脂便無法合成，而脂肪與膽固醇便不能利用卵磷脂加以分解。心臟病患者每天應攝取五百毫克的鎂，會產生顯著的效果，許多患者在一個月之內，膽固醇便急劇的下降。

飲食中攝取過多的飽和脂肪時，更需要較多的鎂，否則膽固醇便會升高。我們的飲食中對鎂的攝取不足，而這種礦物質又容易隨尿液流失。由於吃的飽和脂肪過多，因此，現代人大多數都受到血管硬化症的威脅。

⊙維生素E有多種功效

許多含有毒素的物質，如吸菸、食物中殘存的農藥及膽固醇的淤積，都會在動脈壁上造成疤痕，因而使脂肪的堆積愈多，妨礙血液的循環。維生素E有消除疤痕的效用（參閱第四章）。因此，它可以減少膽固醇在動脈壁上淤積。

維生素E也可以提升血液中的卵磷脂及降低膽固醇；尤其是有防止必要的脂肪酸被氧破壞的功用，可以減低身體對氧的需求量，因此，對動脈粥樣硬化的患者特別重要。由於脂肪的淤積，使血液循環不良，常會因為缺乏氧而導致心臟、眼睛、腿足或其他組織的疼痛，在飲食上增加維生素E，經過幾天之後，疼痛便可以紓解。病人每天攝取六百單位以上維生素E，絞痛便可以抑止；身體潰瘍的部份會復原。

⊙其他營養素的影響

我們常會因為吃太多精製的糖，未能完全燃燒便迅速轉變為飽和脂肪，因為導致動脈粥樣硬化。以動物作實驗，以糖代替澱粉質的食物，動物血液中便會產生高的膽固醇，同時，血液與組織中必要的脂肪酸也會減少。因此，我們應多吃含天然澱粉質的食物，少吃精製的糖。飲食中營養愈不足的人，愈想要吃較多的甜食和酒。

每一種營養素對防止動脈粥樣硬化都有效用。果膠能降低膽固醇。維生素B_1可促使膽鹽的產生，因此，也可以降低血液中的膽固醇。患心冠病的人每天服用大量的維生素A，持續達三至六個月後，其血液中卵磷脂會顯著的增加，膽固醇下降至正常的濃度。蛋白質也有降低膽固醇的作用，但攝取過多的蛋白質，而未能完全燃燒利用時，及過量的飲酒與飽和脂肪酸，都會使血液中脂肪與膽固醇增高。

以動物為實驗，食物中缺乏維生素C的猴子，體內膽固醇較正常食物的同類高出六倍。患動脈粥樣硬化的兔子和天竺鼠，如果供給維生素C較其正常需要量大五十倍時，則其膽汁酸的形成與膽固醇的排泄量，兩者均會增加。

患高血壓與動脈粥樣硬化的病人，攝取大量的維生素C，膽固醇會迅速降低，血壓也會逐漸下降。然而，由於香菸的有毒物質會破壞維生素C，因此，吸菸過度者也容易患有動脈粥樣硬化症。

以動物為實驗，若甲狀腺吸收充足的碘，便不易患心臟病；老鼠給與足量的碘時，即使餵食高膽固醇食物，也不會有動脈粥樣硬化症。患冠狀動脈病住院的病人，每天給他們吃含有百分之十碘化鉀的牛奶三次，在一個月之內，其血液中卵磷質顯著增加，而膽固醇便下降；同時脂肪膽固醇的顆粒會減小，心痛也會減輕。如果患者的基礎代謝率過低或身體利用熱能的速率異常，可將碘化鉀的量提高至百分之一——二八。攝取充足的碘與維生素E，能刺激甲狀腺的功能，加速脂肪與膽固醇的利用。

動脈粥樣硬化症的病人，飲食應少量多餐。同樣地，冠狀動脈的病人，每天吃六餐少量的飲食較三餐多量更為有益。

壓力會使動脈硬化更為嚴重，因而需要增加營養以供應脂肪的利用。使用可體松藥物治療，會增加身體的壓力，使血液中的脂肪與膽固醇迅速增加。

動脈粥樣硬化常被認為是一種遺傳性疾病。有兩個家族中的一百二十三個人，他們血液中的膽固醇均特別偏高，在改善飲食營養之後，發現血液中的脂肪與膽固醇迅速的下降。無疑地，這些家族有極高的遺傳性，對於某些利用脂肪的營養需求特別高。

⊙低脂肪與低膽固醇的飲食

給予動脈粥樣硬化症的病人吃低脂肪的食物，他們會感到飢餓，通常食慾便會增大，因此，會想要吃更多的澱粉和甜食，若攝取過多熱量，會迅速轉變為飽和脂肪，導致血液中脂肪及膽固醇急劇升高，顆粒也隨之增大，而膽固醇轉化為膽汁酸也會減少。因此冠狀動脈粥樣硬化症的病人吃低脂肪的飲食會使病況更為惡化。美國醫學會曾經警告醫師，不要建議病人吃這樣的飲食，但仍然有許多醫師如此做。

吃低膽固醇的飲食，所得到結果卻與我們的期望相反。例如：不吃肝臟以避免血液中膽固醇的增加，然而事實卻相反，肝臟活組織檢查顯示，當志願受測者每天食用三—四克膽固醇，其肝臟膽固醇的產生幾乎完全受到控制。

由實驗中獲得，心臟病的產生有的是飲食中完全缺乏膽固醇。由於低膽固醇的飲食限制了許多有良好營養的食物，使有利於脂肪及膽固醇分解與利用的營養減少或消失。若禁止心臟病人服用蛋類，則蛋所含有的豐富卵磷脂及甲硫胺酸無法獲得；平均含有百分之五十二至六十七必要的脂肪酸與百分之十至十四卵磷脂的美奶滋其實不須禁食。以心臟病患復原者志願的實驗，給他們每天吃下十個蛋或十六個蛋黃，只要不是使用飽和脂肪或氫化過的油類的煎煮，他們的膽固醇並未增高。

一些實驗指出，吃奶油會使膽固醇增高，但是在丹麥、瑞士和芬蘭，人們吃奶油的量高出很多，而他們心臟病人卻很少。非洲某一部落人們所需的熱量有百分之六十至六十五是從天然的奶油中獲得，並沒有人患動脈硬化或心臟病；更令人驚奇的，他們的膽固醇平均值只有一二五毫克而已。奶油對人體所產生的危害，只有在其他分解奶油的營養素不足時才會產生影響。

⊙降低血液膽固醇

雖然血液中的膽固醇變化無常，但動脈粥樣硬化症病人，他們的膽固醇通常都會偏高，大多數人每一百毫升（約半杯）血液中含膽固醇的濃度超過二五〇毫克。心臟病及膽固醇瘤患者，其膽固醇常高達二五九至四二三毫克。年齡超過六十的人，如果膽固醇高於二六〇毫克時，則可能中風的機率會高於其同齡者的膽固醇為二〇〇毫克的兩倍。雖然醫師多不願以膽固醇含量的高低來作為判斷健康與否的標準，但是，能維持在一八〇毫克以下者，則較為安全。

如果飲食中各種營養素均充足，膽固醇降低至一百八十毫克以下並不困難。曾經有心臟病患者，膽固醇高達三百三十毫克，但經過短期的食療之後便降至一百七十毫克。許多原來膽固醇很高的病人告訴我：「醫師說，我的膽固醇值目前已降低到最低程度了。」

這些經由食療而降低膽固醇者，都沒有避免吃蛋類、肝臟及奶油等食物，但是他們都攝取充足的鎂、碘、卵磷脂、酵母、脫脂或全脂奶、抗壓的食物及維生素A、D、E和B群，有些人在短期中每天吃六次膽鹼和肌醇各二五〇毫克。他們都被要求減少吃天然的飽和脂肪，儘量避免各種氫化過油脂的食物，每天吃兩湯匙不同類的冷壓植物油，結果不僅是膽固醇降低了，而且每個人都活力充沛，健康狀況非常良好。

由動脈粥樣硬化食療的經驗中發現，在膽固醇恢復正常之後，有些部位仍然有脂肪淤積，尤其是眼睛及心臟的動脈部位，因此，持續的食療需要可能長達數個月或數年的時間才能完全康復。

⊙每年實施膽固醇檢查

膽固醇過高者，極容易得心臟病、中風和高血壓，因此，無論年齡的大小，每年都應該做一次膽固醇檢查，如果超過一百八十毫克時，更應採取降低措施，以預防嚴重的疾病產生。

雖然沒有明顯的證據指出動脈硬化、心臟病、中風等疾病只是由於膽固醇所引起，但是，膽固醇過高卻常會使這些疾病隨之而來。防患於未然，絕不可疏忽。

6 心臟病—現代人最大的致命殺手

美國著名的心臟病專家懷特博士說：「心臟病已使美國成為世界上最病弱的國家」。美國人因心臟病而死亡者，占總死亡率的百分之五十，高於其他文明國家的十倍。

心臟病死亡者，年齡在四十五歲以下者，男人較女人為多，但近年來，女性心臟病患者則有上升的趨勢。以動物做實驗、心臟病的成因，多是由於某些營養素的缺乏所致，可以由營養的補充而加以預防。

⊙心臟病的類型

動脈供給心肌血液，由於分布形狀似冠狀，因此稱之為「冠狀動脈」。無論是那一種心臟病，若在冠狀動脈中阻塞了某種程度脂肪的物質，導致血液循環不良，使達到心臟的氧缺乏，便會產生心絞痛。

動脈粥樣硬化極為嚴重時，冠狀動脈完全為脂肪所阻塞，沒有氧達到心肌，便產生冠狀動脈閉塞的心臟病。脂肪物質慢慢地在血管壁淤積，使動脈形成粥樣硬化，血管中的血液便會凝結成塊。血塊的形成很容易，當血塊或血栓切斷動脈氧氣的供應時，這種心臟病便稱之為「冠狀動脈栓塞」。患動脈粥樣硬化症的年輕人，血凝塊只要幾分鐘便可形成，而事前則毫無預兆，因此，冠狀動脈栓塞目前已成為年輕人患心臟病的主要原因，而且每年都奪走許多年輕人寶貴的生命。

無論何種心臟病，都會使大量的細胞甚至於半個心臟遭到破壞，在恢復健康之前，必須將淤積在動脈壁上的脂肪消除，同時還要防止血凝塊形成。在心肌梗塞被破壞的部位，需要以新的組織來逐漸補充。

⊙血脂肪與血凝塊

飲食中含大量的脂肪時，冠狀動脈栓塞的死亡率甚高。血液中飽和脂肪的含量愈高，血凝塊的形成愈容易。血凝塊也可能引起靜脈炎、血管曲張和肺栓塞或中風。血脂肪過多較高膽固醇更容易引起冠狀動脈栓塞的發生。從一百位冠狀動脈栓塞患者為例，其中只有百分之十八是由於膽固醇高過二百五十毫克，幾乎百分之九十是血脂肪過多。而由於膽固醇過高導致冠狀動脈栓塞的患者，都是由於缺乏能利用脂肪的營養素所造成。

血脂肪增加乃是由於在晚餐中吃了大量的脂肪物質而產生。含酒精的飲料、過多的醣類或蛋白質轉變成的脂肪，可能在兩個小時後便消耗了。但如果沒有吃食物，血脂肪便自儲存的脂肪而產生。當我們少吃一餐時，則大量儲存的脂肪便會進入血液中，常會使血脂肪量增高達正常量的六倍。

血脂肪可藉由合理的運動而降低，但是，如果營養不良，運動便可能導致心臟病的發作。

健康的人在進餐之後，血脂肪會自然增加，但在三、四小時後又會恢復正常。有心臟病的患者，其增加之血脂肪可能持續至六小時以上，而吃固態的脂肪則較油類會維持得更久。

血脂肪高的人，如果遭遇到壓力或服用可體松藥物時，體內儲存的脂肪便會大量地進入血液中，引發危險。例如，許多高級主管，由於血脂肪過高，血凝塊時間較短，在工作的壓力之下，他們患有心臟病常較一般心情寬舒的人高出七倍以上。

◉卵磷脂可抑制血凝塊

早在一八九一年，卵磷脂被形容為「人體的脂肪燃燒爐」。卵磷脂對血脂肪的功能如同對膽固醇一樣，使健康的人血脂肪被分解成為極細微的顆粒，對有心臟病患者血液中巨大脂肪分子亦可分解成較少的分子，以便容易通過動脈壁。

大顆粒的脂肪像一種異物，可能形成凝塊，阻塞血液的循環，使血球凝集在一起逐漸成為血塊。

冠狀動脈血栓的患者，特別是年輕人，血液中卵磷脂通常都是很低，卵磷脂愈少，血凝塊愈容易形成。容易患心臟病的人，常因為血脂肪過多，血漿呈現乳狀，但在補充卵磷脂後，乳白色便迅速消失。

動脈粥樣硬化的患者，缺乏任何營養素時，都會影響卵磷脂正常量的產生。如缺乏亞麻仁油酸，便會間接使血脂肪增高而形成血凝塊。一餐豐盛的飲食所帶來大量的血脂肪可以由補充鎂而降低。如果血液中的鎂過低，血凝塊便容易形成。

以動物為實驗，缺乏鎂時，動物的冠狀動脈內便出現大量的血凝塊，心肌也有大部份受到損害。餵給老鼠飽和脂肪與膽固醇而產生之冠狀動脈栓塞，可由食物中增加蛋白質的含量而預防。心臟病發作頻繁的患者，經常是因為飲食中嚴重的缺乏蛋白質，沒有足夠的蛋白質，膽鹼便無法由甲硫胺基酸合成，卵磷脂的產生也受到限制。

這類情況，單獨補充油類並不能解決問題。餵給老鼠含有百分之四十氫化過的油類或飽和脂肪而患心臟病者，其中有一半的血液也產生血凝塊。如果餵給牠們以玉米油代替飽和脂肪，牠們便會產生動脈硬化與血凝塊兩種症狀；如果給牠們吃花生油，則不會發生血凝塊，但會有動脈硬化症產生。因此，其他營養素必需充足，才能維護健康。

⊙次亞麻仁油酸的需要

血球的黏連而成為血小板，再凝聚在一起便形成血凝塊。供給冠狀動脈硬化的患者半湯匙的純次亞麻仁油酸（α-linolenic acid），數小時之後其血凝塊便會減少。這種必需的脂肪酸在亞麻仁油與黃豆油中含量最豐富。每天吃一湯匙次亞麻仁油或兩湯匙黃豆油，便可以預防血凝塊的產生；但是，每天吃半杯含有大量亞麻仁油酸（linoleic acid）的玉米油及紅花子油時，對防止血凝塊的效果則很少。全麥麵包、穀類、花生和堅果則都含有豐富的次亞麻仁油酸。

由此可知，冠狀動脈硬化的患者，在飲食中可能缺乏某些能將亞麻仁油酸轉變為次亞麻仁油酸所需要的營養素。這樣便可以解釋為何某些族群會患嚴重的動脈硬化症，卻沒有冠狀動脈栓塞症發生。

⊙維生素C與血凝塊

微血管自發性的破裂，是缺乏維生素C最初出現的症狀。在血管破裂的位置會立刻形成血凝塊，因此，缺乏維生素C是引起血凝塊而導致心臟病發作或中風的主要原因。

當脂肪物質淤積在動脈血管壁內，會使組織受到損傷逐漸增加血管破裂的危險，除非持續補充足夠的維生素C。同時，動脈粥樣硬化所產生的壓力，也會增加維生素C大量的需求，因此，即使在維生素攝取足夠的時候，也有可能發生血管破裂與血凝塊的情況。憤怒、恐懼與極度的失望、情緒惡劣等所產生之壓力，會使血脂肪和膽固醇急劇地升高，如果飲食的營養充足，特別是維生素C與泛酸足夠時，壓力所造成的傷害便會降低。

⊙維生素E與心臟病

維生素E缺乏，就像維生素C缺乏一樣，由於這是形成細胞構造的必需脂肪酸，被氧所破壞，因此容易形成血凝塊。如果維生素E充足，便可增強血管壁的彈性、減少血凝塊的危險。一百位有冠狀動脈病患者每天給予維生素E兩百毫克，與同樣人數的病患未服用維生素E相比較，後者因血凝塊而引發心臟病的比率較前者高四倍之多。

維生素E可大幅地降低氧的需求，對心臟病患者極為重要。冠狀動脈疾病的產生，氧供應不足是主要的原因。而且，因心臟病死亡的人，無論其為冠狀動脈栓塞或閉塞，都是歸因於氧的缺乏。當補充充足的維生素E時，心臟的組織被破壞的情形便會大量地減少，康復的機率也更大。

實驗顯示，缺乏氧對冠狀動脈病人導致極大的危險。健康的志願受測者，每天給予維生素E三百毫克，與另一組未服用維生素E的受測者比較，當所有的受測者在呼吸氧氣很少的空氣而失去知覺時，前一組人心電圖顯示仍然正常，失去知覺則較慢，脈搏跳動也較緩，顯示他們心臟的工作並沒有嚴重的困難；而後面這一組人在心電圖上所顯示的情況則完全相反。

動物供給維生素E不足時，心電圖顯示出不正常的情形，心肌受到損壞，出現大量的疤痕並積聚褐色斑點。這些情況同樣地被發現在冠狀動脈病患者或剖解心臟病死者的身上。他們的組織分析明顯地發現維生素E的缺乏。而且，心臟病的死亡率最高者，其中以對維生素E的需求量最大的人為多，包括生殖期的男人、更年期後的女人及所有肥胖的人。

維生素E有增強心肌的功能，與毛地黃（digitalis）具有同樣的效果。許多醫師認為它有防止血凝塊的功效，可以和抗凝血的藥物相同。然而維生素則毫無毒性，而抗凝血藥物常會導致嚴重的出血。維生素E有時也可以作為利尿劑，將體內的積水排除使血壓降低，可能是由於刺激腦下垂體荷爾蒙的分泌有關。

心臟發作後的患者，每天給予服用六百單位維生素E有明顯的減輕效果，經心電圖檢驗顯示，疼痛減輕、脈搏更為正常，並可做更多的運動。

由於植物油類的攝取會增加維生素E的需求量。除非是供給足夠的維生素E，否則在飲食中增加油類的攝取對各種心臟病的患者都會使病情變得更壞。不幸地是，許多醫師建議有心臟病的患者增加油類的攝取，而並未供給病人較多的維生素E。另外，並非所有油類都含有豐富的維生素E。大多數油類，其半杯量之中僅含有十個單位的右旋α生育酚（d-alpha tocopherol），而且其中百分之九十在烹調時又被破壞了。對冠狀動脈患者而言，如果要從食油中攝取足夠的維生素E，每天便需要吃下十五到三十杯新鮮的食用油。因此為了攝取足夠的維生素E，便必須服用維生素E膠囊。

⦿咖啡、酒精飲料及利尿劑的影響

咖啡、酒精飲料及利尿劑都能刺激尿的排泄量，會使攝取的水溶性維生素隨著尿液而排出。維持健康的四十種營養素之中，除維生素A、D、E、及次亞麻仁油酸外，其餘都是水溶性，因此，都會隨尿液而流失。志願實驗者，每天供給其飲食的液體均有嚴格的控制，其中包括七十毫升（CC）的柳橙汁，而後以百分之九十五的酒精飲料代替橙汁時，其尿液中排出的鎂增加了五倍，而由於鎂的缺乏所呈現的症狀，導致神經過敏、緊張、宿醉等現象產生。

每天從酒精飲料中所獲得的熱量較正常人高出兩倍者，其血脂肪與膽固醇都會過高，每一盎斯酒精含有一百九十六卡路里熱量，容易轉變為飽和脂肪，可使血脂肪加倍，也會使血流的速度減慢，妨礙脂肪的利用；除了增加熱量之外，並沒有任何營養。同時還也會使身體增加對維生素B_1、泛酸及膽鹼的需求量。

一項研究工作，曾經以二千個人經過長達七年期的觀察結果所獲得的資料：發現他們之中患有冠狀動脈病者，每天都喝咖啡五杯以上。即使是每天只喝一杯咖啡，也會形成壓力，促使血脂肪與膽固醇迅速地增加。有心臟病的患者同時飲用咖啡和服用苯甲胺（安非他命）時，其血脂肪與膽固醇會較其以往高出三倍。

利尿劑常會導致鎂、鉀、維生素B群等營養素的不足。而鎂和鉀對心臟病的預防極為重要，缺乏它們時，心臟與腦部會形成血凝塊。維生素B_1和泛酸不足時，便會導致血液循環不良與心肌的退化；同時，也會使碘大量隨尿液排出和其他維生素B群的缺乏。

飲咖啡和酒過多或服用利尿劑者，他們的膽固醇常偏高。而吸菸的人，通常膽固醇也較難降低。

⊙突發性心臟病

動脈粥樣硬化症死者，經剖視所發現的許多徵象，包括疤痕，現在已在嬰兒的動脈壁發現；這些孩子有一半在十歲之前，他們的冠狀動脈便已受到損害，而到十五歲的時候，便是百分之百患有輕微的動脈粥樣硬化症。剖解三百位美國士兵的屍體，他們平均的年齡為二十二歲，卻發現有百分之七十七點三有明顯的心臟疾病。

研究者認為心臟損壞較早者，可能是由於缺乏必需的脂肪酸，餵給幼猴未加植物油的嬰兒配方奶類，牠們血液中膽固醇值較加入植物油者為高，但是，當這兩組幼猴餵食嬰兒配方的奶類在一年之後，牠們的動脈都有嚴重疾病。

目前美國的嬰兒和成長中的青少年所患有冠狀動脈疾病，其主要原因是在飲食中嚴重缺乏維生素E、膽鹼、肌醇、泛酸、鎂、必需脂肪酸及碘等營養素。

心臟病患者在發病之前，他們的血脂肪和膽固醇的偏高可能已有多年的時間了，只是沒有加以注意而已。許多高級主管常認為自己健康很好，其實他們的血脂肪和膽固醇已經高出標準值甚多。

因冠狀動脈病發而致命者，常常會以為突發性的死亡，其實病因的形成可能已有數十年。由於長期的疏忽，等到病情嚴重出現時，確實感覺很突然。據研究報告指出：年齡在五十歲以下冠狀動脈病患者，他們在第一次發病便死亡的時間，有百分之六十三是在發病後一小時之內；百分之八十五是在二十四小時之內；只有百分之二十三能夠活著受到醫治，幾乎有半數人在病發之前毫無預兆，除了血脂肪和膽固醇過高被他們自己忽視之外。

為了預防這種悲劇的發生而喪失寶貴的生命，我建議政府機關、學校及工商企業應該為所雇的員工每年作一次血脂肪與膽固醇的檢查；為了珍惜自己的生命，每個人都應自行去檢查。如果血脂肪或膽固醇過高，便應調整飲食的營養素（參閱三十三章）。心臟病患者，可能承受較重的壓力，因此，應依照抗壓計劃（參閱三十一章）紓緩壓力，及至康復為止。

美國心臟病學會提出警告：如果身體肥胖的人，家族又有患心臟病的親人，常會有高膽固醇及高血壓的傾向，必須注意飲食的營養。

心臟病最早病例的發現，是在一九一二年，第二次在一九一九年再次被發現，兩次都造成死亡。以往大家都認為心臟病是由於壓力所產成，但後來由於食品精製的加工和氫化過的油脂，逐漸成為危害生命的新殺手。今天多吃天然食物的人，由於營養均衡，並不會有心臟病產生。因此，健康的身體，需要每個人自己從飲食中去選擇。

7 健康與正常體重密不可分

⊙減肥的食療方法

雷克多年來都很注重營養，但是他很不喜歡運動，也不喜歡在辦公桌前坐得太久，他說他自己是「世界上生活最悠閒的人」。然而令人驚訝的是，他的肌肉不但結實、腹部也很平坦、體重也減輕了四十五磅，看起來已年輕了十五歲，真是神采飛揚。我問他是怎麼辦到的？

他說：「我試過所有減肥方法，卻都覺得不舒服，最後我決定真正重要的就是自己的健康，我知道肝臟是一種最好的食物，所以我開始吃。」

他敘述飲食的內容：早餐吃肝類、脫脂牛奶、萵苣和一點美奶滋，稍後吃一個小柳橙；中午吃海鮮沙拉和加酵母的脫脂牛奶；下午吃一湯匙的無鹽核果；晚餐則吃肝類、沙拉和牛奶。此外，他還補充礦物質和維生素A、C、D、E等。

「我一點也不會覺得餓，」他說：「我也不再覺得疲勞，和幾年前比起來，我現在真是能量旺盛，心情也開朗多了。當你感覺舒暢時，你會忍不住想要運動」。

我認為雷克已經找到了成功的減肥方法，那就是去增加體力，才會想做更多的運動，真正達到減肥的效果。

⊙肥胖的人並非都需要減肥

醫師們都知道不應該鼓勵每一位肥胖的人減肥。由於情緒的問題，刺激一些人的飲食過量；許多有肥胖症的人常用吃來作為一種發洩，他們以為這樣才是更健康。如果強迫他們減肥，常會使他們情緒低落，導致內疚、憎恨與暴飲暴食的行為，變成酗酒、吸菸及嗜好咖啡成癮的人。甚至於發展有自殺的傾向。如果可能，他們不妨放棄減肥，努力去追求自己的健康，只有健康快樂的人，才能真正對社會有所貢獻。

寧願瘦一點也不要肥胖，這種想法並非成熟。除非妳丈夫自私地想帶著妳出去展示給別人看，否則，妳實在不一定要有模特兒的身材。胖的人還能穿出韻味，而骨瘦如柴的人，卻連睡袍都撐不起來。有些人常埋怨自己太胖，可是希望自己變瘦的人，卻仍然喜歡自己的胖朋友，為什麼？因為他們的問題並不在於體重，而是沒有接受自己的身材，沒有好好的愛自己！所以，我們一定要無私地愛自己，才能無私地愛別人。

⊙增加能量的產生

雖然肥胖的因素很多，但肥胖的主要原因之一，乃是因為飲食中缺乏可以消耗脂肪的營養素。脂肪只有在產生能量時才會被消耗掉，而體重卻需要脂肪有效地被消耗產生能量之後，才會減輕。這種過程，幾乎需要所有的營養素。如果缺乏維生素B群中任何的一種，則能量的產生便會明顯地減少；如果泛酸的攝取不夠時，脂肪的消耗率也會比平常減少一半；此外，儲存的脂肪也需要維生素B_6來將它轉化成能量，如果少了這種營養素，蛋白質和脂肪便都無法利用，則會造成肥胖。

同時，蛋白質也是產生能量的酵素，如果能夠充分的攝取，則脂肪的消耗會比蛋白質不足時快兩倍，再加上維生素E，那就更事半功倍了。然而，蛋白質仍需膽鹼和維生素B_6等營養素來分解，如果少了其中之一，那麼吃下的蛋白質也會很快轉化成脂肪。

卵磷脂的主要功能是幫助細胞燃燒脂肪，如果卵磷脂不足，便會造成脂肪的消耗過少，而導致心臟病、高血壓和過度肥胖等問題。然而，過度肥胖的人，其血中脂肪和膽固醇幾乎都有偏高現象，這代表能量不能正常產生，常會使人感覺異常的疲勞，因此，身體便會更為肥胖。

肝病很可能是造成過度肥胖的主因。在這種情形下，我們可以從肝的活體檢查中看出，患者的肝都已受損而無法正常運作。肝一旦受損，便無法製造充足的酵素以產生能量，必須肝臟恢復正常的功能以後，體重才會減輕。

倘若蛋白質、維生素B_2或泛酸的攝取不足，則肝臟便無法產生酵素以抑制胰島素的分泌，於是過多的胰島素便會堆積在血液中，形成脂肪，並使血糖降低，導致低血糖症。目前，這種病已十分普遍，而血糖偏低的人，會經常感覺飢餓，會不停地吃，體重也難減輕。不過，肝病和低糖血症患者，都很容易經由食療治癒。

⊙少量多餐的重要性

由各種動物實驗顯示，如果每天只給牠們吃兩餐，即使供給的食物非常良好，也會變得肥胖；但是，如果供給的食物相同，而將它改變成少量多餐，則牠們的體重便會維持正常。因為每餐吃的量較小時，大部份食物都能轉化成能量；而食量較多時，體內的酵素系統無法分解如此多的食物，則大量的蛋白質便會累積起來，變成脂肪。然而，這些肥胖的動物並不需要減少食物量的攝取，只要改成少量多餐，體重便會減輕。很不幸地，我們人類也由於每餐吃的食量過多而造成同樣的災難。美國人一天有百分之八十的食物都是在晚餐時吃下去的。

在一項飲食習慣的研究報告中，我們發現一些減肥失敗者，他們整天都吃少量的食物，卻在晚餐或晚間大吃大喝，然後在第二天早上卻一點胃口也沒有。許多希望減肥的人都以為這是最好的手法，其實不然，因為早上時，由於前一天晚上吃過多的食物，及至第二天上午，體內的血糖仍然偏高、能量仍還旺盛，而減肥的意志力也高，所以早餐也吃得很少，等到晚餐時再大吃一餐，如此循環的結果，減肥的成效自然毫無所得了。

⊙天然的食物有益

以動物作實驗，將老鼠放置在儲存天然食物的籠子中，任牠隨心所欲地吃，經過長期的觀察，發現牠們的健康良好、體重並沒有增加。然而，當供給牠們同樣的食物中，將熱量的百分之三十七以氫化過油脂取代，卻發現牠們增胖許多。如果恢復為天然的食物，體重便立刻恢復正常。由此可見，肥胖並非完全是因為吃得多，而是因為缺乏轉化脂肪所需的營養素。

⊙植物油的需求

由於卵磷脂的主要功能是在幫助脂肪的燃燒，因而製造卵磷脂所需的營養素，如亞麻油酸或花生烯酸、維生素B_6、膽鹼、肌醇和鎂等，都成為減肥所必需的營養素。例如，若在缺亞麻油酸的飲食中加入植物油，便可使人能量大增。亞麻油酸過少時，會使腎上腺受損，導致血糖降低，使減肥變得更困難。

身體過重的人，每天供給他們八百卡路里熱量含較多植物油的飲食，較每天只供給其四百卡路里熱量含植物油少量者更容易減輕體重。供給住院的病人熱量相等而種類不同的食物時，發現食物中含有較多植物油的病人，體重會減輕許多，而且只要繼續攝取適量的植物油，體重就不會再增加；此外，還發現以植物油替代其他油脂，並限制醣類與澱粉攝取者，與自行控制熱量的攝取平均每天低於六百卡路里者，減肥都能成功。

⊙防止飢餓

植物油可降低空腹時的飢餓，並刺激飽和脂肪的燃燒，使血糖維持正常標準時間較長。身體肥胖的人，血糖降低比一般人較快；若能補充蛋白質，即使血糖很低，也不會有飢餓的感覺。

食物吃得太少，或者少吃一餐，或腎臟衰竭和血糖降低，都會使肥胖的人產生緊張、煩躁、頭痛、疲勞、飢餓和想吃甜的食物，因此，常會使他們在下一餐吃太多或不停地吃糖果和甜食；而吃了過多的甜食，糖份更會吸收太快，以致胰臟受到過份刺激，而產生過多胰島素，結果使血糖立即轉化或脂肪、血糖再度降低，於是便又感到飢餓。在這種惡性循環下，胰臟會變得更加的活躍，而使肥胖者的血糖下降速度比一般人更快，體重便難以降低。然而，無論碳水化合物的攝取太多或太少，結果都會使人血糖降低，因而感覺飢餓，又導致吃得太多，然後便自怨自艾。所以想要減肥成功，若吃了少量的糖類食品，便要常補充不會刺激胰島素分泌的脂肪與蛋白質，才不會感覺飢餓。

低血糖引起壓力，會使大量的鉀隨尿液流失，而只留下鈉與水。因此，常吃低熱量飲食的人，其體重都不會減輕。如果服用二到五公克的氯化鉀，以補充尿液中流失的鉀，則其血糖便會立即升高，而低糖血症的不適，也會立刻消去。但是，如果同時有心臟病，就不能只顧減肥問題了，此外，氯化鉀對減肥也有幫助，如果找不到適當的食物，那麼可服用一克的氯化鉀丸，畢竟，攝取鉀來預防低糖血症是比用藥物來減肥較為有益。

⊙為什麼減肥會失敗

雖然缺乏任何營養都會使身體的運作遲滯，脂肪無法充分被燃燒，然而，不當的減少飲食，會更進一步降低熱量，由於營養不足，使身體的運作更加緩慢。肥胖的人在無可奈何時常會嘗試挨餓。但是，醫師們細心的觀察，發現禁食對於病人會產生嚴重傷害。而服用減肥藥物，雖可使體重減輕，可是對肝臟卻會造成傷害。美國醫藥學會曾指出，這些藥物會引起許多副作用，非常危險，而近來的研究，也發現服用減肥藥物者其體重在一年或幾個月之後，又會恢復肥胖。而且，當體重減輕時，他們的體力都比一般健康人較差。

禁食與吃減肥藥物會產生嚴重的壓力，使腎上腺衰竭，血糖持續偏低，並使人渴望美食及甜食，導致肝臟受損與多種營養不足，使人感覺非常疲勞，便會藉喝大量的咖啡來提神，在精疲力盡和渴望美食的情況之下，減肥的效果當然降低。

肥胖的人吃得太多，可能是由於無意識的身體對於營養的需要。因此，要使減肥成功，便必須將飲食重點放在增加能量的營養素的食物上。

⊙健康的減肥計畫

甲狀腺決定能量產生的速度，因此碘、維生素E和甲狀腺所需的各種營養素，都是保持正常體重所必需，應充分供應。碘的攝取，可以每天吃紫菜或海帶；維生素E每天攝取六百單位較為理想，但至少應有一百單位。

人體的脂肪大部份是飽和的，如果每天沒有攝取兩湯匙的植物油來補充必需的脂肪酸，便無法將其充份燃燒，體內所需要必需的脂肪酸是持續不斷地供給極為微少的量，在任何時間都不能缺少。因此，兩湯匙的植物油如果在一次攝取時，卻會使其大部份累積成軟性脂肪，而使必需的脂肪酸再度缺乏。因此較合理的攝取原則，就是每天分六次攝取含有一茶匙植物油的食物，或每隔三小時攝取一次。這樣才會使攝取的必需的脂肪酸真正發揮其效果。

下列食物大約都含有一茶匙的植物油：十顆大花生、三粒核桃或兩顆胡桃或六顆杏仁；一茶匙半美奶滋；兩茶匙紅花子與未氫化過的花生醬；兩湯匙的鱷梨；或三湯匙的麥芽等。植物油最好混合使用，可以用來拌沙拉、烹飪和調味，但份量必須嚴格控制。因為每半杯植物油和核果都含有四百到八百卡路里的熱量，所以吃太多也不適宜。

我們常會從食物中攝取大量的飽和脂肪，而飽和脂肪在身體內很難充分地燃燒。在食療計劃中，蛋白質的需求很高，然而食物中含有完全的蛋白質而沒有飽和脂肪的，卻只有脫脂的鮮奶與奶粉、酵母、小麥胚芽、黃豆粉和黃豆而已。在肝臟、蛋類、腎臟、心臟、魚和海產中含有極少量的飽和脂肪；燻肉、漢堡、火雞和瘦肉、烤牛排、羊肉、豬肉和火腿等，平均含有百分之二十到五十的飽和脂肪。此外，從碳水化合物或酒精飲料所產生的熱量，也會很快轉化成飽和脂肪，應避免飲食過量。

蛋白質的攝取量，女人每天至少要有六十公克；男人應有八十公克。除蛋白質外，維生素B群也是產生能量必需的營養素，要攝取維生素B群而含熱量較少的食物，酵母和新鮮或脫水的肝臟最好，或服用維生素B膠囊，以補充每天一千毫克的膽鹼和肌醇的需求。

工作繁忙的人，營養常會嚴重不足，因此最好為自己擬訂一個標準飲食計畫，喝杯營養強化牛奶或一公升脫脂牛奶、一或兩湯匙的植物油和卵磷脂、四分之一杯酵母、四分之一茶匙的氧化鎂和荳蔻、一小杯濃縮的柳橙汁或一茶匙的純香草精。有肝病或膽固醇過高的患者，應多吃卵磷脂和蛋白質。如果不喜歡牛奶裡加卵磷脂，可加在開水或果汁裡喝，而海帶、紫菜、海苔等也可以用在肉、魚或沙拉的調味裡。此外，喝牛奶時也可以加入雞蛋、小麥胚芽或黃豆粉。

⊙選擇減肥的飲食

如果你希望有一個正確的食療計畫，特別是含低熱量的飲食，可遵照下列的方法：

I、**流質的飲食：**準備兩湯匙的植物油。每兩小時喝半匙或每三小時喝三分之二匙。可以喝些沒有咖啡鹼的咖啡和肉汁清湯。如果這樣會覺得餓，那就試下一個計劃。

II、**流質與細嚼的飲食：**在飲食中可以加些生的蔬菜，如芹菜、小黃瓜、白蘿蔔、胡蘿蔔、番茄等，這些生菜的量不必控制。或者，你可以喝杯加酵母和鎂的牛奶，然後把卵磷脂和海草灰加開水喝，而且每三個小時吃些核果、美奶滋或未氫化過的花生醬拌芹菜，以便從其中攝取一茶匙的植物油。或者，改試下面一份菜單。

Ⅲ、**烹調的飲食**：除了前述菜單之外，你可以吃半茶匙植物油煎的肝：一個煮蛋或荷包蛋，或海鮮沙拉，或烤魚。午餐和晚餐時，也可以吃些青菜沙拉。並在兩餐之間，吃一點柳橙、核果當點心，但早餐、下午和睡覺前應喝營養強化牛奶。而早餐中吃肝臟、蛋或魚類，精神會更好。

Ⅳ、**全料飲食**：除前項菜單之外，每三週可吃一次瘦雞肉、羊肉、小牛肉、或牛排。蛋可使用茶匙的植物油煎或攪拌。燙過的綠葉蔬菜，用植物油和醋作調味，或者用青菜湯代替沙拉。

不論選擇那一種減肥飲食，每天都應喝一公升牛奶，並且要補充碘、鎂、酵母及維生素A、C、D、E和B群，如果健康欠佳，則要增加抗壓力的食物，最好每天用餐六次，多餐少量的飲食，對身體很有幫助。如果血糖偏低，應馬上服用氯化鉀。缺乏任何一種營養素，體內的脂肪便無法完全被燃燒，因此愈限制自己的飲食，需要補充的營養便愈多，尤其是泛酸、維生素C和鉀，最不可缺少。

即使體重已減輕達到理想標準，你仍需要繼續保持少量多餐，並注意蛋白質、植物油和營養的充分攝取，以免體重再度增加。

⊙減肥成功的要訣

減肥的飲食是不能以忍受飢餓的意志力來達成。要成功的減肥，並非只靠飲食的調整，心理的自律才最重要。雖然減肥一年後，每個月會固定減輕五磅，可是只要中斷一星期，就又回升了十磅了，所以減肥是需要長期地持續的執行，才能保持良好的成果。

害怕失敗，所以才會放棄，然而，如果意志能堅定，就沒什麼不能成功的了。當你吃沒有營養的東西時，就應問自己：「我想要變得更胖嗎？」別把自己淹沒在過去的失敗裡，只要想健康的食療計劃，可以幫你恢復正常體重就好了。

開始做健康食療以前，你應該先去醫師那裡做身體檢查，瞭解自己的膽固醇值有多少？而選擇快速減肥飲食或服用減肥藥物時，則應做肝功能測試或肝活體檢查。這樣醫師才能告訴你應否限制運動。

健康食療計劃需要充足的睡眠與運動來配合。只有在運動時，才能將可以產生能量的營養，充分地傳送到人體的每個細胞，而睡眠充足時，才能想運動。

雖然改善飲食可以立刻促進新陳代謝或體內的運動，但除非前幾週已充分地補充營養，否則最好不要做太多或過度激烈的運動。不過，試過健康食療計劃的人，都會覺得自己喜歡運動，因此這些便自然而然地成為他們每天生活的一部份。

8 潰瘍多由於壓力所造成

當身體承受壓力的衝擊發展成為潰瘍的時候，淋巴組織便產生萎縮的反應。用老鼠作實驗，把牠的腳綁住一整晚之後，使牠承受極端的心理壓力，結果發現牠的胃和十二指腸都產生潰瘍和出血的現象。史萊博士指出，人類如果整晚處在空襲的狀況中同樣也會因心理壓力而發生潰瘍；此外，戰士待命作戰、學生擔心考試，也可能有同樣的情形發生。如果服用可體松，則不但會使舊的潰瘍惡化，甚至可能產生新的潰瘍。

⊙潰瘍如何產生？

康乃爾醫學院曾經花了許多年的時間，對於因車禍、作戰負傷或其他因素而有胃穿壁和直腸破洞潰瘍的人做研究，仔細觀察他們的胃壁情形和胃的蠕動，測量在各種情況下，其胃酸分泌的多寡與強弱。在這些例子中，有位男士的食道因為喝過熱的湯被燙傷而結疤，無法進食，只能靠管子來補充營養。每當他發脾氣時，胃就會紅腫發炎、而胃的蠕動也會明顯地加速，使胃酸的分泌增加、酸度增強。而當他的妻子生病時，他便因焦慮與不安而導致胃潰瘍出血。

一位同時患腸炎和潰瘍的工程師，每當他想起過去的挫敗時，胃便激烈的蠕動，胃壁馬上變為紅腫。強烈的胃酸也會大量地分泌，使潰瘍變得痛苦難忍。雖然咖啡、酒精和肉類會輕微的增加胃酸的分泌，但他們的問題卻不在食物本身。此外，吃得太多或太快、或心情惡劣時也會使人胃痛，但這並不是消化問題。事實上，實驗證明胃壁受到鉗子、電擊、強烈的酒精、強酸或芥茉刺激時，並不會感覺疼痛；但是，若用脹大的氣球撐進去，則會像腹部氣脹一樣令人難受，然而，如果除去胃壁上原有黏液的一部份，同時在該處滴上鹽酸，便會使其潰瘍出血；如果是一般的胃酸，情況就會更加惡化。

⊙食物與潰瘍的關係

許多食物、藥品和化學物質對胃並沒有太大的影響，即使有潰瘍的患者，食用例如臘腸、紅番椒、咖哩粉、泡菜、醋、鯷魚醬、燻青魚、大黃根、芥茉、丁香油、香料、蔬菜等；五十到一百度的酒精、糖、阿斯匹靈、利尿劑和鐵鹽等都可以消化。研究說明不管胃有沒有潰瘍，都一樣可以使食物消化。不過，專家指出早在吃食物或藥品之前，情緒反應已經使胃發炎，只是大家都把身體的不適，歸咎於這些吃進去的東西罷了。

苦味的食物會使胃酸的分泌增加，而胡椒則會刺激黏液的分泌。有些強烈的藥物會引起發炎，增加胃的蠕動與分泌，但真正使胃產生潰瘍的只有鹼，可是我們卻在長期中使用鹼性藥粉來治療胃潰瘍，真是適得其反。一般十二指腸潰瘍患者使用的發酵粉、蘇打，只會加速食物的消化，使胃變空，以至使潰瘍的部位接觸腐蝕性胃酸的時間更長，結果使潰瘍更加惡化。此外，蘇打粉也會妨礙蛋白質的消化，使其不能及時發揮治療效用，而導致下一次進餐時，胃酸的分泌增加兩倍。

⊙營養不足會造成潰瘍

在動物實驗中，如果供給牠們的飲食熱量低或缺乏多種營養素，如蛋白質、維生素A、B_2、B_6、E、膽鹼、泛酸或葉酸，會使牠們產生潰瘍。人體如果缺乏葉酸，嘴唇和口腔都會發生潰爛，而且會肚子痛。而缺乏維生素E時，也會發生潰瘍。

如果狗和老鼠的食物中，缺乏蛋白質或單獨缺乏含硫胺基酸及胱胺酸，牠們的胃和十二指腸都會發生潰瘍。蛋類富含胱胺酸，對潰瘍幫助很大。如果減少動物的食物或使牠們斷食，牠們的身體便會因壓力過大，在幾天之內發生潰瘍。尤其是缺少蛋白質時，潰瘍會更早發生。因為壓力會迅速破壞人體內的蛋白質，因此，飲食中缺少蛋白質的人特別容易患潰瘍。

吃低脂肪或沒有油脂的食物時，食物在胃裡很容易消化，胃很快就空了，胃壁對胃酸侵蝕的時間會變長，因而容易導致潰瘍。補充維生素E，最好在每餐和兩餐之間也攝取一些油脂，這樣才不會使胃受到胃酸長時間的侵蝕。

膽鹼不足時，膽汁便會不停地從腸內回流到胃中，加速潰瘍的產生。雖然脂肪累積在肝裡會使膽鹼減少，但潰瘍卻早在肝病發生以前就出現了。若在飲食中補充膽鹼，雖可治療，但補充維生素B_6的療效更快。

嚴里的營養不良會造成壓力，也可能導致潰瘍。例如因高血壓而只吃穀類食物的人，就經常會因為營養不良而發生潰瘍。

⊙缺乏維生素C和泛酸會導致潰瘍

在動物實驗中，猴子和天竺鼠缺乏維生素B時，便會發生潰瘍。如果將天竺鼠的一隻腳固定使牠無法活動時，則這種壓力便能造成出血性潰瘍；但在其他類似實驗中，只要大量地增加維生素C，便可達到預防效果。人體遭遇壓力時，維生素C的需求也會大量地增加，即使供應正常，也會有出現不足的現象，此外，維生素C缺乏時，人體血管便會變得脆弱，使受到輕微的傷害時，如輕度潰瘍，便會演變成大量的出血。這種症狀，更需要大量的維生素C來預防，維生素C嚴重缺乏時，還會導致壞血病。

缺乏維生素C的老鼠，如果同時缺少泛酸，也會導致潰瘍，然而，這些營養素一旦得到補充，潰瘍便會迅速痊癒而留下疤痕。

在醫療時，如果病人使用可體松，常會發生腸或胃潰瘍；因為可體松會破壞蛋白質，使胃酸的分泌與酸度因而增加。如同受到壓力時一樣。

泛酸不足時，胃酸會分泌過少；如果嚴重缺乏時，便會使胃酸的酸度增加到比平常高出二至三倍之多，如果再加上憤怒的情緒，則潰瘍便很容易發生。有些老鼠在緊張時，對泛酸的需求特別高，故容易得潰瘍，這些老鼠產生潰瘍的比率比較其他老鼠高出十二倍之多，其嚴重性可使牠的腸壁都被穿透。同樣的情形，有些家族的成員，對泛酸的需求都偏高，因此有人認為潰瘍具有遺傳性。

潰瘍就像壞疽一樣，通常在開始的時候很小，直徑都不會超過四mm，但它可能會漸漸擴大。當人體內蛋白質因受到壓力而遭破壞時，胃壁上的黏液腺也會因此受損而無法分泌足夠的黏液，以保護胃抵抗消化所需的強酸。而且，壓力同時也會使胃蠕動激烈，分泌出更多更濃的胃酸。在每一次胃壁肌肉收縮時，都會使胃與小腸之間的活門略為打開，於是強酸便注入十二指腸或小腸的前端。胃酸在胃中只侵蝕沒有黏液保護的部位，但在腸壁由於缺乏黏液的保護，因此患十二指腸潰瘍者，常較胃潰瘍的患者多出八倍。不管是胃還是十二指腸發生潰瘍，食療方法都是一樣的。下列幾項，應特別注意。

⑴要因應壓力、補充此平常更多的營養；⑵要儘快治療，治療之前要先中和胃酸；⑶讓胃儘量休息。如果胃裡有太多強酸，或由於胃壁的肌肉激烈收縮而出現痙攣、抽緊或鬆弛時，則潰瘍便很難治癒。

有潰瘍的患者，很少人會注意到壓力引起的營養需求。有些病人醫治了三年多仍未痊癒，便放棄藥物治療，而改為每天三餐後服用五十至一百毫克的泛酸，結果他們的潰瘍在二至三週內便痊癒，連氣脹也跟著消失了。另一群潰瘍患者，有百分之八十在第一次服用一百毫克泛酸鈣時，胃酸分泌便出現明顯的下降。

此外，維生素A、C和E都可以刺激黏液分泌、加速療效，預防疤痕，所以對潰瘍患者特別重要。在過去，對潰瘍的治療都是讓患者每小時喝一次牛乳和流質的食物，這種方法至今仍有人沿用，但對於受到壓力的潰瘍患者蛋白質卻又太少，而鐵、銅、鎂、錳、泛酸、膽鹼、肌醇、維生素B_1、B_6、C、D和E與其他營養也都不夠。

如果我們多吃高蛋白質的食物，則胃酸會完全被中和，便可預防潰瘍的產生。

我們用各種含有五十公克蛋白質（相當於六杯牛奶）的食物，對患潰瘍的病人做測試，並分別記錄其胃痛的消失與胃酸完全中和各需要多少時間；結果發現半杯的黃豆粉、比四分之三杯的脫脂牛奶或八個蛋還要有效，且其效果比吃許多牛肉、雞肉或魚肉好兩倍。而一杯牛奶、雞蛋牛奶布丁、蛋酒或牛奶布丁，所能中和胃酸的效果，和一服抗酸劑相同。然而，胃裡保留一點酸性，潰瘍還是可以治癒的，因為有酸性食物，如柳橙汁和葡萄汁，含的是檸檬酸，而維生素C的酸性也是溫和的，這些不但不會妨礙潰瘍的治療，甚至更有幫助。

⦿潰瘍食療與動脈硬化

以牛奶和奶油的流質食物對潰瘍患者治療時，常會導致心臟病發而死亡。從醫療病例中分析心臟病死者與潰瘍患者食療的關聯性，發現使用流質食療病人的死亡率，比使用一般飲食的高出兩倍到六倍。要避免這種危險，可以將流質的牛和奶油改為脫脂牛奶和局部氫化過的黃豆油，以降低血液中的脂肪與膽固醇。然而，這樣的飲食中所含的蛋白質、泛酸和維生素C，不足以應付壓力產生的營養需求；而維生素E也不足以防止疤痕，所以應該再補充營養強化牛奶，增加各種營養素的供應。

⊙潰瘍食療的基本食物

營養強化牛奶（參閱第三十四章）可以作任何潰瘍食療的基本食物。如果需要高熱量的飲料，再加上四分之一杯植物油、全脂牛奶，幾個蛋或蛋黃，和純柳橙汁、香蕉或其他水果。此外還可再加半杯酵母、黃豆粉和非即溶奶粉等。

使用潰瘍食療的人，應注意膽固醇情況，如果高於一百八十毫克，則營養強化牛奶和補充的食物都需要作適當的調整。然而，嗜酸菌乳可以清除腸內致腐的細菌，並釋出組織胺以增加胃酸的分泌。

營養強化牛奶並非平淡無味，而且，加了許多營養食物之後，所含蛋白質已比普通牛奶高出四到五倍。如果潰瘍會疼痛或出血，那麼每小時可以慢慢喝半杯營養強化牛奶，然而每隔兩小時喝三分之二杯，晚上睡醒了也可以喝。如果疼痛很厲害，可以增加次數。平常沒有注意的憤怒、恐懼等情緒，在睡眠時也會使潰瘍患者分泌的胃酸比白天較多，因此，晚上喝營養強化牛奶非常重要，應持續到完全康復為止。

在開始食療的前幾天，每天喝六次含有抗壓食物的營養強化牛奶，和補充維生素A、

D、E和B群，對潰瘍的治療非常有效。潰瘍康復後，每天吃兩百單位以上的維生素E，也可以把舊的疤痕消除。

醫師們基本上都不同完全以食療來醫治潰瘍。他們大多只讓病人採用以前的流質飲食，喝些牛奶、起司，和無刺激性及沒有調味的食物煮成的濃湯，這樣病人會感到極為不便。醫師要求病人應少量多餐，遵守規律性飲食。但吃得越多，胃的蠕動越快、胃酸的分泌就越多，對潰瘍的病人極為有害。

潰瘍患者如果長期躺在床上，又限制飲食，對治療並沒有幫助。而讓病人吃以前被限制的食物，如全麥麵包、穀類食物、水果、沙丁魚和生菜沙拉，反而較吃無刺激性食物更容易康復。

如果患者不感覺疼痛，可吃煮過的水果和蔬菜、肉、蛋酒、牛奶麵包、全麥麵包、米飯、布丁和起司，但是咖啡、酒和濃茶會增加胃酸的量與濃度，一定要避免。此外，新鮮柳橙汁對醫療也很有幫助，可以調在牛奶裡讓出血性潰瘍的患者喝。起司對減少胃酸，並不比煎過的食物、植物油或油脂來得有效。因此，只要煮的火候夠溫和，煎的、炸的和全熟的食物都可以吃。

⊙過度中和的胃酸

潰瘍患者除了在壓力衝擊時的反應，胃酸的分泌會增加外，平常他們的胃酸都不會太多。因此，服食蘇打粉和抗酸劑不但會延遲醫療，而且會使胃空得更快，導致潰瘍復發或使原有的潰瘍更加惡化，應避免服用，只要多吃高蛋白質的食物，對治療會有幫助。

流質食療的食物，大都含有碳酸鈣，會使鎂大量流失，如果長期食用過量，甚至還會使鈣累積於眼睛、肺、皮膚、腎和動脈管壁等部位。產生不良的症狀。

⊙學習排解情緒

引起潰瘍的原因並非食物，而是個人的情緒。然而，情緒對健康的影響至今仍鮮為人知。所以，學習排除憤怒、排解自己的情緒，才是遠離潰瘍之道。

如果想用大量的可體松來振奮精神，那只會得到潰瘍而已。情緒的適當發洩，對健康較為有益。許多人為了想得到別人的稱讚常會把自己的情緒隱藏起來，然而，透氣的茶壺是安全的，壓抑的蒸氣常會產生爆炸的危險。

患潰瘍的人最好能保持心情愉快，才能改善病情。如果無法做到，便應該設法化解情緒，例如打網球、高爾夫和彈鋼琴等，或找個知心的朋友把話說出來，都會有幫助。

此外，營養越充足，對壓力引發潰瘍的危險也就會相對降低。所以，潰瘍的病人應該在抽屜內或車上放些核果，含蛋白質的薄餅、麥芽牛奶糖，維生素B和泛酸素等食物，讓自己遇到壓力時，每小時吃一次，這樣對病情會很有幫助。

9 糖尿病並非無法改變

當我在接受食療訓練時，每天必須巡視糖尿病病房，我覺得再也沒有比這種病更殘酷的了。有些病人可以從休克昏迷中甦醒過來，有些人卻從此撒手人寰；有的腎臟嚴重出血，甚至有兒童因糖尿病而引起的視網膜炎，從此失明。

有許多病人肝內脂肪過多或是胃下垂，一摸就痛。而患者血管中累積的脂肪會使血液難以流通，常會導致高血壓、中風。此外，由於脂肪的堆積，還會引起雙腿的肌肉壞死，甚至腐爛、必須切除，造成終生遺憾。

⊙糖尿病產生的原因

糖尿病患者，原本是因為胰臟受到損傷，無法正常產生胰島素。胰島素是胰臟產生的一種荷爾蒙，它能促使血液內的葡萄糖進入細胞中，再轉化為能量，如果體內的醣類過多，便會轉化為體澱粉或脂肪。而在身體利用其儲存的脂肪時，也需要胰島素。

維生素B_6過少時，蛋白質和色胺酸裡的胺基酸無法被正常利用，便會轉化成「黃嘌呤尿酸」（Xanthurevric acid）。在動物實驗中，如果有這種情形，則牠們的胰臟在四十八小時之內便會受損，而導致糖尿病。結果其血糖不但高出正常標準，而多餘的葡萄糖也會隨尿排出。而且，維生素B_6不足的時間越久，則胰臟受損越嚴重。

然而，如果在胰臟沒有嚴重受損時，便補充維生素B_6，則其黃嘌呤尿酸便會立即減少，而糖尿病也會因而消失。此外，鎂可以降低維生素B的需求，如果在食物中含有豐富的鎂，即使維生素B_6不足，也能使黃嘌呤尿酸減少。不過，鎂能活躍含維生素B_6的酵素，而糖尿病患者卻異常的缺乏維生素B_6，故被認為是致病的可能原因。

飽和脂肪會增加鎂和維生素B_6的需求，而營養不良的老鼠吃了高脂肪的飲食後，其排泄出來的黃嘌呤尿酸，會比吃植物油或低脂食物的老鼠高出數倍，其體重也會顯著增加。另外，葡萄糖的流失與胰臟的受損情況，也會相對的加重。由於高蛋白質和高熱量的飲食都會增加維生素B_6的需求，故會對胰臟造成傷害，然而這種傷害，都是在維生素B_6不足的症狀之前便已形成。這也是專家認為導致糖尿病的可能原因之一。

肥胖的人較容易得糖尿病，且熱量過高的飲食，也會增加維生素B_6的需求。長期吃的貓會得糖尿病，但吃澱粉的貓卻不會。因為糖會同時增加胰島素和維生素B_6的需求。因此，吃糖太多的人很容易得糖尿病。反之，如果食物受到限制（如在戰時），則糖尿病患者便會明顯的減少。

許多藥物都會使人尿中出現黃嘌呤尿酸，但如果和維生素B_6一起服用，則可預防，對老鼠的實驗，吃盤尼西林的老鼠，其尿中會出現大量的黃嘌呤尿酸，表示其胰臟已嚴重受損。

維生素B_6不足時，尿液中便會出現黃嘌呤尿酸，因此維生素B_6是否不足，可以從尿中直接測出。糖尿病患者的尿中大量排出黃嘌呤尿酸，表示其胰臟已經受損。而糖尿病失控和患糖尿病視網膜炎的人，其黃嘌呤尿酸的流失，遠比注射胰島素和病情較輕的患者高出甚多。

糖尿病患者若每天服用五十毫克維生素B_6，其尿中排出的黃嘌呤酸便會立即減少，如果繼續每天服用十至二十毫克，尿中會有黃嘌呤尿酸排出，而其身體也不再受到傷害。

糖尿病多被認為會遺傳，其實有許多是因為缺少維生素B_6而已。有時嬰兒對這種維生素的需求，會比其他人高出數倍。要減少患者血中脂肪和膽固醇所需的卵磷脂，也需有止夠的維生素B_6和鎂，因此維生素B_6的充分攝取非常重要。

⊙維生素B_6很容易缺乏

糖尿病患者經常會感覺口渴而喝較多的水，使排尿過多，導致所有維生素B群（包括B_6）和許多營養素都隨尿排出，而鎂也會因此產生不足，則會使病情惡化。

即使服用胰島素，體內的葡萄糖仍會流入尿液中。為了稀釋糖份，血液中的水份會被利用，而再度形成多餘的尿液，結果許多水溶性的維生素和其他營養素，都會隨尿液排。

⊙重視醫師的忠告

胰臟一旦受損，便無法分泌充足的胰島素，則葡萄糖也會因此而無法進入細胞或轉化成體澱粉及脂肪。糖尿病患者如果服用胰島素，葡萄糖便會進入細胞內，使血液中的糖份減少。但是，胰島素的攝取須因人而異，尤其應視其糖份攝取的多寡而定。如果胰島素攝取太多而食物吃得太少，便會出現低血糖的症狀，如虛弱、緊張、昏迷頭疼，雙手顫抖和失去知覺，甚至引起休克等現象。這種症狀稱為胰島素反應或胰島素休克。為預防此種反應，應遵照醫師指示食物的量按時進食。

當體內的血糖降到正常標準以下時，壓力的警示便會出現。此時，腎上腺激素會分解體內的蛋白質，轉變為脂肪和葡萄糖，而累積的脂肪也會進入血液中。這時如果胰島素仍然過多，則葡萄糖也會立即進到細胞裡，使血糖再度降低，並使蛋白質遭到破壞。同時，患者血中過多的脂肪，也會因而增加得更多，使動脈硬化的糖尿病患者，容易引起心臟病發作。為預防這些狀況、醫師會在配藥時，注意飲食均衡問題。

如果胰島素不足，葡萄糖便無法進入細胞。脂肪缺乏糖便無法有效地燃燒，脂肪沒有完全被利用時，便會產生為某些酸類和丙酮，堆積在體內，導致丙酮酸中毒。鈉和鉀可用為中和丙酮酸使其形成為鹽酸，並隨尿液排出。此外，糖尿病失控的患者，體內的丙酮有一部份也會在其呼吸中呼出，而產生奇特的氣味。丙酮酸中毒，會使人感覺疲勞、緊張、頭痛和嘔吐；嚴重時，則會使鉀大量流失，導致失去知覺或昏迷，甚至造成死亡。

由於要求病人嚴格遵守飲食的控制極不容易，醫師有時會在病人自己選擇的食物中加入胰島素以適應其飲食，然而，這樣往往對病情不利。有百分之九十以上沒有控制飲食的病人，都會在短時間之內出現嚴重的併發症。

⊙增加胰島素的產生

我們早已知道，如果可以減少糖尿病患者營養的需求，有時會使病情痊癒。當病人的甲狀腺亢進被治癒或慢性的感染已消失時，通常就會停止使用胰島素，如果病受到壓力，而壓力被解除時，例如，生病的孩子會感到不安，當病痊癒時，他就可能不再需要胰島素了。肥胖的人減肥成功以後，也常會停止使用胰島素。這些都是因為身體的需求減少，故效果和改善飲食一樣。

充足的營養可刺激胰島素的分泌。糖尿病患者增加維生素C的攝取，其胰島素的分泌便會增加。在天竺鼠試驗中，維生素C不足時，牠的胰島素的分泌便減少；使血糖增高，導致葡萄糖自尿液中流失。因為維生素C是各種胺基酸形成胰島素利用之前所必需。此外以老鼠作實驗，如果蛋白質、泛酸和維生素B_2不足時，會使胰島素的分泌減少。如果維生素B_{12}或鉀不足，也會使老鼠的血糖增高。而注射可體松通常也可以增加胰島素的分泌，但是需要有足夠的維生素B_1、B_{12}和泛酸才會產生效果。

糖尿病患者每天吃三百到六百單位的維生素E，胰島素會被完全地利用，則其病情便會明顯的好轉，而且維生素E對有糖尿病壞疽和動脈硬化引起的併發症，特別有幫助。如果每天加兩湯匙的卵磷脂和維生素E一起服用，效果會更佳。

如發現患有糖尿病，飲食一定要均衡，絕不可發生營養不良的現象。因為，人體只有胰臟細胞可以分泌胰島素，必須維持其健康並促進胰島素的分泌。否則，胰臟細胞大部份或完全被破壞、糖尿病便會更惡化。

⊙大量營養的需求

糖尿病患者營養的需求，比一般健康的人高出許多倍。因為他們在尿液中會流失大量的水溶性營養素，必須迅速補充。在以往的研究中，將尿液中的肌醇分離出來，便發現患者在尿液中所流失的這種營養素，比一般人多出許多，而且會導致嚴重的動脈硬化，並使鎂與維生素B_6的需求明顯的增加。

另一個使營養需求增高的原因，是酸中毒或血糖降至標準以下時，壓力和警訊便會出現，因而增加蛋白質、維生素C、泛酸和鉀等營養的需求。然而，如果患者因泛酸不足而服用胰島素，其血糖反而會快速下降，很容易引起休克或昏迷。給患者服用可體松時，也會同時引起糖尿病和胰臟發炎。

容易發怒的糖尿病患者，對胰島素特別敏感；可能會使其血糖突然從很高降到最低，常會導致休克。雖然易怒的患者對鉀、蛋白質、維生素B_2和C、菸鹼酸醯胺和卵磷脂的需求也很高，但引起休克的主要原因，則是因為泛酸不足所引起。如果適時補充，則其敏感性便會自然消失。

治療糖尿病的權威哈佛醫學院的愛默生博士強調病人的飲食中蛋白質大量地增加。他指出，注射胰島素或飲食太少時，使腦下垂體和腎上腺激素的分泌增加，會使體內蛋白質（包括胰臟裡的蛋白質）遭到破壞，則對人體器官的傷害，比減少胰島素的分泌還嚴重。

雖然維生素A攝取足夠，但病人血液中的維生素A仍有缺少的現象，那是因為從尿液中流失了。由於維生素A可以降低血中脂肪和膽固醇，所以應隨時充分補充。糖尿病患者每天應攝取一萬六千單位為宜。

維生素B_1和維生素A相類似，也需要充份補充。一般認為維生素B_1在糖尿病酸中毒時，可以有效地預防腦部受到傷害。而胰島素的需求越多，則維生素B_1、泛酸和維生素H的需求也會相對地增加。

維生素C會因壓力、尿液的流失和糖精的破壞而需求大增，如果能適時補充，有時會帶來意外的療效。一位年長的患者，每天都服用八十單位的精蛋白鋅胰島素（protamine－Zinc insulin）達十年之久，但在他因攝護腺感染時，每天攝取四千毫克的維生素C之後，醫師便逐漸減少胰島素的服用，乃至最後完全被停止。醫師說，這是第一次看到康復得這麼完全的例子。甚至以後，只要繼續攝取大量的維生素C，病人的尿液中就不再有糖了。

當血糖降低或酸中毒時，糖尿病患者常會嚴重缺乏轉化糖份所需的鉀。而承受壓力時，鹽的累積又會造成的鉀的流失，對患有高血壓和心臟病的糖尿病患者尤其危險。而嚴重酸中毒時，如果再缺少鉀，則會導致死亡。但鉀不足時，攝取鎂也可以暫時取代作用。

有冠狀動脈硬化症的糖尿病患者，在注射胰島素之前，應先服用二至五公克的氯化鉀，以免血糖降得太低，造成血壓增高和脈搏的跳動太快。此外，如果醫師允許，用氯化鉀來代替鹽的攝取，和在胰島素休克開始的時候使用一公克的氯化鉀，也很有幫助。但如果患者長期受到壓力或泛酸不足，那麼鹽（鈉）的使用就比鉀還重要。

⊙預防併發症

糖尿病常引起的併發症，如動脈硬化、脂肪肝、肥胖、白內障、視網膜炎和壞疽等。長期營養不良、飽和脂肪偏高，常使病人的血管幾乎全被脂肪積滿。

大多數五十歲以上的糖尿病患者，比其他健康的人更容易產生動脈硬化症，甚至可能使其心臟、肝、腦、腎和雙腿等受到傷害。但吃素食的病人，其飲食語含的有維生素B群，鉀、鎂和少許飽和脂肪的植物油，卻很少得動脈硬化症。而只吃蛋、全脂牛奶和起司，不吃肉類的人，不管年紀大小，其血中膽固醇都會在兩百毫克的水平以下。

糖尿病患者，每六個月應該做一次血脂肪與膽固醇檢查，如果過高，應立即設法降低。在飲食中以植物油代替飽和脂肪，對減少膽固醇的效果良好，如果有壞疽出現，則卵磷脂和維生素E的補充特別重要。每天吃六百單位的維生素E，有時也能免去切除壞疽的麻煩。

醫師們都一致認為肥胖的病人（動脈硬化已經很嚴重者）減肥會有幫助。但減肥計劃要建立在糖尿病的食療計劃之中，否則，除非營養充足，累積的脂肪會進入血液中，反而會使血中脂肪增加，而導致心臟病或使病情惡化。因此，在開始時應採用營養充足的低熱量飲食，並加適量的併發症。在四分之一杯酵母和黃豆粉中分別含有二十和十公克的蛋白質，並沒有澱粉和糖；而牛奶中含有糖份，所以醫師只讓病人吃較少的牛奶。但如果喝起司，則牛奶中的糖便會被腸菌分解成乳酸，使糖份被吸收，那麼牛奶就變成無糖了。病人如果每天吃六湯匙的卵磷脂，效果也會很好。卵磷脂不會增加熱量，而是用來取代體內的磷化物。此外，少量多餐對糖尿病患者很重要。

糖尿病患者通常都會產生脂肪肝。這可能是因為膽鹼和肌醇隨尿流失的原故。醫師替病人作肝的活體檢視，供給患者富含蛋白質和維生素B群的飲食，並補充膽鹼、肌醇和維生素B_{12}，六週之後再檢查一次，已有極良好改善。維生素C和E及蛋類的硫胺基酸，對脂肪肝的治療特別有效。

壓力引起的糖尿病人的視網膜炎，特別是眼球內部出血，有時並無糖尿病而只缺少維生素B_6時，也會發生。許多動脈瘤（糖尿病初期常有的症狀）的小血泡會從微血管壁隆起，造成微血管變為脆弱而容易破裂。大量補充蛋白質、泛酸、維生素B_{12}和C，可使病情好轉。但如果維生素B_6不足，則百分之八十的色胺酸會遭破壞，使體內蛋白質也同時因壓力而損壞，並影響微血管壁蛋白質的形成，因而產生動脈瘤與導致出血。

腎臟的動脈瘤如果破裂，在尿液中常會帶有血液。如果未加注意，則患者體內各部位的動脈瘤都會隨之出血，而且會產生局部疼痛與疤痕，或在心臟病發作或中風時結成凝塊。如果同時有動脈硬化症和高血壓，則情況會更惡化。

⊙注意胰島素反應

刺激胰島素分泌和注射胰島素，其效果相同。在實施食療時，必須隨時注意胰島素休克的初期徵兆。為預防休克發生，新鮮水果攜帶不方便，因此可隨身攜帶些方糖和糖果或一公克的氯化鉀，隨時服用。此外，也可以在床邊隨時準備果汁，每當半夜醒來之喝一些，以預防夜間的胰島素反應。

每個人胰島素分泌的快慢都不一樣。前面提過的年長患者在攝取維生素C以後，他有三個月都沒有胰島素反應發生。在一九五五年，我看過一位五十三歲的婦女，她服用胰島素已經八年了，還患有心絞痛、高血壓和嚴重的腳痛，簡直全身都是病。那時，我在她的醫師的同意下，建議她吃植物油來代替飽和脂肪的攝取，並且少量多餐，每天喝一夸脫的營養強化牛奶以充分的補充各種營養。結果她的血糖立即減少，血壓也已降低，心絞痛和腳痛也消失了。

病情嚴重的患者，很少停止使用胰島素，但如果以食療來預防併發症，則胰島素的用量通常都可減少，也不會發生胰島素反應。

⊙事半功倍的療效

雖然每個人都不一樣狀況，但過去我看過一位十九歲的大學運動選手，他的病例可以幫助我說明食療是如何配合醫師指示能產生良好的效果。當時他每天要用四十單位的胰島素；同時在每天三千卡路里的糖尿病飲食中，包含穀類、白麵包、飽和脂肪，如全脂牛奶，每餐三至五小塊奶油、氫化花生油、醃肉、香腸、火腿、碎肉、漢堡和其他富含油脂的肉類。

我建議他只吃全麥麵包和穀類，停止吃任何氫化油脂並大量減少動物油脂的攝取；同時也建議他每天吃植物油、卵磷脂、氧化鎂、非即溶牛奶和加有酵母的全脂牛奶；並要他把蛋用植物油煮或不加油脂；讓他每天盡量吃肝類食物，每週吃幾次魚；而脂肪的補充則吃調理過的奶油、核果、鱷梨、麥芽（富含有鋅，可補充胰島素）、植物油或沙拉和煮熟青菜拌美乃滋及麵包與三明治拌美奶滋等。而在兩餐之間，則給他吃無鹽核果和柳橙，且盡可能的喝營養強化牛奶。

此外，他在每餐之後還補充下列營養素：如十毫克的維生素B_6，每天服用含膽鹼與肌醇各一千毫克的複合維生素B，與一百單位的維生素E：由於他承受重大的壓力，所以加入一百毫克的泛酸和五百毫克的維生素C。並且在每天早餐後吃含有兩萬五千單位的天然維生素A膠囊和兩千五百單位維生素D。

他在改變飲食的第一週便覺得胰島素反應良好，結果一個月後，他更停止使用胰島素了。醫師認為這是奇蹟。但雖然他的食療效果很好，在承受太大壓力時他還需每天使用十到十五單位的胰島素。

⊙輕微的糖尿病

除非胰臟細胞還有一部份能分泌胰島素，否則服用糖尿病的藥物就不會產生效果了。而且這些藥物通常都會損傷肝臟，對胰臟並不能產生治療的效果。如果不改善飲食，則胰臟細胞漸漸被破壞，到最後就只能用胰島素治療了。不過，除了一些喝太多酒和咖啡沖消了營養的例子以外，患者如果改善人食通常在短期內便可停止使用藥物。因此，一旦發現有糖尿病時，便應立即改善飲食，病情便不會繼續惡化。

10 關節炎可以減輕

⊙最容易忽視的疾病

關節炎常常被忽視的原因，是因為它屬於一種慢性的疾病，患者在患有關節炎的初期，通常都不會加以注意，同時，醫師對治療也沒有顯著的效果。

以老鼠做實驗，當牠們發生類似關節炎的疾病時，如果供給高蛋白質的食物，病情便會遲滯發作。如果缺乏泛酸及維生素C時，便會發生一種假性的關節炎，此時只要供給大量的維生素C，即可抑止它發作；如果供給充足的泛酸，則可以完全防止。

給動物注射甲醛，或對缺乏維生素C的天竺鼠注射病菌時，都會使牠們患關節炎。如果供給牠們大量的維生素E，或給天竺鼠補充維生素C，結果都能使牠們獲得免疫的效果。此外，老鼠如果長期缺乏鈣而攝取的磷又過多時，也會引起關節炎，如能補充其鈣較磷的量多兩倍時，便會痊癒。

動物如果缺乏鎂，則鈣便會累積在其軟性組織裡，需要補充鎂才能立即改善。然而，缺維生素E也會使軟組織裡的鈣增加，因此，這兩種營養素對治療骨關節炎有幫助。

據研究，關節炎病發以前，大部份患者就已經陷在嚴重的壓力之下了。他們飲食的營養都非常缺乏，尤其維生素C和泛酸嚴重缺乏。而缺乏維生素B_6也會引起類似關節炎，均須適時加以補充。有些關節炎患者只要改善飲食，每天攝取二十五毫克的泛酸，病情在兩週之內便可獲得改善。

⊙腎上腺衰竭

在可體松尚未使用之前，關節炎一直是無法完全治癒的病症。很顯然地，只要體內能夠自行分泌適量的可體松，關節炎便會自然地消失了。由此可見，關節炎患者因為受到壓力達到衰竭的階段，以致腦下垂體和腎上腺失去正常的功能。由於此項理論的應用，對於治療關節炎的飲食規畫，我都設計以能刺激可體松產生及增加因應壓力的各種營養素。

一位膝蓋和腳都患有嚴重關節炎的佛士羅先生，他已經達到舉步維艱的程度。但經過一個月的食療之後，便完全康復了。另一位卡斯蒂洛小姐經過我為她設計的食療計畫，在改善飲食五週之後，她寫信給我說，關節已不再疼痛了，並且可以做一切的家事，而後她再來信說：「我仍然無法忘記以前那段可怕和痛苦難熬的日子，那些日子，我簡直是動彈不得」。

⊙適應長期壓力所需的飲食

關節炎患者的飲食，應特別著重在增加可體松產生的各種營養素。由於壓力會使分泌腎上腺激素所需的蛋白質繼續遭受破壞，因此，蛋白質的需求量特別高。同時，應少量多餐的攝取。

根據實驗，必需的脂肪酸缺乏之時，腎上腺激素會迅速地降低，而泛酸不足時，也會影響腎上腺的功能。長期的壓力，大量地增加營養素的需求，如果泛酸、維生素B_2或維生素C不足時，都使腎上腺嚴重地受損。

動物在受壓力的情況時，維生素C的需要比正常情況高達七十倍，用以保護腎上腺的需求。年老而容易患關節炎者，所需維生素C也較年輕人高兩倍，維生素C不僅是可以增加可體松的產生和利用，同時也能延長的效果。

關節炎患者，常會錯誤地避免吃含鈣豐富的食物。當他們承受壓力，又缺乏鈣、鎂或維生素E時，骨骼中的鈣便會不斷地流失。因此，鈣的攝取必須特別充足。而且，鈣也可以減輕疼痛。

為了因應壓力，每天的飲食應包括有大量的肝臟、酵母、全脂的黃豆粉及煮熟的綠葉蔬菜。由於壓力增加各種營養的需求，除了熱量之外，其他各種營養素都較正常需求量為高，才能使壓力逐漸紓緩下來。

⊙有益於關節炎患者的飲食

我曾經為費斯洛先生擬訂治療關節炎的食譜，這些食物和營養補充劑，對關節炎的患者極為有益。

一公升的強化牛奶（參閱三十三章）每餐喝三分之二杯，在兩餐之間及就寢前服用一百毫克泛酸及五百毫克維生素C，如果疼痛重時，維生素C可增加為二百五十毫克；泛酸則減少為五十毫克，繼續服用及致疼痛消失為止。在受壓力時，應再增加其供給量。同時，在每餐後或每天三次，服用兩顆維生素B複合劑及一百單位維生素E；每天一次服用二萬五千單位天然的維生素A丸及從魚肝油中攝取二千五百單位維生素D。當病情已有改善時，各種補充劑便可減半服用。

為了抵抗壓力需要補充酵母和黃豆粉，每天吃四分之一磅新鮮的肝臟或每餐吃一湯匙脫水的肝粉或十五顆肝丸。如果沒有吃肝時，早餐可吃燕麥粥；午餐可吃水煮綠葉蔬菜調拌植物油和醋。由於腎上腺衰竭，鹽（鈉）會自體內流失，每天需要吃些鹹的食物或堅果，對於精製的食物、氫化過的油脂、咖啡及酒精飲料都應嚴格的禁食。

如果患者的消化能力甚弱時，在每餐後吃些消化酵素或鹽酸。當泛酸不足時，胃中鹽酸便會減少，導致消化能力減弱。極為嚴重的關節炎，在關節的周圍產生了疤痕組織，在康復之後，每天至少應攝取維生素E六百單位。

無論是風濕性關節炎、骨關節炎、滑囊炎或脊椎炎等，對於營養的需求均相同，應該特別加以補充。

⊙營養對使用藥物治療時之影響

關節炎患者在服用可體松、腎上腺激素（ACTH）或阿斯匹靈等藥物時，各種營養素不會產生不良的影響，但由於這些藥物都會增加維生素C的需求，尤其是服用阿斯匹靈時，維生素C會遭受嚴重的破壞。服用可體松時所產生之副作用，如潰瘍、胰臟炎、骨骼非礦質化及類似糖尿病等症狀，如果補充足夠的泛酸，即可大幅地改善。

服用腎上腺激素時，如果未能在同時增加泛酸的攝取，腎上腺便會受到嚴重的損害。每天吃一萬毫克泛酸效果良好，不必擔心攝取過量。營養豐富的飲食，可刺激天然荷爾蒙的分泌，藥物的治療就不再需要了。

低鹽份與高蛋白質及含維生素B群的飲食，可以大幅地降低可體松的毒性。當服用可體松時，鹽（鈉）和大量的水都會累積在體內組織裡，而導致鉀缺乏。由於鉀的不足，造成腎臟嚴重損害；而累積的水也會壓迫疼痛發炎的關節，同時使血壓增高。如果在同時，每天服用氯化鉀片劑十五公克，體內累積的鈉和水便會排出，血壓也會降低。

⊙肉體心理的疾病

各種嚴重的壓力，都會導致腎上腺的衰竭。壓力很少不是長期持續存在的。關節炎可能早在成年時期即已出現，隨著年齡的增長變得愈嚴重，而壓力導致關節炎長期地存在。

壓力通常來自於童年時期消極性情緒的抑制，一般認為嚴重的跛腳關節炎是一種肉體心理的疾病（Psychosomatic illness）大多由於潛意識及累積忿怒的結果所致。這種疾病似乎難以令人相信，兩本關於肉體心理疾病的書可供讀者參考，它們是：Flanders Dunbar 的“Mind and body: Psychosomatic Madicine”及 Arnold Hutschnecker 的“The Will to Live”。

對於肉體心理的疾病與關節炎，我曾經有過親身的經驗。經過多年的心理分析，以克服我童年時期情緒的抑鬱，使情緒達到較成熟些。雖然我以前很少生病，但是在這段期間，我曾經有許多肉體心理的疾病，如偏頭痛、竇感染、皮膚疹、情緒所引起的感冒、關節炎和消化不良等疾病，這些症狀使我瞭解除了營養之外，一定還有其他的原因。而當每次病情發作時，只是持續一兩天而已。

為我做心理分析的一位仁慈的女士，她用母愛的關懷我。她告訴我說，因為我的母親的去世使我生氣，我覺得她的話很可笑。等到有一天她告訴我她要搬到歐洲去住，我的關節炎立刻嚴重的發作；下巴變得非常酸痛；雙手的各個關節都紅腫起來，疼痛非常。她幫助我瞭解即將到來的分離曾經潛意識地仍然存在我腦海中，原來當我出生十天之後，由於母親生病而使母女分離，這種經歷在催眠狀況之下卻重新出現，令我十分驚訝。

情緒所引的疾病，我們必須瞭解，我們的腦神經會永遠保留生命中每一件發生的事情與感受，無論它是好與壞，都會形成我們的信念和固有的判斷，作為對某種情況的一定的反應。

兒童早期所經歷的無意識的事物，由於時間過久而被遺忘，然而，在潛意識中，一旦出現與過去經驗相似的情況時，它便會重新出現，就像是一捲錄影帶，一旦回轉到原來位置時，被遺忘的事情便又在腦海中出現了。

當兒童表達反抗的情緒而被禁止、責罰甚至失去關懷的時候，便會將其不愉快的情緒隱藏起來，被抑制的情緒常會導致肉體心理的疾病。兒童在幼年期的情緒常被壓抑的結果，常導致成年時引發關節炎。

潛意識的忿怒，心理學家稱為反抗的行為，是由於生活中各種被遺忘不愉快的經驗所累積而成。因此，我們應該瞭解，發怒或適當的情緒發洩是正常的行為表現，不應過分加以抑制。人類之所以能生存，正因為我們能在戰鬥時發怒來保衛自己。不管父母有多麼愛自己的孩子，每一個孩子還是會經歷一些發怒的情況，因此，父母應該讓孩子有適當發洩機會，不必過分去壓抑。

關節炎患者可能比別人累積更多不愉快的經歷，如父母的嚴厲管教，造成失去自由，情緒無法適當地發洩。在我們的潛意識裡，累積許多被責罰或不被關愛的經驗，這些情緒被壓抑的陰影，便會永久地貯藏在我們的腦海裡。

由情緒所引發的關節炎患者，有三種途徑可選擇：一、接受它，盡可能使情緒有適當的發洩；二、以自己及社會許可的範圍，培養一些嗜好，排洩被抑制的情緒，如從事園藝、繪畫、雕刻、陶藝、音樂等；三、接受關節炎惡化的事實。

過去，我們常使用一些無意識的行為來發洩忿怒的情緒，如丟衣服、打枕頭墊子墊、砍木材或做各種園藝等工作等。一位墨西哥的婦人，由於對她的先生不滿，在洗衣服時，她用木棒在石塊上猛搥先生的衣服，這樣既可發洩忿怒的情緒，然後衣服也清洗乾淨了。

雖然關節炎患者在注射可體松之後，會立刻產生效果，但是由於情緒性的一位患有嚴重跛足關節炎的病人，竟在情緒獲得適當發洩之後，立刻不藥而癒，真是令人難以相信。她是一位六十四歲老太太，當她來看我時，已經是舉步維艱，她告訴我，她患有關節炎已有多年了，但是突然變得更厲害，昨晚疼痛了一整晚，幾乎難以忍受。

由於她充滿忿怒的情緒，我明顯地察覺到她曾經和先生發生過爭吵，惡劣的情緒影響到她的關節炎更惡化。於是，我拿出一個大枕頭，放在我房間的牆角邊，建議她用腳去踢它，以促進血液的循環，她驚異地望著我，隨後便使勁的踢；而後我再將枕頭放在長沙發上讓她用手搥，她的手不僅搥得快而有力，同時心中也開始咒罵起來，經過約十分鐘的搥打和咒罵之後，她快步的走到椅子前坐下來，一會兒之後，她自己已意識到剛才所做的事，於是便興奮地說：「瞧，我可以坐下來了！」然後，又大聲地喊著：「瞧，我能夠站起來了！」在接下來的幾分鐘內，她竟然開心地站起來又坐下去，不斷地重複的動作像一個音樂盒內的玩偶。三週以後她再來看我時，關節炎幾乎完全痊癒了。

⊙關節炎的可能機制

漢斯・席奈博士和研究人員經過多年研究，發現情緒的問題可能是導致關節炎的機制。當幼鼠餵食甲狀腺荷爾蒙或產生毒性的維生素D時，從牠們的骨骼中將鈣質抽出，模擬幼鼠在受到壓力時鈣自骨骼中流失的情形，發現可使牠們加速老化，出現皺紋、聲音變尖銳、白內障及性腺萎縮等症狀。如果軟骨組織受到任何損傷，則自骨骼中流失的鈣便會轉移至受損的部位。

席奈博士對幼鼠的實驗，對牠們施以打擊、追趕、抓傷或拔毛等，或給牠們餵食化學藥物、有機化合物質及注射病毒或細菌、生蛋白與過敏原等，使牠們的組織受到損害，發現在受損害的部位只有輕度的鈣化，血鈣仍然能維持正常。從這項實驗顯示，其他動物的組織受到相同程度損害時，也不會產生鈣化的情況，除非是骨骼中的鈣在受到損害之前已經流失。

從幼鼠組織受損害的部位與類型的改變，席奈博士發現老鼠會產生一些和人類相似的疾病，如關節炎、動脈硬化和許多其他疾病。同時，從實驗的結果顯示，如果餵食可使骨骼中鈣質流失的物質，同時卻供給牠們大量的維生素E，則牠們軟骨組織的鈣化、衰老及其他疾病都可以完全預防。

從實驗中得知，當我們在無意識中情緒受到壓抑時，便可能使關節周圍的軟骨組織承受壓力而造成輕微的損傷，於是鈣質便會自骨骼中流失，而這種輕微的損傷常會是由於一些微小的事情所引起。

心理學家認為，不愉快的情緒被壓抑，是導致疲勞的主要原因。當這種被壓抑的情緒年復一年持續存在，身體的組織便容易受到損傷，鈣質便會流失，使組織產生疤痕，在關節的四周便引起關節炎。席奈博士指出，關節炎患者，應大量攝取維生素E，以預防疤痕的產生。

由於情緒所引起的關節炎，無法依賴食療而獲得效果。壓抑在腦海裡潛意識的不愉快情緒，無論是身體健康的好與壞，都無法消除它，除非是得到適當的發洩。營養的補充，會使患者能量旺盛，反而可能更導致情緒的緊張與不安。

關節炎已成為現今急速增加的疾病，對各種年齡層的人都可能侵襲。已發現有六個月大的嬰兒，四、五歲的兒童，十五、六歲的青少年罹患關節炎。

人們在日常生活中，壓力隨時都存在，許多無意識的情緒問題，受到不必要的壓抑，再加上營養的不足，因此，關節炎便急速地增加。我們要遠離關節炎的困擾，便需要從飲食、壓力和情緒等方面去尋求解決方法。

11 預防感染的營養素

⊙營養可提高身體的防禦力量

當我們的身體受到各種細菌或病毒侵襲時，健康的身體便會迅速動員所有的防禦部隊來共同抵抗。這些防禦部隊包括：白血球、淋巴球、抗體或球蛋白等酵素物質，當這些防禦軍的力量很強大，便會將侵襲的細菌和病毒摧毀；藉著酵素的力量將它們吞噬和消化，或與它們化合後將其消滅。營養充足的飲食，可以增加身體組織防禦病毒侵襲的力量；即使是已經感染的人，在大量地供給各種營養素之後，感染初期的各種症狀很快便會消失。

對付身體各位的感染或各種細菌和病毒的侵襲，防禦軍都會產生抵抗的力量。在病情未發生之前，我們很少會去看醫師，因此，一旦遭到感染時，便應知道立刻增加身體防禦的力量。

⊙壓力的影響

腎上腺激素—去氧皮質酮（DOC）負責體內各種防禦軍的動員。當身體受到壓力時，便會由於大量的可體松產生而完全被抑制，因此，常無法發揮防禦的力量，便容易受到毒病的感染而迅速繁殖，這種情況和服用可體松藥物時相似，必須使用抗壓飲食以增加去氧皮質酮的產生。

如果腎上腺過度衰竭，而無法產生足夠的可體松時，則去氧皮質酮也會不足，此時，扁桃腺及腺樣的淋巴球便會腫大，白血球也會迅速增加，在受感染發炎的位置出現紅腫、疼痛和發燒等症狀，應儘快增加供應可體松生產的飲食。當我們遭受到壓力時，無論可體松生產的多少，身體都會容易受到感染，除非是飲食中的各種營養素都非常足夠。

在大多數感染期間，身體的醛類脂醇產生很少；鹽（鈉）會大量流失，細胞變得更具滲透性，像篩子一樣，水積聚在發炎的部位，變得腫脹和疼痛。對這種症狀，在我們的老祖母時代便有了合符科學的治療方法，將食鹽和蘇打各半茶匙加入熱水中，可以治療感冒、喉炎、腸炎和任何因積水引起局部腫痛的部位，當血液中的鈉獲得補充後，腫脹的部位很快便會消失；鼻塞也會暢通；其他症狀也會有改善。除非保持少量多餐的飲食，否則血液中的鈉立刻會再降低。

淋巴腺為抵抗各種感染的侵襲，產生了抗體和淋巴球。如果可體松的合成正常，當細菌或病毒的侵襲而產生壓力的時候，淋巴腺中的蛋白質便會被破壞，使淋巴腺萎縮。在頰下和耳後或扁桃腺的淋巴腺腫脹，通常都表示可體松的生產不足。雖然這些腫脹的淋巴腺正在企圖抵抗感染的侵襲，但這時候身體的防禦機能非常弱，需要更多的防禦軍來補充，為了克服感染的侵襲，首先便需要促進腎上腺的功能。

由於泛酸是產生可體松所必需的物質，我們的身體對入侵病毒的抵抗力降低，即是泛酸不足最早的徵兆。感染的出現，早在其他營養不足所產生的症狀之前即能被發現，同時，在任何營養缺乏之時，更容易遭受到感染。用動物作實驗，當牠們有輕度泛酸或維生素B_6不足時，體內的抗體、補體和白血球便會急劇地降低，如果為牠們接種疫苗，免疫性也不能增加。某些種類的老鼠——或是某些血統的家族或個人——對泛酸的需求量較他人高出數倍，當泛酸不足時產生的損害遠大於一般人。

一些自願參與實驗者，在缺乏泛酸或維生素B_6時，體內的抗體和白血球產量很低，會不斷受到感染，特別是喉痛和急性的咽喉炎，為他們接種破傷風、傷寒及脊髓灰質炎疫苗，無法增加體內抗體的產生。然而，在壓力尚未使腎上腺或淋巴腺受到嚴重的損害之前，供給他們四十毫克維生素B_6，其抗體和白血球在三小時內都會增加。同時，每天供給他們泛酸四千毫克和維生素B_6六百毫克，健康便可逐漸恢復。

我們的飲食中如果維生素B_1、B_2、葉酸、生物素或菸鹼素等不足時，都會抑制抗體、白血球和補體的產生，不過缺乏之所造成的問題，比泛酸和維生素B_6的嚴重性較低，但是，若其中任何一種缺乏，都會影響抗毒素和免疫性物質的產生。

⊙維生素C的奇蹟

維生素C對克服感染的重要性，已從多項研究中獲得證明。在一年之中便有四十五件醫學研究報告指出，維生素C可將許多細菌毒素轉變為無害的物質，並且可抑制細菌的繁殖。少量的維生素C即可產生免疫能力，大量的效果更佳。將天竺鼠注射有毒的細菌後，再給牠們餵食大量的維生素C，在一小時內，體細胞中百分之九十的細菌都被摧毀。

維生素C對我們的身體具有多種保護的作用，不僅可增加腎上腺的功能；也能刺激抗體、白血球及補體的產生，並增加白血球吞噬細菌的能力。在每一毫升血液中白血球正常的數量約為五千個，如果過高即表示身體有了感染，體內的防禦軍正在與它對抗；過低則表示我們身體的防禦部隊已缺乏營養補充的來源。當感冒時，每天攝取維生素C一千毫克，則每毫升血液中白血球的數量，便會從低於正常量迅速增加到九千個以上。維生素C和任何其他維生素都不會導致白血球的產生過量，除非是發生白血病。

在過去二十年中，北卡羅萊納州雷德斯維爾大學的克奈納博士，曾經成功地使用大量的維生素C治療各種年齡的腦炎、腦膜炎、小兒痲痺及破傷風等疾病，這些患者通常都是極為嚴重的發高燒、昏迷，醫師早已放棄治療，瀕臨死亡的病人。

對這些病況極為嚴重的患者，克奈納博士每二至四小時，為病人注射維生素C兩千至四千毫克，此外，也給他們服用抗生素或其他藥物，雖然這些藥物在他治療之前，醫師們都前經試用過，令人驚奇的是，這些病人經過克奈納博士的治療，都會從昏迷中迅速地甦醒過來，數小時之內便能自己喝果汁；而後更能改用口服維生素C。

克奈納博士更發現，如果將鈣和維生素C一起使用，治療的效果更為良好。他強調維生素C的需要量對病況極為嚴重的患者極為重要，因為病毒和細菌如果沒有迅速被摧毀，疾病便可能捲土重來。同時，他也指出，由於維生素C無毒性，所以大量地使用較少量更為有益。他說，一旦醫師能認識到維生素C的真正價值，便能拯救無數病人的生命。

有些醫師也認為，大量的維生素C可與抗生素媲美，而且沒有毒性，對於促進單核白血球過多症及肝炎的康復具有良好的功效，即使在其他藥物罔效的時候，維生素C仍然具有一定的療效。

⊙蛋白質的重要性

我們體內的抗體、補體、白血球和淋巴球，都是由蛋白質所構成，因此，蛋白質的適量攝取，才能預防各種感染。蛋類和牛奶中含有豐富的甲硫胺基酸及色胺酸等單一胺基酸，多吃蛋類和牛奶極為重要。當我們以高蛋白質食物取代低蛋白質食物時，身體內的抗體在幾小時內便會增加達一百倍。肝、酵母及小麥胚芽等，對增加身體的防禦功能都有良好的效果；蛋黃、肉類、全脂牛奶及黃豆粉，能促進白血球的產生，對預防感染極為有益。

由於感染所產生的壓力，會進而增加蛋白質的需求量；當我們遭到感染時，會使白蛋白自血液中流失，隨尿液排出，因此，更需要大量補充蛋白質。

對感染患者的治療，醫師常會給他們注射一種自抗體中獲得的γ球蛋白。但是，除非病人不能吃食物或者是嚴重下痢，他們從含有豐富蛋白質的飲食中自身所產生的γ球蛋白會比注射的更多。當我們食物中的蛋白質含量充足，身體的防禦機能便會增強。

⊙維生素A與疾病的感染

維生素A對皮膚、眼角膜、體腔中各種粘膜感染的預防和消除，扮演著極為重要的角色；此外，對於抗體和白血球的產生也需要它。如果維生素A供應不足時，皮膚下層和腦膜表面的許多細胞便會迅速死亡並堆積在一起，使粘液無法分泌。正常的粘液可以清洗體內的組織和輸送白血球，無論是皮膚或粘膜堆積的死細胞，便是提供細菌的食物。

一項為期五年，對一千一百個人實驗研究的結果顯示，血液中維生素A和C含量很低時，極容易受病毒的感染。而在感染期間，血液中維生素A急劇地下降，常會在尿中流失；在感染痲疹和發高燒時，幾乎是完全失蹤了。服用可體松和一些其他藥物時，會迅速消耗體內維生素A的儲存量，增加它的需求。除非充份補充，否則便會使感染更加嚴重，最常見的例子是風濕熱會造成腎臟的感染；由痲疹而感染腦炎；由鏈球菌喉炎而引起心內膜炎。

維生素A對痲疹、猩紅熱、肺炎、眼疾、中耳炎、鼻竇炎、腎臟病、腸炎及卵巢、子宮和陰道等各種感染的疾病，都能使治療的時間減少，提前康復。同時，它對消除膿腫、癤子、癰和外部的潰瘍，特別是局部的使用時，效果極為良好。

在感染疾病期間，雖然維生素A仍可吸收，但是在病人有急性腹瀉時，水溶性的製劑較油溶性的維生素A更好，每天的需求量不超過二萬五千單位。但除非同時也攝取足夠的維生素E，否則由食物中或服用補充劑，在血液中和儲存在肝臟或其他組織中的維生素A很快便會被氧破壞，因此，若有維生素A不足的情形，要注意可能是維生素E的缺乏所致。

⊙預防酸毒症

如果病人無法進食時，他的血糖會迅速降低而引發酸毒症，導致過敏、頭痛、嘔吐及噁心等現象出現。酸毒症可以預防，當任何症狀開始發作時，立刻進食一些含糖食物，每隔一、二小時一次，如小片橘子、水果果汁、蛋酒、加蜂蜜的牛奶及含澱粉或天然糖份的食物，症狀便會消失。

如果已有嘔吐現象，隔十五分鐘吃幾湯匙加糖的柳橙汁或幾茶匙蜂蜜，即可改善，待嘔吐停止後，應即補充牛奶、果汁和其他流質的食物，以補充流失的營養。對發燒的兒童有時可使用純柳橙汁和起司的果凍以促進其食慾，但軟性飲料（可樂及汽水等）都應該禁止。

⊙感染期間的飲食

除了預防酸毒症之外，在感染期間，飲食中各種營養素也都應該增加，以因應壓力，增強體內的防禦能力，化解藥物的毒性，特別是口服抗生素時，對營養的需求更大，當營養供應充足時，感染的疾病便可迅速康復。

一位單核白血球過多症的年輕女孩，除了醫師的治療外，並且每兩小時喝半杯含抗壓營養配方的強化牛奶和維生素C五百毫克，病情迅速獲得改善。而後她停止喝強化牛奶，改為只服用維生素C，結果她的喉炎更為惡化，幾乎無法呼吸，於是，她再開始每天喝一公升強化牛奶，病情又開始好轉。

當感染嚴重的喉炎或嬰兒不能吞服膠囊或片劑的營養補充劑時，可壓成粉狀溶在水中或牛奶裡，特別是兒童感染喉炎時，應採用此種方式給他們補充營養。

⦿維生素C的需求量

維生素C的需求量，應視感染疾病的程度不同而決定。患者除非大量攝取，否則便會很快發生不足的現象，導致挫傷、牙床出血，鼻出血等症狀產生。

對許多不同的疾病，包括某些心理的因素，大量地攝取維生素C都不會產生毒性。一位患有精神分裂症的婦女，醫師每小時給她服用一千毫克維生素C，持續至四十八小時，她的心智漸漸恢復正常，後來她因癌症而去世。

一般而言，病情愈嚴重，維生素C的需求量愈多，特別是第一次服用量必須充足。在感染疾病開始的時候，病人可服用二─三千毫克維生素C，一─三百毫克泛酸及一〇─三〇毫克維生素B_6，以後每隔二─三小時將其量減半使用。如果感染極為嚴重，在最初的晚上，每隔三小時都應服用這些維生素，並增加強化牛奶的供應，待病情好轉時，再將其減少；一旦病況轉化惡化時，必須恢復原量，直至完全康復為止。當大量服用維生素C時，可能導致腹瀉的現象，表示它攝取已充足，便可減少。在沒有壓力的時候，每天攝取維生素C七十五毫克便足夠了。

⊙疾病對營養素的特殊需求

有些疾病的感染會導致某些營養素的需求特別增加，例如：風濕熱、腎臟炎及許多其他的疾病，在發病期間及病後，都需要大量的維生素E，以防止疤痕的產生，否則後果可能較疾病本身的損害更為嚴重。痲疹會引起維生素A的需求特別增加，如果不能及時補充，眼睛或腎臟可能會受到永久的傷害。患小兒痲痺症，則維生素B群都需要大量補充，如果補充足夠的量，便可預防其成為癱瘓。

波狀熱（undulant fever）服用足夠的鎂和錳便可退燒；牙槽膿漏時，各種營養素都應充足，可使感染程度減輕並促進骨骼的重建。文生氏感染病（Vincent's disease）或文生氏口炎和口瘡，每餐服用一百毫克菸草醯胺便可痊癒。有關消化器官感染的疾病，對維生素B_6的需求都特別高，如果缺乏甚至會導致最嚴重的蛀牙。

如果腎上腺能夠產生可體松，淋巴腺在身體受到壓力時便會立即變小。因此，淋巴腺腫脹，無論是扁桃腺、腺樣、頸部或其他任何部位出現時，都表示腎上腺衰竭，需要增加營養，特別是泛酸和維生素B群，應不斷地補充直到腫脹完全清除。

在長期的感染期間，如結核病、波狀熱和細菌性心內膜炎等，每天至少要六次，每次各服用維生素C五百毫克；泛酸五十毫克及維生素B_6二毫克。如果壓力無法排除，則補充足夠的營養極為重要，每天應增加強化牛奶一公升，一旦營養充足，便可縮缺醫療的時間，提早康復。

⊙感染性疾病的心理影響

某些感染性疾病，包括一部份感冒、鼻竇、乾草熱、瘻管的感染和眼眶的水腫等，可能是由於心理和生理上被壓抑的情緒所引起，一些童年時常哭鬧的孩子，常被父母用各種方式去壓抑，被壓抑的情緒儲積在腦海裡，成為一種潛意識的經驗，等到成年時，一旦遇到某些相同的情境出現，仍然會抑制淚水，於是便會以另一種方式表達出來。在我們的文化傳統中，一個人寧願因潰瘍而出血，也不願在大庭廣眾之下掉淚。

露茜·佛利曼在她所著《對抗恐懼》（Fight against fears）書中，告訴我們她如何消除慢性鼻竇炎，當她在心理醫師的協助之下，讓自己的眼淚自然地流出之後，她長期感染的疾病便豁然而癒。

當感染疾病出現時，必須注意在飲食中補充各種營養，任何一種營養素都不應忽視，只有在營養充足時，身體防禦的力量才會加強。

12 皮膚的問題會出現在面

當我們營養不足時，皮膚便會出現許多不正常的症狀，即使用各種化粧品也難掩飾假像，而且對真實健康的皮膚也無益。

⦿油性或乾性皮膚

當受測試者的飲食中維生素B_2有輕微的不足時，最初出現的症狀是產生栗粒疹（白痱子），同時皮膚和頭髮變為多油脂的現象，這些受測試者只要每天補充維生素B_2五至十毫克，症狀便會迅速消除。但這些症狀在其他任何營養素不足時，並不會出現。

供給志願受測試者的飲食，如果缺乏維生素A、C、亞麻仁油酸或維生素B群的任何一種時，皮膚便會變為乾燥。皮膚的油脂為不飽和性的，幾乎都是由必需的脂肪酸所產生。因此，除非是我們體內的植物油質完全消耗，皮膚才會變為乾燥。

一位年輕的婦女已經有五年不吃油脂的食物，皮膚變得像乾屍，表皮像酥餅一般容易剝落。我建議她改善飲食，幾個星期之後，皮膚就恢復正常了。

⦿容易產生曬斑的皮膚

對陽光特別容易產生曬斑的人，在曬太陽之前，每天服用一千毫克對胺安息香酸（PABA），便可增加皮膚對陽光的感受強度達五十至一百倍；將對胺安息香酸軟膏敷在皮膚上，也會產生同樣的效果，對已經產生曬斑的人，敷上軟膏也可以減輕疼痛，並使皮膚迅速復原。

對胺安息香酸軟膏對皮膚癌的患者也可產生良好效果，它不僅是對易產生曬斑的療效良好，對防止皮膚的老化也有幫助。

⊙皺紋和細紋

健康的皮膚應有彈性，但身體肥胖及多數已生產過的婦女，皮膚常會出現肥胖紋或妊娠紋，這種現象是由於遭受壓力和懷孕期間的營養不足，使體蛋白被破壞，導致身體組織脆弱的部位產生疤痕。

一位婦女經過第一次生產，腹部皮膚出現嚴重妊娠紋，當她在第二次懷孕時，改善飲食營養，每天吃含高蛋白質的食物，並補充維生素E六百單位及泛酸三百毫克，結果在產下雙胞胎後，卻毫無前次一樣嚴重妊娠紋的現象。

在史奈博士的實驗中，供給早衰的人大量的維生素E，可以防止皺紋產生。早衰可能是由於多重壓力所導致，使皮膚內層細胞受到破壞，逐漸形成疤痕組織，由於疤痕組織的收縮便出現皺紋。

維生素E充足時，皺紋可能會逐漸消失，但要保持健康的皮膚，必須在飲食中各種營養素均衡和充足，才能產生新的組織，取代老化而有疤痕的組織。

⊙色素沉著和色素缺乏

當腎上腺衰竭時，皮膚可能變為極深的褐色，等到飲食的營養充足，數星期內便會消失。少數的褐斑出現在前額上，這種現象常會發生懷孕期間有壓力的婦女身上，通常稱為妊娠帽；它也常會發生在營養不足的人身上，可能多由於缺乏泛酸而引起。如果能遵照抗壓計劃，改善飲食的營養，便可迅速康復。

如果維生素B群中的葉酸或菸鹼酸兩者之一缺乏時，都會導致皮膚的色素沉著。每餐之中攝取五毫克葉酸或一百毫克菸鹼酸，便會消失。

白斑症是常見的皮膚缺乏色素所致。通常也是由於營養不良所引起的異常症狀。每天補充泛酸一五〇—三〇〇毫克或對胺安息香酸一千毫克，便可改善；使用對胺安息香酸軟膏擦在缺乏色素的部位，也可產生良好的療效。如果在平常的飲食中攝取含豐富維生素B群的食物，對皮膚缺乏色素的病症更為有益。

⊙牛皮癬和脂肪瘤

像濕疹一樣的牛皮癬，是由於身體對脂肪的利用不當所致。產生這種症狀的人，通常在皮膚和血液中會有過量的膽固醇，若能將膽固醇降低達到正常的標準，症狀便可消失。

研究以二五四位患牛皮癬的病人，每天給他們服用四至八湯匙卵磷脂，發現一週之後便不再看新的牛皮癬產生；五個月以後，所有嚴重的患者都已痊癒。此外，維生素A和B_6對治療牛皮癬也有良好效果。

脂肪瘤和膽固醇沉著或粉瘤在皮膚的表層或內層產生，也是由於血液中的卵磷脂不足所引起。

嘴唇裂紋，口角破裂或眼睛與鼻子周圍有裂紋，都是由於缺乏亞麻仁油酸、葉酸、泛酸或維生素B_2及B_6所引起，當營養改善後，這些疼痛或裂紋便會消失。

⊙濕疹由多種維生素不足所引起

缺少必需脂肪酸或維生素B群的任何一種時，都會導致皮膚產生濕疹和皮疹。濕疹是由於亞麻仁油酸的缺乏、皮膚開始變得乾燥並產生鱗屑，逐漸惡化之後，便成為痛癢的皮痂。通常嬰兒、兒童和避食油類的成年人常會發生濕疹，如果患者在每天飲食中加入一至三湯匙紅花子油或他植物油類，補充維生素B_6，便會迅速消除。

維生素B_6可以減少濕疹的產生；但當維生素B_6不足時，補充油類亦可抑止濕疹的產生。因此，每一位母親如果不能給嬰兒哺乳時，每天應餵給半茶匙油類，以防止濕疹產生。

由於口服抗生素摧毀了腸內細菌，使身體無法自行合成維生素B，導致生物素的不足，皮膚變乾燥，產生鱗屑和濕疹。這種情況，患者可服用大量的優格或優酪乳便可改善。

對胺安息香酸對治療濕疹效果良好。另有一種濕疹或皮膚炎，多發生在臉上、手掌及手臂的部份，通常多隨同腹瀉或精神沮喪而產生，在每餐飲食中，加入菸鹼酸三百毫克，便可消除。

維生素B_2或核黃素不足時，會產生皮脂漏疹，這種濕疹很癢，皮膚還會滲出像黃蠟的物質結成硬痂，男性通常先發生在陰囊或肛門四周，然後蔓延到大腿內側，最後再蔓延到臉部、頭皮或胸部。女性陰部的四周，也有類似癢的皮疹發生，每天服用維生素B_2十五毫克，能產生良好的效果。但服食酵母較維生素B_2的療效更好。

缺乏維生素B_6的男性，皮膚會產生鱗癬和頭皮屑，剛開始的第一週，在睪丸皮膚表面出現癢的紅色濕疹，症狀會繼續惡化，至第四週時，則臉部、頭皮和手臂部位的皮膚便會出現乾燥、紅腫、脫屑非常癢的濕疹，如果每天攝取維生素B_6六百毫克，兩週之後便可消除。由於鎂可以減低維生素B_6的需求，因此，補充含鎂礦物質的食物對這種皮膚病很有幫助。

⊙疣和皮膚感染

對疣的治療已有許多藥物獲得良好的成效。一位生長疣極為嚴重的成年人，每天服用五萬單位維生素A及五百單位維生素E，並改善其飲食的營養，在幾個星期之後，便被抑制住。在持續一個月之後，將每天服用維生素A的劑量減為二萬五千單位，很快便痊癒了。另一位男孩，他的手指上生長的疣幾乎要將他的手指擠掉了，有些曾經使用電針將它除去後又再出現，後來他卻是服用維生素A及E而治癒了。

皮膚因感染而產生之膿瘍、癤、癰、膿皰或帶狀泡疹等症狀，都應和感染其他疾病一樣注意改善飲食的營養，尤其是維生素A及E需要特別充足，並須持續地攝取三至四月的時間。在膿皰感染部位，直接塗敷維生素A及E，治療的效果更為迅速。

病毒的感染可分為單純疱疹，它是在皮膚上產生像水泡狀的疱疹，可能出現在臉上、手上、腹部、唇上和生殖器的部位。另一種產生在軀體上者稱為帶狀疱疹，通常補充足夠的維生素B_6、C及泛酸，並持續地補充強化牛奶，便會迅速地消失。

⦿青春痘和酒糟鼻

大量攝取維生素A，對治療青春期痤瘡已證明極為有效，許多極頑固的病例，在飲食的營養充足後，特別是豐富的維生素A，大多能產生良好的效果，但也有一些例外的情形產生。青年期痤瘡產生的原因，是由於快速成長的各種壓力所造成，營養不良、學校和社會的壓力及情緒問題，都是導致它產生的原因。因此，應以充足營養及針對壓力的紓解，才會收到良好的治療效果。

青年人的飲食營養充足，包括酵母、植物油類、維生素A及D，每天攝取泛酸三百毫克，青春痘便會消失。此外，維生素B_6、堅果、非氫化過的花生醬、蛋黃醬或紅花子油，對消除青春痘也很有幫助。

維生素E對治療青春痘也很重要，它可以預防疤痕產生並消除舊疤痕，特別是X光治療後，更需要它，使用X光治療青春痘後，常會產生皮膚癌，其所產生之疤痕，應儘速消除，以預防皮膚癌產生。

酒糟鼻是由微血管在表皮外層所形成。正常的微血管可以從空氣中獲得氧，如果維生素B_2充足時，這些細胞輸送氧像血液中紅血素一樣多。酒糟鼻在每餐飲食中攝取維生素B_2五毫克，二至四週後便可產生效果，但也有例外的情形，並未收到治療的成效。

⊙皮膚潰瘍

當皮膚產生潰瘍時，各種營養素會自潰瘍的裂口處流失，因此，需補充大量的營養。嚴重的褥瘡，由於營養的流失，甚至可導致死亡。如果每天補充二百五十至四百克蛋白質，可收到良好的療效。由於褥瘡使氧很難到達，治療它每餐應攝取維生素B_2五毫克。

靜脈曲張潰瘍，每天服用維生素E四百毫克，可獲得療效。因此，對皮膚潰瘍，服用大量的維生素E，同樣有良好的效果。特別是用維生素E軟膏局部塗敷效果更好。通常大量的維生素C和泛酸可加速療效；而葉酸和必需的脂肪酸效果更多。然而，每一種營養的充足都非常重要。

⊙黴菌的感染

皮膚感染可產生在手指、指甲下方、生殖器和肛門的四週；特別是足部的黴菌感染，稱為「香港腳」；而錢癬可能在身體任何部位產生，通常是由於黴菌所引起，在肛門四週產生的錢癬特別癢。由於口服抗生素會將腸內自行產生維生素B的細菌摧毀，感染會變得更為嚴重。如果在飲食中攝取充足的維生素B群中各種維生素，並吃優酪乳等促進腸內細菌能正常生長，便可迅速地解除。

預防黴菌的感染，必須有充足營養的飲食，而維生素B群中的各種維生素，必需長期大量的補充。

⊙咬傷、螫傷及毒物的傷害

克蘭納博士曾經成功地治療被黑蜘蛛、噬魚蛇和響尾蛇等毒性強的動物咬傷的患者，他給這些傷患不分晝夜每隔幾小時便服用四千毫克維生素C和少量的葡萄糖鈣。鈣可以增加維生素C的療效並減輕傷患的疼痛。克蘭納博士的治療方法，對嚴重的傷患都收到良好的效果，有些傷患在很短時間內便康復。

鈣和大量的維生素C可以減輕毒櫟（poison oak）、野葛（oison ivy）引起的皮膚中毒；而攝取充足的維生素C，對咬傷、螫傷或其他對皮膚的傷害都有解毒的功效；同時，增加泛酸，並在傷患處局部使用維生素軟膏，均可減輕疼痛。如果有生命危險，可大量注射維生素C和泛酸挽救。

許多人對蜂螫或毒蟲咬傷極為敏感，而美國每年被蜂螫傷而死亡的人數則較被毒蟲咬傷者為多。對螫傷極敏感的人可隨身攜帶抗壓的配方或維生素C五百毫克片劑，一旦遭到螫傷立刻服用，可以避免危急情況發生。

⊙指甲與頭髮的問題

指甲是由蛋白質所構成，指甲太薄、容易斷裂或停止生長，表示蛋白質或維生素A的缺乏，而指甲生長的快慢可以測量蛋白質是否充足。許多藥物也會導致指甲停止生長，因此指甲的生長速度可以顯示藥物影響的程度。寒冷的氣候、疾病和營養不足等壓力，都會使指甲的生長停滯。女性在月經期間，指甲會出現橫紋；而貧血時指甲便出現縱紋。

如果指甲出現異常情況，應即增加蛋白質和維生素A的攝取量。含硫豐富的蛋黃和胺基酸，可以刺激指甲的生長。

即使是只有少數營養素不足，也會導致頭髮脫落。動物的食物缺乏必需胺基酸，毛髮會變稀薄；老鼠缺乏鎂時，毛髮便會脫落；如果再缺乏維生素B群的生物素或肌酸，毛髮更會脫光。

攝取大量的維生素B，可以刺激人類頭髮的生長；如果缺乏維生素B_6，頭髮會脫落，缺乏葉酸時，會掉得更多，甚至禿頭，補充這些維生素，通常頭髮都會正常恢復。

每天的飲食含有豐富的蛋白質、肝臟、小麥胚芽及少量肌醇，對預防頭髮脫落極為有效。

當我們遭遇到壓力、懷孕或嚴重的疾病時，頭髮可能也會脫落。甲狀腺的功能不良時，頭髮容易脫落，皮膚變得乾燥，而指甲也容易斷裂，應及時治療，否則會導致健康嚴重的傷害。

頭髮變為灰色，由實驗證明，它是缺乏銅、葉酸、泛酸和對胺安息香酸。有時單獨服用對胺安息香酸，便可使頭髮恢復自然的顏色。許多病人的頭髮由灰色轉變為原來的顏色後，不久卻又變為灰色了，因此，應持續地補充起司、肝臟、酵母和小麥胚芽等，同時每天攝取五毫克葉酸、對胺安息香酸和泛酸，並補充維生素B，對預防灰髮很有幫助。

13 消化系統問題

除非我們的消化與吸收系統的功能正常，否則對精心設計的飲食營養改善計畫，將無法達到預期的目標，對食療也難收到良好的效果。因為消化系統功能不良，營養的食物吃下去無法有效的吸收；而當我們的營養不足時，消化與吸收的能力都會變得軟弱。體重過輕的人，大多數是由於此兩項功能的缺失所導致。

⊙口臭、口腔與舌頭發炎

牙齦和扁桃腺受到感染，便會產生口臭。但是食物的消化不良使致腐的細菌孳生，產生惡臭的氣味隨呼吸而排出，常是口臭的主要原因。如果維生素B_6缺乏，會導致呼吸產生異味，補充以後便可獲得改善。當大便產生異常的臭味時，口臭也常會同時發生，這種情況可吃優格或優酪乳將致腐的細菌摧毀，便可獲得改善。

正常的舌頭是呈現均勻的紅色，平滑但沒有光澤和裂紋。如果長期缺乏維生素B群時，舌面上的味蕾會聚集在一塊，同時會產生裂縫，形成一種地圖狀舌。維生素B_2缺乏時，舌頭會呈紫色或紫紅色；維生素B_{12}或葉酸不足時，舌頭表面光滑並產生光亮；菸鹼醯胺缺乏時，則呈現鮮紅色；舌頭肥大呈深紅色時，表示泛酸不足；而舌苔很厚則是由於腸內細菌的孳生，表示消化系統功能不良。

口腔有灼熱的感覺時，即為維生素B_6不足的徵兆。如果葉酸嚴重缺乏時，則嘴唇會發生潰爛，口腔與咽喉發炎及食道發炎。菸鹼醯胺不足時，會引起牙齦痠痛、口腔、舌頭、咽喉及食道發炎和紅腫；維生素C不足時，也會引起牙齦腫脹、容易出血和受到損傷。而維生素C或菸鹼醯胺二者之中缺乏其一時，都會引起口腔粘膜易受感染而產生口瘡。

由於這些維生素的不足，使裝有假牙者不容易裝戴上；而由於鈣或鎂的缺乏，導致神經過敏，使裝戴假牙時疼痛難受，這些不適會迅速導致嚴重的營養不良，因此，你不必抱怨牙科醫師，而應及時改善飲食的營養。

⊙噁心與嘔吐

食物中毒、闌尾受感染和許多疾病的發作，甚至血糖過低時，都會引起嘔吐的現象。如果嘔吐持續不停或特別嚴重時，應立即去看醫師。

缺乏鎂或維生素B_6時，都會引起噁心和嘔吐。而維生素B_6的不足，同時也會使胃部產生灼痛、發脹、腹部疼痛和痙攣，過多的氣體自口中和肛門排出。因此，維生素B_6對防止孕婦、暈車、暈船、暈機和放射線所引起的嘔吐，具有良好的效果。

母親們常會疏忽嬰兒的嘔吐，然而，只要在嬰兒的牛奶或飲水中，每天加入四分之一茶匙氧化鎂，或者二至三茶匙酵母或小麥胚芽，便可防止嘔吐。甚至是嬰兒因胃部幽門狹窄的不正常情況所引起的劇烈嘔吐，有時也可以在幾小時內停止。

多年前，一個七個月大嬰兒由於幽門狹窄而嘔吐不停，小兒科醫師指示餵以加工精製的穀類食物，煮得極為濃稠，但試過多次都無法停止嘔吐，幾天下來，嬰兒和母親都已經精疲力盡。然後，我建議將軟化的小麥胚芽加入溫牛奶，每小時餵食幾匙，小兒科醫師非常不滿我的做法，然而，這個嬰兒的嘔吐卻因此而停止了。

⊙胃酸的需要

一位醫師在談到營養方面的演講時，提到胃中鹽酸的重要性，他認為抗酸製劑的銷售，應該受到法律的限制。胃酸過少時，會降低蛋白質的消化和維生素C的吸收，使維生素B被摧毀，妨礙各種礦物質到達血液中，導致貧血和骨折。

在一本醫學雜誌中有醫師報導：一位女性病人臥病已長達十七年之久，經過無數個醫師的診斷，都認為她是多種維生素B的缺乏，醫師們也都給予單一維生素B及綜合製劑、肝臟，卻毫無效用。但最後在她每餐的食物中加入鹽酸藥劑，痛情便迅速地好轉，一週以內，健康便已恢復了。

鹽酸不足的原因，可能是由於攝取蛋白質、維生素A、B_1、B_2、B_6、泛酸，菸鹼醯胺、膽鹼和其他維生素B過少所致。鹽酸不足常會使消化酵素減少和胃的蠕動減緩，而胃的蠕動則是促進食物與酵素混合所必需。

當我們的消化功能過低時，特別是在生病期間，應該吃些鹽酸片劑或鹽酸液和消化酵素。健康的恢復，必須依靠消化和吸收的功能良好，如果飲食的營養充足，三至四週以後鹽酸的生產量便會恢復正常。

⊙膽鹼和酵素的重要

膽鹼的正常生產量，對消化的功能極為重要。有關膽鹼的重要性，將在「第十七章膽囊引起的問題」會詳細討論，消化和吸收不良的人，應特別留意。

將蛋白質轉化為胺基酸，澱粉和多糖轉化的單糖，脂肪轉化為脂肪酸和甘油之前，都需要消化酵素，而且這些轉化必須發生在各種營養素進入血液未導致過敏之前。

胃、小腸和胰臟通常都能產生適量的消化酵素；但如果大量缺乏各種營養，則酵素的產生便會因而減少、或無法合成。此時食物既無法消化也無法被吸收，使食物中的細菌形成大量廢氣。例如乾豆含有胰蛋白酶酵素，會妨礙蛋白質的消化。分解脂肪的酵素極為重要，不但可將脂肪消化，而且能幫助維生素A、D、E及K的吸收。

當消化功能不良，營養無法吸收時，可服用膽囊消化酵素片劑，其需要的量與腹內產生之廢氣成正比。待消化功能正常時，再酌情減少，如果飲食的營養充足，在一月之內便可停止服用。

⊙腸、胃蠕動

當我們吃下食物後，腸和胃壁內的肌肉，在正常情況之下，會持續地有韻律的蠕動數小時，並分泌消化液、酵素和膽鹼，混合被消化的食物與腸壁接觸而被吸收。如果沒有這種蠕動，食物便無法消化和吸收。

體內缺少鉀，則腸的收縮會明顯地減慢，而腸壁的肌肉也會因而部份或全部麻痺。這種情形通常會發生在手術、腹瀉和其他疾病，以及服用可體松和利尿劑及吃精製的食品或太多的鹽之後。在這種情形下會發生脹氣而感覺非常難受，並且常發生便秘現象。

我們可在吃水果蔬菜尤其煮過的綠葉蔬菜時得到豐富的鉀，但要避免吃加工精製的食品。氯化鉀也可以和食鹽一起使用。然而，患重病的人通常會需要更多的鉀。醫師通常每天給他們補充十公克的鉀，但並不能幫他們解決消化不良的問題。

如果飲食中缺少蛋白質、維生素B_1、泛酸或其他維生素B，則胃腸的蠕動會變慢或呈間歇性蠕動，可使未消化的食物在腸中停留數小時或數天，因而形成許多廢氣，引起疼痛。需及時補充營養，在一兩天內即可增加胃腸的蠕動。此外，服用弛緩素也會妨礙腸的蠕動，增加脹氣的疼痛。

⊙腸內細菌的功能

從起司、優酪乳或純嗜酸菌酵素中獲得的腸菌，可以合成維生素K和所有維生素B群，如果每天攝取，則腸內百分之八十由糞便固體物質所孳生的細菌，便會產生而且很活躍，會自動消除腸內的廢氣。然而，這種有益的腸菌平常會存在牛奶的乳糖裡，如果沒有乳糖，可能會在五天之內死亡。此外，奶粉是很好的乳糖來源；如果患者不可以喝牛奶，那就在一茶匙的乳糖裡加一湯匙的嗜酸菌酵素。

口服抗生素會殺死腸菌，導致維生素K缺乏，引起腸內出血和葉酸與許多維生素B的不足。在實驗中，如果使某些人缺少維生素B_6，雖然有些人並沒有出現不足的現象，那是因為腸菌能自行製造補充缺乏的維生素B。此外，從尿中排泄的維生素B群常比從食物中攝取的還要多出十倍。有很多時候，我們的健康也要依賴腸內製造維生素的多寡而定。

不過，這些有益細菌的成長也需要有正常的營養。如果讓老鼠吃澱粉或果膠以支持益菌的孳長，則雖然其中缺少維生素B_1，牠們的健康也不會受影響；但是，如果讓牠們吃蜂蜜或糖（葡萄糖），卻會發生嚴重營養不良的現象。此外，補充維生素C也可以彌補泛酸不足的現象，因為這種維生素以刺激腸菌的孳長，產生維生素B群。因此，食物中的營養如果能夠幫助腸菌孳生，則維生素B群就不會缺少，因為腸菌會自行製造這些維生素。

胡蘿蔔、甘藍和其他高纖維蔬菜都會促進益菌的孳生，並使維生素B群增加，其中又以泛酸最多，我們可以從血液、尿和糞便中看出。反之，如果食物中缺乏纖維質，則益菌和維生素B群都會減少。因此，我們可以知道為何吃素的人很少有心臟病、高血壓、消化不良、便秘和許多非素食者所患有的毛病。

倘若有害的細菌孳長，則組織胺便會產生，引起過敏症，造成氨氣變多，傷害脆弱的腸膜；並且進入血液，產生噁心與嘔吐現象。

通常我們在便秘時的糞便中，可以發現腸菌有時會產生破壞維生素B_1的酵素。而吃生魚片和貝類的食物，也含有這種酵素，會引起維生素B_1不足的現象。不過，會產生這種酵素的腸菌，本身都會因起司或嗜酸菌而遭到破壞。

⊙並非食物作祟

當我們的消化有了問題，常會怪罪於某些食物。然而，我們的消化系統對所有食物的處理都一視同仁，消化發生問題乃是由於吃食物的人，而非是由於食物。許多發生胃酸過多的現象，通常是由於我們吃得太快、疲倦和情緒等問題所導致。我們在進食時，會吸入空氣，進入體內後，因體溫的加熱而膨脹，產生打嗝，帶著強烈的胃酸進入食道，並刺激脆弱的橫隔膜，便產生心口灼熱不舒服的感覺。

避免消化不良，進餐時緩慢而少量的吃，保持心情愉快，使用吸管喝流質食物，多休息，補充營養，如果嚴重時，請教醫師為你作完整的檢查。

⊙脹氣

消化的障礙最常見的是空氣進入腸內，可分為兩種情況，其一為進食時自口中嚥下的空氣，如果無法從口中排出，會使胃腸更會膨脹，在抵達直腸之前令人感到很不舒服；另一種是由致腐的細菌孳生在未消化的食物中所釋放出來的。這兩種氣體常會同時產生，但自口中嚥下的空氣不會發出異味，而由未消化的食物中所產生者則有惡臭的氣味。健康的人所排出的糞便也不會有強烈氣味。若吃得太多會使消化酵素負擔過量，如果一次吃的食物可以完全被消化吸收，那麼就不會有任何未消化的食物孳生致腐的細菌，氣體便不會產生。當消化不良，食物無完全消化時，過多的營養卻只會增加有害的細菌孳生而已，而這些害菌會反而會變得更加活躍而釋放氣體。結果，不但營養的食物被糟蹋，健康也無法改善。

⊙便秘、痔瘡和腹瀉

大腸如果蠕動緩慢，腸內消化過的廢物累積太久，水份就會重新被大腸吸收，造成大便秘結。必須多吃水果、蔬菜、天然的維生素B群，特別是B_1和泛酸更不能缺。可吃含乳酸菌的牛奶，乳酸菌培液加糖更有通便作用。

膽鹼分泌不足也會造成便秘，與未完全消化的脂肪與鈣或鐵質發生反應後，形成堅硬的大便，最好的方法就是增加營養以使膽鹼分泌正常。如缺乏鈣、鎂、鉀或B_6時，會導致痙攣性的便秘，就是糞便特別粗大。

便秘本身並無害，有害人體的是因通便所吃的瀉藥，最常用的是礦物油類，不但會使腸子對磷、鈣的吸收減低，還會把維生素A、D、K、E和胡蘿蔔素等帶走瀉出。便秘常會因心理因素而形成，另外因為直腸的神經與性器官神經是相連的，如果性慾未能滿足，常造成緊張，因此也可能影響直腸的神經緊張而引起便秘。痔瘡出血多是因缺維生素B_6所引起，特別是孕婦更容易引起，任何這類情況吃B_6均有效。痔瘡在無可奈何情況下動手術，維生素E不可缺乏，因為可以消除傷口疤痕，使組織免於收縮失去彈性，否則幾年後都會在排泄時產生痛苦。

腹瀉的主要麻煩，是食物中的營養不經吸收就很快排出。缺乏多種營養時，特別是缺乏菸鹼醯胺，常會造成腹瀉。許多終年腹瀉的人，吃天然的維生素B群，每餐補充一百毫克的菸鹼醯胺，三兩天就會見效。這種維生素B有兩種，一是菸鹼醯胺，一是菸鹼酸。前者無副作用，後者會使皮膚發起小疹及血管舒張，但這種反應對人無害。缺乏葉酸、B_6或鎂時，也會瀉肚。

長時間的腹瀉會使人由食物中完全無法獲得營養，並會嚴重的缺乏鉀，醫師常給病人每天吃幾次氯化鉀片。腹瀉也會使鎂變得缺乏，這時會發生震顫、臂、手、腿、腳、眼等肌肉無力，如再喝流質食物以補充所失的水份，會變得更壞。服用五百毫克的鎂，幾小時內即可改善。這種病人不必每餐吃大量食物，但各種營養要特別豐富。富脂肪的食物會遲延排出，所以不必禁忌。

維生素與礦物質不需要消化，所以消化功能不好的人可多吃，含乳酸菌的飲料要多喝，以增加小腸的功能，含膽鹼的消化酵素，也要間歇的服用，待飲食恢復正常，消化與吸收功能也就恢復正常。

14 消化管道的疾病

大多數的疾病，都會使身體對營養的需求增加，而其中又以消化道的疾病最為重要，因為它會妨礙消化和吸收，特別需要補充各種營養素。

⦿胃炎

胃炎通常是胃潰瘍的前奏，大多是由壓力而導致，亦包括黴菌、鹼、藥物的毒性和腐蝕物等所引起。從實驗中證明，胃炎並非由於營養不良所引起，而是由於憂慮、緊張和悲傷情緒問題所導致。

胃炎患者，應在飲食中補充抗壓素，並且每三小時連同強化牛奶一同進食，持續至完全康復為止。由於胃壁有時會生膿瘡，使黏膜脫落，補充維生素A、E和卵磷脂很有幫助。

⦿結腸炎、腸炎和迴腸炎

結腸炎指的是大腸和結腸發炎。而腸炎則是指小腸或整個腸道發炎。一旦有了這些疾病，便會嚴重腹瀉，甚至有時還會滴血或嚴重出血。對於這類疾病，心理治療要比食療或藥物醫治更為有效。

在承受重大壓力時，人體會釋出腎上腺激素，使蛋白質遭破壞，以致腸壁被侵蝕，泛酸快被耗盡，因而引起腸炎與潰瘍性的結腸炎。這時腸壁會嚴重發炎而產生過多黏液，並在潰瘍的地方出現滴血或出血現象，然後又引起嚴重腹瀉，使血蛋白進入腸道，造成水腫或積水。但如果補充足夠的泛酸，便能完全避免。

結腸炎患者如果吃鋇，通常在二十分鐘之內，就會大量排泄出來。此時病人如果又嚴重缺乏維生素A、C、E和B群及鉀、鎂、脂肪、蛋白質等營養，消化與吸收毫無時間可用。因此，對嚴重腹瀉的患者，根本沒有辦法吸收營養的食物。

腹瀉得越嚴重，食物就要吃得越多，而含脂量也要越高。此時，如果讓病人每兩小時喝一杯營養強化牛奶，並每天補充三千六百卡路里的熱量，以及一些維生素，則病情很快就會好轉，而且排便較濃。

患腸炎時需要強調的營養，應和患嚴重痢疾時所需的一樣。在飲食中，每天應有四至六湯匙的植物油使食物留在胃中，並得到良好的吸收，且其中還應富含維生素B_6、葉酸、菸鹼醯胺和蛋白質。如果病情嚴重，則每兩小時可喝一杯加純果汁，香蕉和其他水果的營養強化牛奶，以補充熱量。此外，消化酵素和卵磷脂也相當重要，但別補充膽鹼和胃酸，因為在我們承受壓力時，體內便已過多了。

血壓降低時，表示腎上腺已衰竭，鹽份已流失，此時應在開水中加半茶匙的鹽，或吃些鹹的食物，每天吃一或兩次。然後，如果血壓過高，就必須補充氯化鉀藥丸。

葉酸不足時，首先會傷及腸壁，此時最好每天吃新鮮或脫水肝臟並補充五毫克的葉酸。同時也補充鎂和維生素，且飲食要溫和。此外，由於會產生許多疤痕，所以要持續地補充維生素E。

最好的營養必須配合心理治療，才能使身體迅速康復。如果沒辦法做心理治療，那就找個可以傾訴的對象，讓淚水自由地發洩出來，才會像打開壓力鍋一般得到解放。由於憂慮、生氣和憤怒會引起發炎，那麼情緒沒有得到發洩，病情便無法康復。

另一種腸道疾病是口腔性腹炎，會使口腔和舌頭疼痛、貧血、嚴重腹瀉，大便裡也含有大量油脂。因為此時人體缺少了葉酸，小腸腸壁的絨毛會變短，糾結在一起，或失去功效，無法有效吸收食物的營養。

患者若每天注射或口服二十五微克的葉酸便可以治療口炎性腹瀉，但飲食仍不免因拉肚子而流失許多營養。雖然，在平常時，植物油比固體脂肪重要，但此時也需要同時攝固體的脂肪，此外，每天吃兩湯匙卵磷脂也可以促進脂肪與油溶性維生素的吸收。

如果沒有葉酸，讓病人吃腎上腺激素（ACTH）也會有幫助。飲食中最好能含有可以刺激這種荷爾蒙分泌的營養。由於這種病較傾向於吸收問題，而非消化問題，故通常都不需要額外補充酵素、胃酸和膽鹼。

⊙腹腔過敏問題

腹腔過敏問題，大多發生在嬰兒或幼兒身上，但現今已逐漸在成年人之中發現。又稱為自發性脂肪痢疾、麩質腸炎和非熱帶口炎性腹瀉，其病因可能是由於麵筋、小麥裡的蛋白質消化不易，造成維生素B_6的嚴重缺乏所致。

腹腔有過敏問題的人，食用麩質食物，會使病情變本加厲，而吃進去的脂肪也會隨糞便排泄，更使人對食物食之無味，並且發生嘔吐，產生濕疹或皮腺漏胃炎。氣脹和腹部疼痛通常會令人難受，而且患者的糞便會因為氣體太多而呈泡沫狀。此外，小腸管壁像小指頭般的瘤結節也會集結在一起，引起疼痛和發炎，此時食物已完全無法被吸收。因此，在無麩質食物替代前，曾有許多幼兒死於腹腔疾病，那是因為脂肪和油溶性維生素無法被吸收的緣故。然而，如果患者停止吃小麥蛋白，則其病情便立即好轉，症狀也會消失。

雖然吃無油脂的飲食會有傷害性，但有時醫師卻仍會如此建議。患腹腔過敏的人，對植物油的吸收比固體脂肪還好，尤其與卵磷脂一起使用時。然而，重要的是在飲食中應避免含麩質的食物，如小麥、燕麥、大麥、裸麥和蕎麥等。此外，小麥澱粉對病人也會造成傷害。

雖然沒有麩質的食物也是營養充分的飲食，卻常不合人的口味。據研究發現，腹腔過敏疾病的患者都會嚴重缺乏維生素B_6，可是卻無法證實補充便可使疾病痊癒。

⊙阿米巴與腸內寄生蟲

動物飲食中如果缺少蛋白質，則維生素A、B_1、B_2、生物素和葉酸等營養，就會被旋毛蟲之類的寄生蟲所感染。而這些旋毛蟲又都是存在於沒煮熟的豬肉裡的。另外，茸毛蟲也會在肺或腸裡及陰道內和周圍活動。然而，把這些寄生蟲注射到動物體內時，如果飲食的營養充足，仍然不會感染疾病。

如果以藥物克制寄生蟲，會立即產生壓力，但如果是高營養的食療，卻會使它漸漸死亡。動物體內維生素A不足時，便容易被寄生蟲感染，但如果能有效控制，仍可免於疾病。動物如果沒有充分地攝取所需的營養，牠們的腸內可能會到處都是寄生蟲，如果以藥物來控制卻往往會導致其死亡。

雖然人體腸內有寄生蟲是很常見的，可是我卻不曾看過相關的食療研究。如果吃太多加工精製的食品，尤其是只滿足口味而少有或沒有營養的甜食，最容易受到蟯蟲所感染。故任何一種寄生蟲疾病的食療，都需要充足的營養，而且要嚴格禁止吃加工食品。此外，起司、優酪乳或醱酵乳對阿米巴痢疾的治療非常有幫助，對腸內的疾病也許同樣會有助益。

胃酸也可以殺死食物中的寄生蟲，因此，促進胃酸正常的分泌極為重要。

⊙憩室病

情緒緊張時，會使氣體無法正常排泄，便會轉向腸壁壓迫，有時會結成球狀似的瘤結，小如珍珠，大如圖釘一般，則是所謂的憩室瘤；如果已發炎，則變成憩室炎。患者如果能消除緊張情緒，這種疾病便可避免。

我們往往已經患有多年的憩室瘤而不自覺，直到有機會照X光才被發現。因此，它並不盡然會造成困擾。但是，如果食物或未排出的糞便停留在瘤的薄皮裡，便會成為害菌的溫床而引起發炎，使人感覺疼痛不適。雖然憩室瘤可以手術切除，如果沒有防範措施，別的瘤還是很快再長出來。應有預防的準備。

患憩室瘤的人常常會貧血。如果環結伴著瘤在腸內形成，則即使營養充足，還是會使人發生貧血。因為在瘤裡的細菌可能會奪走食物中的葉酸，使其不能到達血液中，故需補充大量的起司、優酪乳或醱酵乳來殺死害菌，才能醫治貧血。此外，食物中有纖維質或粗的天然澱粉，可以助長益菌，故患者應避免吃加工食物。

食療計劃應著重在改善消化功能，減少氣體形成，並盡量使自己放鬆，增強腸壁以抵抗瘤結，滿足壓力的需求，以及促進益菌成長以消除瘤結。如已經發炎，那麼飲食中就需要補充抗壓素。

⊙胰臟炎

胰臟是在胃下方一個又細又長的器官，可以分泌胰島素和消化酵素。如果飲食中缺少維生素B_6、蛋白質或胺基酸，或服用各種藥物及化學物品，都會導致胰臟炎，也可能是因營養不足，和使用可體松或腎上腺激素而引起的，故分泌過多的這兩種荷爾蒙，是引起發炎的主因。而患者往往也會吸收與累積大量的鐵，就如缺乏維生素B_6一般，很快就傷害到胰臟。

胰臟輕度發炎時，從胰臟接到小腸的微血管和排泄管都會腫起來，使攜帶消化酵素的流體物質無法通過。嚴重發炎時，胰臟本身便無法分泌這些酵素，則消化不能完全，營養被吸收很少，康復的時間遂因而延緩。而且，許多氣體也形成，脂肪也會隨糞便流失，長期的患者，胰臟、腎臟與視網膜，也會像患糖尿病缺乏維生素B_6一樣地出血。則胰臟內受損細胞會變成疤痕，然後萎縮硬化。

患者並不需限制脂肪或其他有益健康的食物，但要多吃植物油和卵磷脂，少吃固體脂肪。而且應補充酵素，如果有氣體產生，則應增加酵素的攝取量。在開始幾天，應每三小時喝一次含抗壓素的營養強化牛奶，並每天吃六十毫克以上的維生素B_6和三百單位的維生素E。而且也要特別注意起司和優酪乳的補充。此外，為了避免分泌胰島素的胰細胞受損，高營養的飲食應持續幾個月才行。對消化疾病的患者，醫師常指示他們吃清淡的飲食，而忽略營養的價值，其實清淡的飲食是無法促進健康，只有充分的補充營養，並促進營養的完全吸收，才是真正恢復健康所必需。

15 過敏性的疾病源自壓力

據統計，有百分二十的小孩曾患過敏症。其原因多是由於外界異物進入體內所引起。過敏症感染的途徑有透過藥物注射、種痘和輸血；透過皮膚如化粧品、蟲毒、有毒的橡木或常春藤；鼻的黏膜及腸道中的食物、細菌、黴菌、組織胺等藥物，經由小腸進入體而產生。所反應出來的症狀則是皮膚疹、濕疹、蕁蔴疹、枯草熱、哮喘、頭疼、鼻塞流鼻水、鼻竇炎和（或）消化不良等。

身體健康的人，接觸到過敏物並不會引起反應，如果健康不良，便會產生各種過敏性的疾病。

⊙過敏症是壓力的反應

史萊博士認為過敏症是人體對壓力的反應。如果切除動物的腎上腺使可體松無法達血液，再將異物注射到其體內，結果很可能導致死亡。但如果其腎上腺健康正常，影響就很小。人類所有的過敏症，長期以來服用腎上腺激素和可體松，都可獲得良好的治療效果。如果我們的身體能正常地分泌這兩種荷爾蒙，對過敏性疾病便可減輕。壓力增加，如荷爾蒙不足、情緒問題、睡眠不足、感染疾病或使用藥物也會導致過敏。

患過敏症的人，除了糖類之外，所有必需營養都嚴重的缺乏，必需及時補充，例如，患哮喘、蕁蔴疹或濕疹的小孩，每天多吃肝和維生素B_{12}，疾病便會明顯好轉。

在一項研究資料中，三十二位長期患哮喘和過敏性濕疹的兒童，補充大量的蛋白質，天然葡萄糖和充足的必需脂肪酸，每天吃六百毫克維生素C，三十二毫克維生素E，兩萬單位維生素A和八百單位維生素D，再加上適量的維生素B群，結果病童大部份都在一個月內康復，而最慢也不超過兩個月。

⊙泛酸不足會引起過敏疾病嗎？

對動物注射許多異物，都會引起過敏反應；而其中以泛酸不足時情況最嚴重，可體松必須有泛酸才能分泌，如果缺乏泛酸，再給動物注射生蛋白，則會使其發生似枯草熱的重症。但是如果讓人在接觸花粉前攝取可體松，就不會產生枯草熱的過敏反應。

過敏症的症狀和缺泛酸的症狀極類似，患者都會覺得沒精打采，情緒緊張煩躁，心理有壓力，舊疾會復發，而且在血液和淋巴腺中的嗜伊紅血球（eosinophils）也會大量地增加。通常只要給病人服用泛酸，過敏症便會消失。

有些人對泛酸的需求會比一般人高出四至二十倍。在一個家族之內，有時四代都會發生過敏症，所以被認為遺傳性非常高，而需額外補充泛酸。一般人每天只需四至五毫克，但過敏者卻需要四十至兩百毫克，才能維持健康。過敏性疾病例增加速度很快，兒童特別是嬰兒對泛酸的需求非常高，卻很少得到補充，因此，嬰兒有過敏症才會如此之多。

⊙消化良好的重要

我們吃進的食物，如果能夠完全被消化，則食物過敏性的疾病便不會發生。單糖、胺基酸、脂肪酸和甘油經過正常消化，便不會產生毒性。然而消化不良時，未消化或部份消化的食物進入血液內，作為異物產生刺激，便會引起過敏。此外，情緒惡劣或營養不良，也會影響消化而產生過敏性的疾病。

當蛋白質未完全被消化時，便會被腸內致腐的細菌轉化成為有毒的物質，在許多有過敏症的患者血液中，都發現過這種物質。維生素B_6、C和泛酸都有抗組織胺的作用，如果任何一種缺乏之時，便會使血液中嗜伊紅血球異常的增加，引發過敏。因此，要預防食物過敏，必須充份地攝取這些維生素，以增強消化能力，並消滅腸內致腐的細菌。

⊙肝臟損害會造成過敏

當我們承受到壓力時，身體便會分解蛋白質，產生組織胺。而組織胺的產生，使我們在情緒不良時便引起過敏症，在嚴寒、酷熱或陽光之下，都會產生過敏。但是，健康的肝臟會產生一種酵素迅速將組織胺摧毀，而不需要服用抗組織胺的藥物，使肝臟受到損害。

⊙過敏原如何進入體內

健康的細胞，可以防止有害的物質入侵，任何一種營養素的不足時，都會使細胞的可通透性會增加，就像篩子的孔一樣由小變大，使營養從細胞中滲透出來，有毒物質也能滲透進入。此時加上蛋白質不足，污染原便會造成傷害，必須及時補充營養才能預防過敏。

維生素C過少會使人體組織遭到破壞而增加可通透性。同理，如果必需的脂肪酸不足或維生素E缺乏而遭氧化時，細胞也會變為可通透性很高，使有毒的物質容易侵入，引發過敏症。哺乳中的嬰兒和成長中的兒童缺少了維生素E，都很容易產生過敏症。

維生素A可以減低皮膚和黏膜細胞的可通透性。成人只要在短時間內每天攝取維生素A和E，則其細胞便能抵抗異物，使它不能聚合。有位醫師告訴我，說他在枯草熱流行季節之前，都讓會患過敏症的病人每天吃許多維生素A和E，結果他們之中有百分之九十八，都沒有出現過敏現象。

⊙維生素C與過敏症

維生素C不足的人特別容易患過敏症。維生素C可增強可體松作用，降低細胞的可通透性，而且能抵抗組織胺，化解異物的毒性。

每天吃三百至七百毫克維生素C，可以有效預防藥物過敏，並且縮短醫療的時間。兒童服用阿斯匹靈或其他藥物時，常會導致嚴重的過敏，如果能大量攝取維生素C，便可防止過敏症的產生。

⊙鹽的需要

長期承受壓力，會導致腎上腺衰竭而容易發生過敏症，並造成荷爾蒙的分泌太少，使大量的鈉隨尿流失，血液中缺少鈉，水便會進入眼睛組織、鼻腔黏膜、腸道、腦部（頭痛過敏時）或任何受感染的部位，而造成水腫。如果補充一般食鹽和小蘇打各半茶匙，血液中的鈉便能立即獲得補充，而使水腫消失，但在過敏症惡化以前一定要持續地補充。此外，血中的鈉增加，往往也能治好哮喘，但也要同時補充一些含糖食物，如柳橙汁、牛奶、果汁或加蜂蜜的茶。

過敏症疾病通常也會發生在血糖過低，腎上腺疲乏而無法分解蛋白質時。如果患者服用可體松或腎上腺激素，則鈉會留在血液中，就不需要再攝取鹽。

⊙錯誤的歸咎

由於過敏有很多種徵候，某些徵候並非過敏引起的，也常誤認為是過敏。例如研究五十位小孩的濕疹，多認為是牛奶引起的過敏，但當他們不吃牛奶，卻很少好轉，這類濕疹大多是缺維生素B群或亞麻仁油酸所引起，這些營養經過補充，濕疹都好了。醫師指出，偏頭痛並不是過敏所引起的，常會是在血醣低時發生。

許多人因為過敏常會限制吃很多食物，因此導致營養不良，如果營養不良，則更容易患過敏。因為食物對身體的健康有密切關聯，除有某些明顯的原故，許多食物是不應被限制的。

⊙情緒問題引發過敏

有些食物會因為以前不愉快的經驗而拒絕接受。例如，對牛奶過敏的病人，是由於在以前生病時曾經用胃管強迫餵食牛奶時留下的不愉快的經驗所導致，後來如果給病人蒸餾水卻告知是牛奶，都會使病人非常不舒服。反之，如果病人以為喝到的牛奶是水，則不會有任何不良反應。我們在睡眠時，下意識裡會回憶過去的不愉快經驗，會使人想哭或發洩憤怒，但到了白天又被壓抑回去。因此，情緒性過敏症通常會在晚上惡化。如果我們在睡眠後醒來時發現自己的眼睛腫起來時，或有鼻塞和流鼻涕及類似枯草熱的症狀，那麼表示你需要痛哭一場，把情緒發洩出來，病症才會好轉。

在夜晚發生的氣喘，通常也是因情緒問題引發的。從前的強烈憤怒情緒，特別是想動手發洩的，如果在腦中重現，就會引起氣喘。又如濕疹、蕁蔴疹等，如果是因情緒問題所引發的，能以無害的方式發洩出來，比藥物還有效。氣喘和偏頭痛，若是由早年的不愉快引起的，用心理治療，也常會見效。

情緒性引起的過敏對營養的需求和其他壓力一樣，維生素C、泛酸、蛋白質和抗壓素的補充都非常重要。

⊙過敏症患者的飲食

過敏原的種類越來越多，而其中有許多是暫時性的。有些食物在心情不好時會產生過敏，但在心情好轉的時候卻會完全被消化，因此皮膚檢驗是不可靠的。其實任何食物只要營養充足又能被充分消化，就都不會產生過敏。

由於腎上腺健康與否，與患過敏有密切關係，所以保持腎上腺健康極為重要，各種營養都應該豐富，鹽也不能減少，這些營養應包括各種維生素及礦物質及抗壓力的營養飲料，當嚴重過敏發作時，每小時都要喝大量維生素C和泛酸的加糖溶液，每餐並補充消化酵素以助消化。如果因過敏症發作而無法進食時，可能無法吸收很多營養，會使腎上腺疲勞，甚至於傷害到肝，更會使異物容易滲入細胞，引起過敏。

幼兒對麥類的食物容易引起過敏，常是因幼兒的消化系統不太成熟，對以麥類做的食物不能適應。另一種易引起幼兒過敏的食物是巧克力，如果能少量吃會好一些。如果是因為蛋引起的過敏，多是因蛋煮得不夠熟。引起幼兒過敏最嚴重的食物是牛奶。

幼兒如果對牛奶敏感，可試用羊奶代替。成年人對牛奶敏感，可以食用含有乳酸菌的優酪乳來代替，歐洲家庭常以這種牛奶來餵嬰兒，有時亦可將牛奶裡加檸檬汁。成年人喝罐裝的煉乳，則不易引起過敏。

多數醫師認為豆奶（漿）不如牛奶營養好，因為缺維生素B_1及B_2，也缺少鈣和碘，容易引起幼兒甲狀腺中毒，並且缺乏胺基酸中的色酸及蛋胺酸，常吃會嚴重的影響健康。

如果是吃母奶，幼兒則很少發生過敏，能吃一個月的母奶，再吃牛奶，患過敏的情形也會少很多。如果是因遺傳關係幼兒對牛奶敏感，大多在三個月以後才會發生敏感，在牛奶中加入亞麻仁油酸、鎂、維生素C、D、E、泛酸和B群，過敏症候會減少。嬰兒所吃的糖類，應是在奶裡含的乳糖，這種糖是腸內可製造維生素B菌類的主要食物，其他糖均無此作用，所以乳糖對幼兒來說是不可少的。

16 肝臟受損的嚴重危害

如果我們的肝臟健康，精神便會愉快，而且也能抵抗癌症。然而，現今在美國，患肝病與肝硬化的人數卻在急速增加，甚至連兒童也被殃及。肝病以前多發生於喝酒引起的慢性酒精中毒，但現在卻常發生在使用藥物或化學藥品不當，及營養不良和酗酒或肥胖的人身上。醫師認為，我們現在每天喝掉大量的軟性飲料是肝病的主因。任何一種有毒物質都會傷害肝。例如在食物中殘留的DDT和農藥、食物添加劑、防腐劑、化學肥料中的硝酸鹽和下水道回收的飲用水等。因此，要及時預防傷害，必須現在開始注意營養。

⊙肝的功能

肝位於橫隔膜下方，胃的上方，是人體內最大的器官，每一秒肝都在進行無數的化學反應。如果我們的肝健康，可協助身體多種荷爾蒙的功能。而且它也會合成許多胺基酸用來建立各種組織，並把蛋白質轉化成糖和脂肪以提供能量。同時肝也會製造卵磷脂、膽固醇、膽鹼及血蛋白以清除人體組織內的廢物，以及凝血素供血液凝結，和無數的酵素與輔酵素。此外，肝也能將糖轉化成體內澱粉質或肝醣儲存起來，等到需要時再轉化成糖來使用。而且肝也能儲存鐵、銅、多種微量礦物質、維生素A和適當的維生素D、E、K與B

群。肝功能良好時，則組織胺、解毒藥、毒藥、化學劑和其他疾病所引起的毒性，都會被化解，當肝受到損害時，對這些病毒的侵襲就愛莫能助了。

⊙肝受到輕微的損害

當肝臟受到較輕微的損害時，便會產生消化不良，沒有精神，無法解除有害的物質，但在損害變為嚴重之前，往往都未及時察覺。例如，一位年輕的工人平常不酗酒，可是他在星期一下午才去看醫師，卻在星期三晚上便由於肝硬化去世了。那是因為他在電池工廠工作，鉛中毒所引起。他從去年起常感覺疲勞，可是最近的健康檢查都看不出來，後來，因為覺得胃脹和黃疸現象再去看醫師，卻在兩天後便死於肝硬化。

在一項肝功能檢查與活體檢視中，所有病人都沒有肝病，可是肝細胞已退化，脂肪滲透很高，又有許多疤痕與其他病症。許多人的肝腫大，卻被認為是腰變粗變胖，就算是什麼疼痛，也常以為是消化問題而已。而肝病被查覺以前，身體內的酵素和輔酵素早已減少到難以分解食物的程度了，如此，體澱粉質（肝醣）便無法形成，更難以儲存，因而使人感覺疲勞和變胖。此外，肝如果不健康，則膽汁的分泌更會減少，而引起消化不良，更無法正常合成卵磷脂，也無法有效分解脂肪。

肝如果不能合成可以抑制各種荷爾蒙的酵素，會使身體內荷爾蒙累積過多，而產生各種病症。例如，控制泌尿的抗泌尿荷爾蒙若沒有得到抑制，人體組織內便會積滿水份。而胰島素酶太少又會使血液中的胰島素過多，而且血糖也會持續下降，因此近年來常有胰島素休克和低血糖等病症。但這些都很容易以適當的飲食來預防與治療。

倘若抑制甲狀腺荷爾蒙的酵素不足，便會引起甲狀腺亢進，而堆積的荷爾蒙則使身體內的細胞快速流動，彷彿像逃命的流竄者。這種現象與缺乏鎂時的情況極相似，也會引起極大的壓力，因此各種營養素的需求量增多。如鈣、鎂、碘和維生素A、E和B群等都必須補充。此時，每天吃二至六毫克的碘特別有幫助。

肝臟受損會使女性荷爾蒙累積，男性的偶會出現胸乳膨脹，常會被他人懷疑性別。在對老鼠的實驗中，如果飲食缺少蛋白質和維生素B群，則雌鼠會出現雄性的性徵。雖然尚未在人類女性身上實驗過，但是，如果在女性的臉上和唇上生長過多的毛髮，亦可顯示其肝臟已受到損害了。

在動物實驗中，食物若缺乏維生素B_1、B_2、菸鹼酸、泛酸、色胺酸酶，尤其膽鹼、維生素C和E及含硫的胺基酸，則酵素便無法合成而導致荷爾蒙的累積。但此時如果每天補充五萬單位維生素A，通常便可消除腫大的胸部，並抑制過多的甲狀腺素。

在任何情況下，食物如果未能有效被利用，或荷爾蒙分泌過多時，應注意肝是否受損，並逐漸改善飲食的營養。

在老鼠實驗中，如果供給的食物含有許多加工的糖類和飽和脂肪，或缺乏少量的鎂，都會使其肝大量形成疤痕。倘若缺少鈣、蛋白質或含硫胺基酸、胱胺酸和蛋胺酸，若卵磷脂又過高，那麼傷害就更嚴重了。然而在低蛋白食物中加入大量維生素E，則不但可消除疤痕，而且能預防工業化學劑所引起的肝病。

人類的飲食如果持續缺少蛋白質和維生素E，則許多細胞便會因而死亡，而肝也會部份遭到破壞導致大量出血，並且受損部位會充滿疤痕而無法正常運作。而且，患者飲食中飽和脂肪越多，肝的傷害便會更大。多吃維生素E或含硫胺基酸，可以預防，如果再加上酵母，就不致使傷害嚴重發生。

動物若缺乏維生素C，肝會退化而無法合成這種維生素，同時，肝也會因脂肪滲透而發炎，發生出血，以致細胞死亡而無法供應氧氣與食物。此時，若將藥物、化學劑與有毒的異物注射入動物體內，則其肝的損壞更會以驚人的速度惡化。然而，大量補充維生素C，則有驚人的效果，即使對高毒性的物質，其療效仍然良好。此外，維生素A和膽鹼也能預防肝受藥物與化學劑的傷害。

缺乏膽鹼的老鼠，其體內的脂肪在幾小時內即開始在肝細胞內累積，並在短時間內便會發炎、腫大、脂肪堆積，使血液和淋巴都無法流通。而過多的飽和脂肪，使細胞的脂肪更會滿溢到血液和膽汁中，除非補充膽鹼，否則肝會佈滿疤痕，產生硬化而導致死亡。然而，如果沒有膽鹼，大量補充維生素E或硫胺基酸，效果也很好。其中，維生素E尤其重要。

人的飲食如果熱量充足且富含蛋白質與維生素E，即使沒有膽鹼，也能預防肝病。然而，如果熱量不足，便會用蛋白質來產生能量，使蛋白質需求非常高，則肝便無法受到有效的保護。如果同時缺乏蛋白質和膽鹼，則肝會急速硬化，使危險增高。專家相信動物和人類的肝病很相似，都會發炎、腫大，難以消化脂肪，然後硬化，病人不是死亡就是得肝癌。

肝本身也有很強的再生力；在動物實驗裡，肝被切除了三分之二，卻只在三週內就恢復完整。而切除肝硬化，一旦補充必需營養，馬上便能再生；但再生的速度得視各種營養的補充而定。如果飲食中有許多蛋白質、維生素C、B群，尤其膽鹼和維生素E，則再生速度便會加快。

⦿肝臟受損的康復

只要盡力改善飲食的營養，即使肝已受損害甚至肝硬化都能很快康復。在一次研究中，有一百零二位病人平常吃許多加工糖類，並嚴重缺乏蛋白質，結果肝累積脂肪使病情加重，產生肝腫大，觸摸時感覺疼痛。經過每週進行活體檢視和無數的測驗，結果發現補充膽鹼、蛋胺酸和維生素B_{12}之後，即使最糟的情況也能在六週內康復。但如果補充卵磷脂，效果會更好，不過卵磷脂有時會被腸菌所破壞，必須注意。

在另一個研究中，有六十八位患嚴重肝硬化的患者，醫師讓他們每餐吃高蛋白飲食，並補充一粒綜合維生素丸和兩茶匙酵母，結果連最嚴重的患者也很快就康復了。而最嚴重的疤痕也在幾個月內完全被新生組織取代。繼續改善飲食營養，則肝病便不再復發。

嚴重的工業毒素如苯、硝基苯，含鉛汽油和無數的碳氫化合物所引起的肝病，可以利用高蛋白與維生素C來做食療，否則將造成最大傷害。而高蛋白飲食不但有預防效果，也能減輕許多毒素的毒性；例如四氯化碳引起肝的損害，就能用高蛋白化解。

⊙肝嚴重受損的特殊問題

肝受到損害，許多液體都會累積在腹腔裡，而成為所謂的「腹水」。在這種情形下，肝便無法分泌抑制泌尿荷爾蒙的酵素，則患者的尿便會太少。此時，如果讓患者每餐吃兩湯匙的酵母，則其病情很快就能康復。我看過一些腹水患者，液體在其腹腔內累積很快，拍擊其肚子時還會流動，但經過食療，很快就康復。

長期患嚴重肝病，腹水便會產生，而鈉也會很快地隨尿流失，此時如果飲食中沒有鹽，人便會感覺虛弱，肌肉會痙攣、疲勞和血壓下降。在這種情形下，應注意鹽的補充，但是如果太多，水份卻會積滿人體所有組織，而不是在固定的地方。

肝病嚴重時，大量的胺基酸會隨尿流失，需及時補充足夠的蛋白質。但是，由於含毒素的氨會累積在血液中，氨是來自體蛋白的分解，因此，高蛋白飲食具危險性。不過氨通常都會被維生素B_6和鎂產生的酵素轉化成無害的尿素，可是少了其中任何一種營養素，氨便會被累積，則需經過食療，才能預防體蛋白被分解，使氨不會累積太多。而未消化蛋白質產生的氨，則多吃起司或優酪乳、消化酵素、卵磷脂和胃乳，以及少量多餐，便能化解。

⊙肝炎

肝炎是因病毒或細菌傳染，或各種有毒物質，包括藥物、化學劑和農藥所引起。在第二次世界大戰時間，一般都認為這是接觸太多DDT所致。據統計，罹患病毒性肝炎的人數目前正在增加，且常會導致肝硬化，尤其是兒童。此外，服用藥物及接觸化學劑引起的病毒性肝炎，人數也正同樣地在增加。

肝炎通常都會併發黃疸症，則肝往往會累積脂肪而退化或嚴重硬化。情況嚴重時，血液中過多的氨就成了問題。因此，肝炎的食療應重在化解有毒物質，或盡快抵抗病毒，才使黃疸症和氨都不會形成。然而，患者飲食中如果是高脂肪而沒有膽鹼，則雖然能有效分解蛋白質，仍會使肝積累脂肪。但若每三至四小時讓病人吃一千至兩千毫克的維生素C，有時一天之內，病情便能戲劇性的好轉，快速的康復。

黃疸症在得肝病一週之內是不會發生的，如果配合含有蛋或蛋黃和純果汁的營養強化牛奶，補充大量的膽鹼或卵磷脂、維生素C和E及抗壓素等，則黃疸症在幾天之內便會消失。此外，如果為增加口味，用植物油、卵磷脂、奶粉和黃豆粉來調製蛋酒和麥芽牛奶也可以。若患者能少量多餐，並且每餐都富含蛋白質和熱量，則其康復就更為迅速。

我們在輸血時，常會發生病毒性肝炎，應在手術幾天前就補充大量的維生素B_6、C和泛酸。由於病毒性肝炎具有傳染性，因此，病人家屬、護士、醫師以及和病人有接觸者，最好多吃維生素C。

即使肝炎已經康復，如果往後數年沒有充份的營養，仍可能復發。在任何時候，只要服用有毒性的藥物，都應注意肝是否會受損，並及時補救。

⊙肝功能測試

由於肝病不容易被察覺，因此，我們都應該每年做一次肝功能測試，尤其是體重太重，罹患肝病或黃疸症、工作經常接觸化學劑、喜歡喝酒和經常服藥的人，應特別注意。如果能夠及早發現加以治療，康復的機會通常都很快。

在我們的身體內，肝臟不但能保護自己，也能保護身體免於受到持續接觸和有毒物質的侵害，對健康的維護，絕不可稍有疏忽。

17 膽囊引起的問題

膽囊是肝葉間的小囊袋，用以儲存肝臟分泌的膽汁，有一個Y形小管連接膽囊和肝，將膽汁送到小腸。如果含脂肪食物離開胃，則荷爾蒙便會激膽囊壁收縮，使膽汁流入小腸，但同時又刺激肝以更快的速度分泌更多的膽汁。此外，富含維生素B群的飲食也能因產生能量而刺激已空的膽囊，加速膽汁的分泌。

雖然膽汁中只含有水、卵磷脂、蛋白質、礦物質、酸、膽色素，但對健康卻很重要。其中的卵磷脂可以將脂肪分解成微粒，使其能為酵素所包圍、消化與吸收。而膽汁酸則是消化脂肪、胡蘿蔔素、和維生素A、D、E和K所必需，可將這些營養送入腸壁，進入血液中。

⊙膽汁不足

飲食中如果蛋白質太少，而加工的糖類又過多時，則膽汁的分泌便會減少。假如膽汁不足，膽囊收縮不夠，而且肝也沒有被刺激分泌膽汁，則脂肪會保持大塊的顆粒無法與酵素混合，結果脂肪的消化不完全，其吸收也會因而明顯地減少。

不完全消化的脂肪很快就會和血液中的鈣和鐵結合，而形成無法溶解的皂化物，使礦物質無法到達血液，便會使糞便變為硬塊發生便秘。情況如果持續，便會導致嚴重貧血、骨質疏鬆，自發性骨折以及脊椎骨受損。膽囊有問題如果加上便秘，通常表示重要的礦物質大量的流失。

我們的體溫會很快地將獲自食物中的大部份固體脂肪溶化。如果膽汁太少，則變小而消化的脂肪會包住食物，使酵素無法有效混合蛋白質和醣類，影響其消化。同時，如果膽汁酸又不足，則胡蘿蔔素和維生素A、D、E和K的吸收也會受影響；同時，導致亞麻仁油酸、胡蘿蔔素和油溶性維生素的缺乏。此外，膽汁分泌不足，通常也會缺少維生素A，因此，人們便無法在夜晚開車、縫衣或做需要眼力的工作。

如果食物未完全消化，腸內的細菌便會大量地孳生，並釋出組織胺和廢氣，使身體感覺不適，導致口臭和大便惡臭的氣味。

⊙低脂肪飲食的危險性

飲食目的是為了維護健康。而以低脂飲食來避免膽囊過份收縮是很危險的。雖然長久以來，醫師都在施行手術的前後指示患者採用低脂的飲食，以緩和膽囊運作，直到醫療開始。可是對病人傷害卻很大。

美國醫藥學會建議膽結石、膽管阻塞和膽囊疾病的患者，在其飲食中的熱量應會無關百分之二十五來自於脂肪，而低脂或無脂的飲食都應避免，因為這種飲食缺乏並妨礙脂肪酸、胡蘿蔔素和維生素A、D、E和K的吸收，而造成比膽囊問題更為嚴重的病症。

⊙膽結石的實驗

從屍體解剖中，我們發現有百分之十的人患有膽結石，大部份都是因膽固醇過高，少部份則是因膽汁色素而形成。從子的實驗裡，膽固醇結石是因為異物使膽囊發炎，可在一週內結成，而在三週內其膽囊中便都是結石。膽囊發炎會傷及膽囊黏膜，使其表面細胞脫落而累積膽固醇。

在對老鼠的實驗中，發現食物如果缺乏維生素E時，老鼠便會發生膽固醇結石，而補充維生素E的則全部沒有。一般人都相信飲食中如果脂肪和（或）膽固醇太高，都會產生結石，但在動物的實驗裡，供給牠們許多膽固醇、飽和或非飽和脂肪，只要補充維生素E，便不會產生結石。

如果進一步使動物持續缺少維生素E，直到牠們全部都產生結石，才補充維生素E，結果發現已有結石會被分解。而缺少維生素E時，只補充酵母和許多脂肪（豬油）也能有一半的功效，其餘的只是些較小而含少量膽固醇的結石。把酵母和黃豆粉加到會引起結石的飲食中，則結石便不會產生。此外，天然穀類、花生和礦物質，也能使結石減低。

結石的形成原因與預防的對策，目前尚未明確。缺乏維生素E，則維生素A便很容易被破壞。而缺少維生素A，則膽囊的黏膜細胞多數便會死去，並隨膽汁流出，結果結石便以器官為基礎而形成，此時我們可以發現死亡的細胞會抓住膽固醇。而酵母、堅果和天然穀類都含有維生素B群和植物油，並增加卵磷脂的分泌，可以刺激膽囊壁的收縮。由於卵磷脂會將膽固醇分解成微粒，並保持流動，故膽汁中如果含高量的卵磷脂對結石的預防會很有幫助。

婦女在懷孕期間，常會因維生素E不足，發生結石；而生產較多的婦女又比未婚的女性容易產生結石。雖然結石患者的膽固醇可能很正常，但身體肥胖者，有心臟病糖尿病或其他膽固醇疾病的患者，都特別容易結石。

⊙結石可分解嗎？

一般醫學的觀念，都認為結石無法分解，必須手術取出。但是有許多患結石的人，卻沒有消化或膽囊疾病，如果不是經由X光發現，患者根本就不知道。當然，一旦有了結石，動手術將它取出是必要的，但如果醫師沒有立即動手術，不妨試著去分解結石。據專家指出，低脂肪飲食會妨礙膽囊的收縮，產生結石。而膽汁留在膽囊越久，則會變得越濃稠。若此時膽囊停止收縮，則高膽固醇的濃膽汁便會在幾天或幾週內隨身體的每個動作而移動，使膽固醇和膽汁色素持續進入壞死的細胞中，必然會形成結石。

實驗將人類的結石植入狗的膽囊，很快就被分解。這說明了膽汁中的某種要素可防止膽固醇流出，因此我們對結石患者做營養對膽汁研究。結果發現患者若吃飽和脂肪，則膽固醇會立即釋出。而吃一茶匙（三、五公克）的花生烯酸或含二十至六十毫克維生素B_6的亞麻仁油酸，結果會使膽汁保留膽固醇能力增強一倍。此外，維生素B_6是亞麻仁油酸轉化成花生烯酸所必需，也是分泌卵磷脂所必需。

要預防或分解結石，在食療中應多攝取維生素A和E，以預防細胞自黏膜脫落。而植物油和維生素B群，亦可刺激膽囊在用餐時做有效的收縮。此外，促進卵磷脂分泌的所有營養應補充，才能保留膽固醇。然而，飽和油脂和氫化過的脂肪以及多餘的糖都要避免吃才行。

大的膽結石無法進入膽管，而小的則可以輕易通過，不大不小的才是麻煩。然而，經過食療的患者可以輕鬆地將結石除去。醫師可以在結石經過膽管時，以藥物將其排出。這種不適只會持續幾小時，但結石排出後便會解除，比起手術的疼痛和花費要好得多了。

⊙膽囊和膽管發炎

進行屍體解剖曾發現，因膽囊炎而切除者，很少與細菌有關。但藥物、化學劑和菌毒引起的膽囊炎，則必化解其毒性，才能使肝恢復健康。有兩位因農藥而引起膽囊發炎的女性，將每公升加入四個蛋黃的營養強化牛奶，每三小時喝一杯，再加上一千毫克維生素C和兩百單位的維生素E，結果病情便迅速康復。

膽囊發炎通常會發生在可體松分泌不足時，因此促使腎上腺功能的正常很重要。我曾經為一位律師計畫食療，他的血糖太低、壓力也很大，所以我建議每天早上用一茶匙的鹽溶在開水裡喝，然後擬訂一週的完整食療，結果在十天後，他就可以回到工作崗位了。

⊙黃疸病

紅血球破裂後，色素會排在膽汁中，卻毫無作用，也無法到達腸內，反而累積在血液和組織中，使皮膚和白眼球變黃，這就是所謂黃疸病。然而，除了紅血球破裂，手術、創傷、膽管的腫大或痙攣，或結石引起的阻塞、癌症，或使膽汁無法到達腸內的胞囊，也都會引起黃疸病。

二次世界大戰時期，很多軍人患黃疸病，軍醫研究發現，讓病人吃高蛋白飲食，病況很快就會消失。然而，黃疸患者的飲食，應限制脂肪的攝取，而醣類則需要充分補充，以防蛋白質被轉化為熱量消耗。此外，專家們也建議患者每天的飲食應含有一百五十公克的蛋白質，適當的脂肪，以及豐富的天然澱粉和糖。但患黃疸時，膽酸會回流到血液中，破壞紅血球表面的脂質，而使人發生貧血，故在飲食中應加強補血的營養素。倘若飲食不當，則肝會損害甚至肝硬化都可能發生；並且在康復後，仍需長期注意飲食的營養。

如果黃疸是由膽管痙攣引起，則食療應強調可使組織鬆弛的營養素，如維生素B_6、鎂、鈣和足夠的維生素D，並使鈣被充分吸收。此外刺激可體松分泌的食物也應配合營養強化牛奶食用；如果沒有及時補充，則膽汁有時會被迫流入胰臟，而引起發炎、疼痛和出血。若引起胰臟炎，則前述各種營養素的食療應立即開始實施。

⊙膽囊疾病的食療

肝炎、胰臟炎、膽囊發炎和膽結石阻塞的患者，通常都會發生噁心與嘔吐，使病人無法進食。這種情形應立即去看醫師，也要盡力預防酸中毒和補充壓力引起營養的需求。

在嚴重的階段過去後，應讓患者每兩小時用餐一次，然後漸漸調整為每天用餐六次的少量飲食。而在多數膽囊疾病中，膽汁都會無法充分流通，故需要卵磷脂來分解脂肪，才能促進其吸收。此時，雖然以植物油代替固體脂肪，可使膽汁酸加倍產生，以透過腸壁，消化經過的脂肪和油溶性維生素，但需要長期補充膽劑。此外，每餐和兩餐之間吃一茶匙卵磷脂和含酵素的膽劑一至三顆，也可促進完全消化並預防廢氣產生。患者大便如果是軟的，則膽汁已足、皂化物便不會形成。然而，在患病期間，血液中的維生素A、D和E通常都太少，補充時應和卵磷脂與膽劑一起使用。

每天吃一兩杯起司或優酪乳，可以進一步減輕脹氣，若大便持續惡臭，則表示蛋白質的消化仍不完全，應增加含酵素的膽劑、卵磷脂、優酪乳或起司的用量。

膽囊病患者常會被限制吃許多食物，並沒有科學根據。事實上，只要對健康有幫助，沒有食物是應該被禁止的。如果要刺激膽汁流通，每餐或兩餐之間在食物中加一茶匙以上的植物油會很有幫助。而開始喝牛奶時，通常也可以加些全麥麵包和穀類、瘦肉和魚、蛋、起司、水果、蔬菜和牛奶等。若患者體重正常，康復良好，則每餐還可以吃些豬肉、牛排、肉湯和含卵磷脂的食物，並補充膽劑。

植物油比固體脂肪更容易被吸收，且會促進膽酸與卵磷脂分泌，減少膽汁中的膽固醇。而且植物油可以用來烹飪和調味。此外，蛋也很有幫助，尤其肝受損時，每天吃幾個蛋或蛋黃都是有必要的。而食物也可以用牛奶和奶油來調味，份量可視熱量和消化量而定。但氫化過的油脂便應嚴格禁止。

要吃高蛋白質的飲食而不會有太多的飽和脂肪，需要多吃酵母、黃豆粉、小麥胚芽、新鮮脫脂牛奶、堅果、非氫化的堅果醬和植物油煎的肝等。許多高蛋白質食物都可以做成美味的麵包、雞蛋餅、鬆餅和煎餅。隨時補充所需的營養。

18 痛風日益增多

痛風是一種痛苦的疾病，有如千萬只針在刺痛一般，而這些針會在關節周圍的軟組織游移，引起發炎，也就是尿酸接合鈉產生的晶體。當含有嘌呤的飲食被消化分解後，尿酸便會產生。

倘若泛酸充足，則尿酸會轉化成尿素和氨，很快地隨尿排出體外。然而，痛風的患者卻沒有足夠的泛酸來利用，反而會產生過多難以消除的尿酸。因此患者排尿會比一般人多。有些藥物會損害腎而意外引起痛風，故會妨礙尿酸的正常排泄。

⊙壓力症候群

在壓力反應為人瞭解以前，醫學字典中所指的「痛風」，是因為「工作辛勞、長期暴露、不良飲食和酗酒」所引起。痛風病在「警示階段」，體內已有無數的細胞因釋出的尿酸而遭破壞。但尿酸卻又會被鈉中和而轉入組織內。例如，年輕人只要在冷水中浸泡八分鐘，其血液中的尿酸便會上升許多，則需在六週內每天補充許多泛酸才能化解。而且，在往後的四個月，尿酸都不會增高。

然而肥胖的人如果斷食數週，則其血中的尿酸會增到非常高，而導致痛風。因此，患者應補充維生素A、B_1、B_2、D和菸鹼酸醯胺；但是維生素C只要吃七十五毫克，而泛酸則不必額外補充。

不當的飲食會引起痛風。例如，飲食缺維生素B便會發生痛風，因此必須每天補充十至二十毫克的維生素B_1。如果動物缺乏維生素A也會發生痛風。此外，痛風也被認為有遺傳性，故對於泛酸與預防壓力的營養需求都很高。然而，壓力的形成又會耗盡所補充的泛酸，造成尿酸無法轉成尿素，遂使尿酸累積，而產生痛風。事實上，痛風的間歇性陣痛，是因為壓力的出現與消失的緣故。

⊙維生素E的重要性

缺乏維生素E時，產生尿酸的細胞核最易受損，而形成過多的尿酸。若缺少了維生素E，必需的脂肪酸便會形成細胞的部份組織，使細胞核因氧化而受損，造成細胞的破壞，而且，組織中破壞細胞的酵素也會比平常多出十五至六十倍。事實上，大部份動物都能將尿酸轉化成尿素，但只要有一個月的時間缺乏維生素E，尿酸的分泌便會比平常高出七倍。則此時必須補充維生素E，尿酸才會減少。

缺乏維生素E目前仍是痛風的主要原因。如果沒有冷藏植物油、美乃滋或沙拉，油脂沒有妥善儲存，或堅果沒有放在真空罐裡，都會產生破壞維生素E的細菌。我們現在所攝取的維生素E比以前已少了許多，而這少許的維生素E又會因為烹飪不當，受到大量破壞。因此，更增加維生素E的需求。

⊙蛋白質不均衡的危險性

在實驗中給動物吃不完全的蛋白質，或缺乏必需胺基酸的食物，結果都會使其尿酸分泌增加。而讓動物吃太多或太少的胺基酸，都會使其尿酸再度升高。胺基酸就像蓋房的磚塊一樣，可以砌成人體組織。胺基酸共有二十三種之多，然而有十種人體需要的胺基酸是人體無法自行產生的，必須由食物來加以補充。

我們攝取一種最普通的胺基酸——甘胺酸時，發現在血液和尿液都會出現尿酸；而且，患痛風的人，其體內甘胺酸的轉化會比一般人較快。這說明了我們如果吃許多不完全的蛋白質，則身體本身便會排除無價值的東西。因此，患痛風的人必須攝取完全的蛋白質。然而膠質食物，除了提供過量的甘胺酸以外，卻少有多種必需胺基酸，因此應嚴格避免去吃。

⊙腸內細菌的重要性

我們在睡眠期，身體內分泌的尿酸較少。此時即使注入再多的尿酸也不會引起傷害。因為尿酸通常都會進到腸內，讓腸內的細菌利用，只是尿酸被利用的數量，要視細菌多寡而定。如果細菌遭口服抗生素破壞，則血中的尿酸便會立刻增加。因此，痛風患者應多吃起司和優酪乳，以促進腸內細菌的孳長。

⊙心理的因素

心理壓力是常引起痛風的主因。一位健康良好的人，突然右腳發生痛風，因而住院，他寫信請我為他做食療，我除了為他擬訂食療計畫外，還附加一句：「我覺得你的心中抑壓一些不愉快的事，是嗎？」結果被我猜中了，原來他生病的那天，大多數股東做了驚人的決定，簡直要把他經營的公司給毀了，這使他非常生氣，可是又不便發洩出來。當他明白生病的原因之後，痛風很快便消失了，並且不再復發。可是醫師卻常把心理疾病看得太嚴重或不願去了解，無法給病人有效的幫助。

在我的經驗裡，情緒引起的痛風很普遍。男人生性好鬥，常常氣得想打人，必需加以抑制。我認為這是為什麼男人比女人容易得痛風的原因。其實，用手腳的踢打來發洩憤怒的情緒會比用身體其他部份來得有效。因此，當我們生氣時，應趕快用拳頭打沙包或踢足球，則可以消除情緒引起的壓力，避免體蛋白遭到破壞。

⊙痛風的飲食

醫師建議痛風患者的飲食，通常都忽略了因壓力所引起的營養需求，而只強調禁止食用嘌呤（形成尿酸的營養成份，由動植物細胞核經消化而產生），因此在食物中特別注意。同時由於患者不能吃酵母、小麥胚芽和麵包。因此，在飲食中非常缺乏維生素B群，甚至維生素E和泛酸也幾乎都沒有。不過，現在醫學專家也認為食物是否會增加尿酸是無意義的，因為引起痛風的尿酸其實是在體內分解蛋白質時形成的，而不是從食物來的。

多吃水果、蔬菜和果汁（特別是柳橙汁）會使尿中含鹼，可將尿酸晶體溶解，以利排泄。患痛風時，每天喝三公升開水，也可以排泄尿酸晶體，不過喝果汁或牛奶，效果會更好。患者對健康有幫助的營養食物都可以吃，但不完全的蛋白質如玉米、乾豆、扁豆和穀類，應和牛奶、蛋、起司和肉一起吃，才能預防胺基酸的不均衡。

如果患了痛風，其飲食營養一定要充足，才能避免進一步的傷害。而患者也應盡量消除生活中的壓力，最好多吃維生素C和泛酸，在心情不好時，每兩三小時補充一次完全的蛋白質。

19 腎臟的疾病

我們的腎臟組織是人體中極複雜的器官，位於腰下脊椎兩側，形狀如腰果一般，約有兩吋寬四吋長，其皮質部份整齊精密地排滿了無數個腎小球，而每個腎小球又有細長的微血管纏繞，然後集中到較大的管子，再匯集到數大的輸尿管，最後銜接到膀胱。每個腎小球的血管內都流有新鮮的血液，每條微血管之間都有連接組織相連結。腎臟就是靠這許多腎小球和長達數公里的微血管在運作。

每一個成年人，約有十二公升的血液，然而由於血液循環的關係，所以腎臟每天大約要過濾四千公升的血液。倘若腎小球內的血壓增高，則沒有蛋白質的血漿便會被排入微血管。而當這些血漿走入漫長的行程時，水和營養素又會再被吸收到腎小球內，就像食物被消化道吸收一般。因此，健康的腎臟可以防止脫水、排除廢物（消化分解細胞產生的尿素）並維持體內的酸鹼性。

⊙腎臟與膀胱的感染

由於疾病感染，腎臟和膀胱也會發炎而產生腎盂炎與膀胱炎，需要補充抗壓的飲食及各種維生素。由於食物中的肉類、蛋、牛奶、起司、麵包，尤其發酵果汁，都會使尿變為酸性，妨礙細菌的生長，蔬菜、水果，特別是柑橘類果汁，應避免吃。

罹患膀胱炎時，膀胱外壁有時會潰瘍，如果平常未補充維生素E，許多疤痕便會形成，減低儲尿的能力。

⊙腎炎及排尿問題

缺乏鎂時，排尿會失禁；而缺乏鉀時，便會使排尿困難而產生疼痛。動物如果缺少維生素B_2或泛酸時也會如此，在這種情形下，應注意這些營養素的補充。

腎炎又稱為布萊德氏病（Bright'a disease），大多是因為腎受損而產生的疾病。腎臟炎的症狀很多，通常兒童常感染的急性腎炎，並不是由病菌引起的。這種腎炎病發生時，患者的血蛋白、抗體和許多壞死的細胞都會隨尿流失，而血漿也會因脂肪和膽固醇而變為濃稠。漸漸惡化甚至導致死亡，或者在患者病情好轉時，變成慢性疾病，但通常不會完全康復。

腎臟病是老年人常發生輕微的腎傷害。它會慢慢發作，患者的眼下會浮腫、頻尿、或者頭痛，而膽固醇也會過高，可能會持續數年。而且這時脂肪又會積累在動脈和微血管內，使體內的血液難以到達腎臟，同時，其所吸收的營養素都會因而隨尿排出，使腎臟充滿壞死的細胞與疤痕，但仍有康復可能。不過尿液的形成受阻，許多有毒的尿素無法排泄，便可能會引起致命的尿毒症。

⊙腎臟病產生的實驗

從實驗中，如果動物的食物缺少膽鹼，則會產生腎炎。其腎小球外的微血管會因而嚴重受損並大量出血，而血液中的卵磷脂也會降到標準以下，由於膽固醇與脂肪的累積過多，會減少尿液的形成，血液循環也受到阻礙，有許多蛋白質會隨尿流失，身體便會發生水腫。服用維生素B_{12}、葉酸或組胺酸都能治療水腫，但要停止出血，必須服用膽鹼。

如果我們的飲食熱量高，特別是喝酒或吃精製的糖時，身體對膽鹼的需求會大幅增加，而腎病也會變得更嚴重。如果此時再缺乏膽鹼和蛋白質，則嚴重水腫便會使消化系統、血液循環和其他功能因而受阻。缺乏膽鹼也會傷及肝，可是在這之前，腎臟早已受損了。

蛋胺酸可以產生膽鹼，但如果增加太快，便會先形成體蛋白，而沒有多餘的胺基酸來轉化成膽鹼。因此，年輕人特別容易患腎炎。而成長中的老鼠即使吃豐富的蛋白質，其飲食若缺少膽鹼，則四到七天之內便會得腎炎。老鼠的腎會積滿脂肪而腫大、褪色，且大部份組織壞死，終而導致死亡。但是如果疾病能緩和下來，則膽鹼和組織胺的需求會減少，其病情便會漸漸好轉。

成長中的兒童，如果缺乏膽鹼，同樣也無法由組織胺取得，如果此時把組織胺注入體內，則發現它會轉化成卵磷脂並非膽鹼，因此脂肪的累積會直接傷及腎臟，而引起動脈硬化。此外，在布萊德氏病嚴重時，血液中卵磷脂也會相對減少，而膽固醇卻非常高，脂肪也會使血漿變為濃稠，此時必須補充卵磷脂才能挽救。

如果在營養豐富的飲食中加入膽鹼，則腎炎很快就可消除。患腎炎的牛犢（小牛）如果沒有吃膽鹼，經過七天的嚴重腎炎及出血後便會死亡。但另一群牛犢供給相同的飼料，同時加上一千毫克的膽鹼，卻在二十四小時內，其病情便大為好轉。然而，如果同時服用膽鹼和肌醇或卵磷脂，效果會更好。

⊙腎臟疾病的其他因素

當動脈硬化時，缺少任何營養，都會妨礙卵磷脂的產生而導致腎臟疾病。如果飲食中缺少必需的脂肪酸，則幾乎所有的動物都會得腎炎。膽固醇和脂肪累積在腎臟時，腎小球的血管會破裂、血液和蛋白質都會隨尿流失，使人體發生水腫，大部份組織遭破壞，而血管通常也會硬化。

動物缺少鎂也會產生腎炎，由於這種礦物質會隨尿流失，因此，如果腎臟受損則情況會更加惡化；但是只在飲食中補充了鎂，腎臟反而會腫得很大，並會使累積在腎裡的鈣比平常高出二十五倍。此時如果磷過多而鈣過少，則情況會更加嚴重。

如果同時缺乏維生素B_6和鎂，則草酸與鈣結成的晶體，會對腎臟造成更大的傷害，會使四分之三的腎臟組織為疤痕所取代。因此，罹患草酸腎結石的人，血壓往往很高，而腎受損便使他們的病情越來越糟，終致死亡。

⊙維生素的影響

由於腎臟微血管和黏膜是相連的，如果攝取太少的維生素A，便會使腎塞滿壞死的細胞，使尿液形成較少，而過多的水累積在體內，會使血壓增高，尿素回流到血液中，並且使維生素A自肝和身體組織快速流失到尿液中，卻不能在最需要的時候發揮效用。此時，如果讓腎炎患者每天吃五萬單位維生素A，則幾天之後，其排尿會增加百分之九十，表示腎功能已有改善。

患者倘若在缺少維生素E時得腎炎，血管便會塞滿壞死細胞，使血液無法流通而造成水腫並使腎臟明顯的退化。假如情況持續，甚至血管也會完全遭破壞，需要補充維生素E來補救。此外，維生素E還可以用來預防維生素D和有毒物質引起的腎臟硬化。

許多醫師都認為維生素E對腎臟病很有幫助。如果小孩患腎炎，每天吃三百單位的維生素E，可使其水腫立刻消失，而血液和蛋白質也不會再隨尿流失。不過，患布萊德氏病的成年人，每天需要攝取三百至六百毫克維生素E。此外，維生素E可減輕細胞對氧的需求，使其壽命延長，因此，可以避免腎臟疾病和化學藥劑引起腎傷害所產生的疤痕，而且有時也能降低腎臟病引起的高血壓，並促進尿液的形成。

⊙壓力的影響

讓動物吃鹽和腎上腺激素去氧皮質脂酮（DOC），會發生布萊德氏病，就像人類在承受壓力時吃含鹽食物，卻無法分泌足夠的可體松一樣。動物都有血壓增高、水腫、心室腫大、血管狹窄硬化、尿中出現蛋白質和腎臟退化，結等現象。此時服用可體松或體內自行分泌充足的可體松，則這種傷害便可避免。

腎炎往往是跟隨著壓力而產生，如嚴重的傳染病，異常的喉嚨疾病、鉛中毒或二氧化汞中毒和毒藥等。就算是一個強壯的士兵，如果其飲食中缺少了蛋白質或脂肪，或在承受各種壓力時，都會使腎臟受損，以致白蛋白和血液隨尿流失。因此，一旦發現這種疾病，應立即補充可體松，或設法刺激可體松的分泌。

⊙水腫

過多的水份在體內累積便會產生水腫，通常是在腳踝和眼睛周圍腫脹時才會被發現。然而這時體內所累積的水已足夠使瘦的人看起來肥胖，這種症狀即是腎上腺衰竭。

患水腫的年輕人攝取大量的泛酸，可增加排出使身體積水的鈉；同樣地，攝取富含鈣和維生素D的飲食，也可以消除水腫。但吃太多醣類的飲食，卻會將水和鹽留在組織中，此外，腎炎也會使腎上腺分泌過多的醛固酮，使過多的鹽和水留在體內，導致水腫與高血壓。

水腫的另一個原因是腎臟受到損害，血液中的血蛋白會隨尿流失的緣故。而這種蛋白質並不是來自食物，而是來自人體組織。尤其是在貧血時（腎臟炎常有的症狀）、鐵、銅和無數的營養素都特別容易自受損的腎臟流失。此外，血蛋白對尿液的聚集也很重要，如果太少，便會使流體與廢物積留在組織中。因此食物中蛋白質過少，或熱量太少時使體蛋白被消耗，都會發生水腫。

膽固醇的長期累積會傷害到心臟和腎臟，當腎炎嚴重時，通常心臟也會疲乏而心跳減慢，以致能輸送至腎臟的血液很少，使更多的水、鹽和尿素累積在體內，並產生高血壓。

⊙促進排尿

維生素C可以增加尿液的產生，每天只要吃三百到五百毫克，就是很好的利尿劑。然而，鹽如果太多，那麼維生素C就會失去效用，即使用注射補充，也會很快從受損害的腎臟經過，而毫無作用。此外維生素E也可以用做利尿劑；如果大量攝取維生素A，也可以增加尿液。

由於吃鹽過多或服用可體松利尿劑時，會導致鉀缺乏，對腎造成更深的傷害。動物缺少鉀時，血壓會增高，腎臟會加倍腫大，甚至血管細胞也會因積水而破裂。

腎炎患者如果每天吃幾公克的氯化鉀，則腎臟可免於受損，體內的鹽和水也會減少。

如果服用可體松，效果更好。不過，醫師們都認為不吃鹽時，應補充氯化鉀或含有氯化鉀的代替品。

利尿劑雖可促進排尿，卻會引起許多營養缺乏的問題。因為許多溶於水的營養素都會隨尿排出，且水喝得越多，隨尿流失的也越多。此時需補充膽鹼、泛酸、維生素C和鎂等營養素。

⊙腎臟出血

腎臟患者因為受到壓力、藥物與排尿過多的流失，都會使維生素C缺乏，而增加出血的危險性。甚至尿中也會出現血絲。

大量補充維生素C或類生物黃酮素，有時會很快停止出血及尿中帶血的現象。

由於缺乏膽鹼或維生素E也會引起出血，因此，當發現有了腎臟病時，就應立即補充大量的卵磷脂、膽鹼、維生素E和維生素C。如果尿中帶血，更要大量增加。然而，有時腎臟出血也可以只用維生素E來制止。

⊙尿毒症

尿素是在食物組織細胞破裂和蛋白質被轉化為熱量時，形成的一種含氮物質。由於尿素累積過多有毒，如果血液中尿素過多，便會導致尿毒症。

醫師通常都會讓尿毒症患者吃低蛋白熱量或甚至完全沒有蛋白質的飲食。然而，吃太少的蛋白質，卻會使許多蛋白質分解，而形成更多的尿素。患者如果每天吃的蛋白質少於四十公克時，便會使血中尿素增加，因此，其攝取量至少要多於四十公克。但是低蛋白飲食雖然有危險性，卻仍然為醫師所採用。

缺乏維生素B_6時，血液中尿素會急速上升。但是如果給病人吃丙胺酸和高蛋白的飲食，反而會增加其對維生素B_6的需求，使尿素增加更加惡化。但是，讓患者每天吃兩百毫克的維生素B_6，其尿素又會很快就降到正常標準，而且這對懷孕時患血毒症的尿素過多治療特別有效。因此，一旦出現尿毒現象，便應立即增加維生素B_6的攝取。

⊙低鹽飲食

由於鈉在水腫時會在體內累積，故一般食鹽和含小蘇打的食物通常會被禁止食用。雖然低鹽飲食較缺乏口味，但食物還是可以用調味品和鹽的代替品來調味。如果營養充足，又可以從食物中取得充足的鉀，那麼鹽的限制不過是短暫的而已。

過份限制鹽，反而會使患者缺乏鹽或鈉和氯，而使其身體感覺虛弱、肌肉痙攣、嘔吐和血中尿素上升。這些症狀在天氣熱時會更嚴重，應特別注意。因此，患者每天至少攝取五百毫克的鈉，且水腫一旦消失，便應馬上停止低鹽飲食。更何況吃了大量的鉀（醫師有時會讓患者吃十二公克以上），也會使鹽被排泄掉，故鹽的嚴格限制通常並無此必要。

⊙腎臟病的食療

著名的泌尿學博士阿迪斯說，對腎臟病的食療真是眾象說紜云，各說各話。而現今對腎臟病使用的食療在研究方面也極為落後。

在三個案例中，我曾經看到死於腎炎的小孩，其所供給的飲食幾乎完全缺乏膽鹼、泛酸、鎂、必需的脂肪酸、維生素B_6、C、D和E等營養素，甚至連其血中尿素不太高時，卻仍被嚴格限制蛋白質的攝取。而在這些例子裡，孩子的母親沒有經過醫師同意，都不敢擅自改變他們的飲食，遂使悲劇發生。

囚於腎臟病的種類很多，醫師應替病人決定每天蛋白質、鹽和水的攝取量。而使用利尿劑時，也必須先補充足夠的營養才行。此外，熱量也必需充足，才不會使體蛋白或食物中的蛋白質被轉化為熱量使用，增加尿素的形成。然而，少量多餐也很重要。

經過多年的爭論，現在專家們都同意除非是患尿毒症，否則平常的飲食蛋白質的攝取一定要充足，以補充從尿與糞便中流失的蛋白質，使其能重建機能，因應身體以及壓力所造成的需求。在腎活體檢視中，我們發現每天吃一百五十至兩百公克的蛋白質的患者，病情康復非常迅速。

如果患者不能食用鈉，則海產和吃鹽的動物的肉類、蛋、起司和牛奶也都不可以吃。但可以吃低鈉牛奶和起司。此外酵母含鈉很少，而小麥胚芽、黃豆、黃豆類、堅果和無鹽堅果醬，也都是很有營養而很少鈉的食物，可以多吃。患者若可以吃蛋，那麼可以用兩個蛋黃來代替。如果吃蛋白質受到限制，就只能吃蛋黃、肝、酵母、起司和牛乳，但不完全的蔬菜蛋白質必須禁止食用。營養飲料可以用低鹽牛奶或任何果汁來調製。烹飪時應以植物油取代固體脂肪。如果吃了肉類，則每天需要吃幾次新鮮或脫水肝，尤其嚴重貧血時，更應如此。

患者的副食應著重在食物無去補充的營養，腎臟病患者每天的食譜可參考如下：每餐和睡前吃兩百五十毫克的膽鹼，一天吃一千毫克，然後吃三至六湯匙的卵磷脂；以及三十毫克以上的維生素B_6，兩萬五千毫克的天然維生素A，和三百至六百毫克的維生素E。如果牛奶不可以喝，每天可吃四到六次各兩百五十毫克的鈣，如果再和鎂與十毫克的維生素B_2一同吃更好。食療應持續使用，而且要了解膽固醇的多少，漸漸補充副食。由於患者通常都會消化不良，因此，每吃一次食物，應補充一次胃乳、消化酵素和起司或優酪乳、酸菌等。患者喝水越多，則食療的營養補充也要更多。如果服用利尿劑，更需補充營養來重建腎臟組織。

食療的成功與否端賴開始的時機，如果一發現病症開始即實施食療，則腎臟病便可迅速痊癒，因為我們的身體本身就有相當能力來抵抗疾病。

20 腎結石可以溶解

腎結石通常發生在中年人居多，兒童及老年人則很少發現；而發生於男人又比女性較多。結石的種類可分為草酸鈣或草酸鈣與磷酸鈣混合以及磷酸銨鎂石、尿酸石及胱胺基酸石等。

⊙腎結石的種類

腎和膀胱結石從小如砂礫到大如鳥蛋都有，而且大多是因為鈣與磷或草酸鹽結晶而成。這些結石通常都是以手術取出，可是如果沒有良好的預防措施，體內又會結成，而始終無法根除。

有些結石其實幾乎就是尿酸或胱胺酸。要預防結石產生，應多吃水果和蔬菜，尤其柑橘類，有助於分解結石的晶體。如果產生鈉結石，便應做痛風的食療。然而一般所說胱胺酸自尿流失是遺傳問題，其實是對某種營養的需求特別高，多吃膽鹼，有時會很有幫助。此外，平常還應限制胱胺酸的攝取，而蛋白質也不要超過七十公克。

本章所述的結石，指的是磷酸鈣或草酸鈣鹽形成的結石。

⊙結石溶解方法簡單

如果尿液呈鹼性時，會很容易產生草酸和磷酸鹽結石。通常由體內的醣類合成的檸檬酸，會維持尿液適當的酸度，使礦物質與草酸晶體被溶解。然而，如果鎂不足，檸檬酸便無法產生，則尿液便會立即減少，必須補充鎂才能使其增加。

動物體內缺乏鎂時，常會得腎結石。缺維生素B_6的老鼠，如果食物中每一百公克加入二十至四百毫克的鎂，則尿中檸檬酸便會多出約七倍。鎂補充越多，分解的結石會越多。可是只要維生素B_6缺乏，草酸便會維持過高，而使檸檬酸減少。此外，如果維生素B_6充足而鎂缺乏，則產生的腎結石大份都是磷酸鈣鹽。然而足夠的鎂與不足的維生素B_6時，則會產生的草酸鹽結石。

在一項實驗中，對腎結石（草酸鹽和磷酸鹽）達十年以上的患者每天服用兩百五十毫克的氧化鎂，在開始服用時，他們便不再產生結石，而尿裡流失的鈣與磷也明顯減少，但在停止服用鎂六個月後，結石又會重新產生了。

患草酸鹽結石者，多為缺乏維生素B_6或無法吸收它。患者如果同時補充鎂和維生素B_2，可促進其吸收，而注射維生素B_6的吸收效果比口服更好。此外，草酸鈣鹽結石患者，分泌的草酸會比一般人多十六至五十倍，而且維生素B_6缺乏越厲害，則草酸便會增加得越多。必須補充維生素B_6才能停止其分泌。懷孕的婦女也會因缺乏維生素B_6而分泌草酸，但每天吃十至二十毫克的維生素B_6，便可抑止。

⊙草酸的來源

維生素B_6不足時，胺基酸的甘胺酸由於利用不當而轉化成草酸，便形成結石，同時，尖銳的草酸鹽晶體也會傷害腎臟。在實驗中，結石患者吃甘油後其體內會出現草酸，而健康的人卻只有蛋白質。缺乏維生素B_6的動物，吃越多的甘油，則其尿中排泄的草酸就越多，必須同時補充維生素B_6，才能立即改善。

由於有些水果含有草酸，因此，患者的飲食通常會禁止吃許多水果。然而，即使飲食中沒有草酸、草酸鹽結石仍然是會形成。患者如止吃水果蔬菜，而吃更多的維生素，當鎂減少時，其對維生素B_6的需求和吃進去的甘油都會增加，反而產生更多的結石。因此，除非是為了預防蛋白質不均衡，任何對營養有幫助的食物都不應被禁止。只是果膠有太多甘油，會使結石產生，則要避免。

老鼠的體內如果缺維生素A，腎臟會產生許多結石，不過也有些矛盾。當人體內缺維生素A時，從腎黏膜脫落的壞死細胞，會成為鈣晶體累積的基礎。而得腎結石的病者有時也有維生素A缺乏的病症。可是死於結石的解剖報告裡，卻沒有缺乏維生素A的跡象，因此，結石的產生一定還有其他因素。

結石的形成通常是由於患者呈鹼性的尿液中含有細菌和許多氨而產生。當維生素A不足時，其體內壞死的細胞便會助長無數的細菌孳生，很快把尿素分解成氨，使尿液變成鹼性。但鈣晶體無法溶解於鹼性尿，故會積成結石。此外，細菌如果到達腎臟，而患者營養不足時，則腎臟的細胞便會脫落，而食物中的膽鹼或維生素A和E會助長這些細菌的孳生，間接地使結石產生。

如果經常吃加工食品，太多的鹽或太少的水果蔬菜，都會使體內的鉀不足，使尿變成高鹼性而無法解礦物質，因此便很容易使其積成結石。

⊙鈣的保存

鈣從尿液流失的原因很多。如果腎臟健康，則百分之九十九的鈣在通過腎臟的微血管時，會被吸收重回至血液。但是在腎微血管能有效收鈣之前，需要有維生素D。如果維生素D不足（腎結石時常發生），則許多鈣和磷會從尿液流失。而過多的合成維生素D或照射麥角脂醇，也會使這些物質自尿中流失。

當身體承受任何壓力時，其體內的可體松會從骨骼中吸收礦物質，而尿中的鈣和磷流失也會增加，並且會持續增高，直到壓力解除為止。服用可體松、甲狀腺素、阿斯匹靈和許多其他藥物，也會加鈣和磷從尿中流失。含高鈣和鎂的抗壓飲食可以預防這種流失，同時，也不致使骨骼的礦物質排出過多。

嚴重的壓力與疾病，會使體內大量的礦物質流失持續達數月之久，即使是一個健康的人，體內的鈣、磷和許多營養素都會持續大量地隨尿流失。長期不能行動的病人特別容易產生磷酸鈣鹽結石，而脊椎骨也會變為脆弱。可是這種典型的壓力反應，卻常被誤認為是骨頭會像肌肉一樣，因為不用而退化使礦物質大量地隨尿排出。

如果飲食中缺少鈣，在承受壓力時，骨骼中的鈣便被吸取，而大量隨尿流失。反之，如果每天攝取二・五公克的鈣（相當於兩公升半牛奶所含的量），則尿中流失的鈣和磷都會減少。因此，醫師對癱瘓無法行動的病人都會建議他們多補充鈣。

大多數的鈣和鎂都會與蛋白素結合而留在血液中。如果飲食中蛋白質太少，則產生的蛋白素也會過少，以致礦物質隨尿流失，而形成結石。由於這兩種礦物質是伴同蛋白素而存在。如果吃太多的鎂，則會佔用太多的蛋白素，而使鈣被排擠出來隨尿流失。為了抗酸吃許多鈣質，也會使身體因缺鎂而產生腎結石。

當鈣和磷不均衡時，鈣也會因而流失。骨骼強壯需要許多鈣和磷，但如果其中任何一種過多，則會被排擠出來。如果攝取鈣太少而磷太多，則會變成鈣磷鹽而被排出體外，因此尿液中便會出現許多鈣和磷。反之，如果磷太少而鈣太多（通常只在實驗中才會產生），則鈣和磷都會大量流失而產生結石。

⊙營養不足的危險性

醫師們常建議腎結石患者應吃低鈣、低磷、低蛋白的飲食，因此他們通常都不能吃牛奶，牛奶製品、蛋、肝、全麥麵包和穀類，可是這種飲食卻幾乎會使每一種營養都不夠。此外，醫師常讓他們吃乳膠，卻使其體內磷（體內每個細胞都需要這種營養）從糞便中排出，這和吃低磷飲食發生的情況一樣。然而，為了預防尿液太濃，結石患者每天應喝四到五夸脫的水，可是這樣很容易使鎂、維生素B_6和其他營養素隨尿大量流失。但是，充足的鎂和維生素B_6可以溶解礦物質，並減少其流失，則不需再補充過多的水。

患結石的病人，通常每天大約需要兩百五十至五百毫克的鎂、十至二十毫克的維生素B_6，除此之外，要預防成溶解腎或膀胱結石，則鈣與各種營養素都需要充足。

21 認識血壓

什麼是血壓？我曾經問過許多聰明的人，他們都不能明確地說出其定義。因此，在本章內，我們就要來學習，對血壓有正確的認識。

⊙血壓的功能

血壓就是血液施給血管壁的壓力。就像水在水管中流動一樣，如果保持水量不變，當減少管中的水量或將小水管換成大水管時，都會使水的壓力降低，低血壓即是如此；反之，將水管中的水量增加或將大水管換成小水管，則水壓增高，如同高血壓。我們身體內動脈血管的直徑，通常約為一小指大，但當動脈血管硬化時，動脈血管壁積累了脂肪，直徑縮少只能插入一根火柴，血液在窄小管道流動，需要心臟用力將它壓過去，因此便使血壓增加。

血壓的功能是迫使氧和血漿輸送各種營養素——包括醣類、胺基酸、脂肪、維生素和礦物質等至人體的組織各部份，供其利用。因此，正常的血壓對細胞的營養很重要。當微血管吸收了血漿帶來的營養，使血液保持一定量。因為有了血壓，體內的組織才能不停地保持在新鮮營養的血液中，而壞死的細胞也會被帶走。

當身體需要更多營養和氧時，血管的收縮便會增快，增加壓力以補充細胞的所需。反之，則管壁的肌肉便會放鬆、血壓會下降，於是營養便會被保存下來。

當每一次心臟跳動時，新鮮的血液就會被壓送湧進動脈血管，對血管壁所產生的壓力會暫時地增高，這種心臟收縮產生的血壓稱為「收縮壓」，用血壓計測量，通常是在一百二十至一百三十毫米汞柱之間。心臟休息或擴大時，血壓便會下降到八十至九十毫米汞柱之間，則是所謂「心臟舒張壓」。

⊙改善低血壓

營養不當時，血管的管壁會變得過度鬆弛或擴張，輸送到身體組織的氧和營養便會減少。因此，低血壓的人常會覺得疲倦，缺乏耐力，對冷熱都產生敏感，時常想睡，勞動時脈搏會加快，對性生活缺乏興趣。如果血壓繼續下降，則這種症狀會更惡化。此外，低血壓的人在起床時也會覺得比上床時更為疲倦。

我們的飲食營養素之中，如果熱量，蛋白質、維生素C或任一種維生素B稍有不足時，血壓便會降低，然而，在所有營養素中，又以泛酸缺乏時會使血壓降得最快。如果缺少了泛酸，腎上腺激素的分泌便會受影響，使水和鹽過多而血液減少。此外，長期壓力引起的腎上腺衰竭，便會增加泛酸的需求，也會使血壓降低。需要充分補充才能使血壓增高。

低血壓者的飲食營養，應著重於補充完全的蛋白質、維生素B群，抗壓素，尤其是可以刺激腎上腺分泌的營養素。我曾為多位產科醫師的病人擬訂增加低血壓的食療食譜，許多病人在兩三個星期之內血壓就有了顯著的改善，不過在血壓達到正常標準以前，每天必須吃些含鹽的食物和（或）喝半茶匙的鹽水溶液。而維生素E可以降低氧的需求，在人體組織缺少氧時，用來消除疲勞會很有效。

⊙高血壓

在血壓升高時，身體內會累積大量的水（和鈉），這便是對壓力的一種警告反應。此時，血漿也會增多。另一方面，當緊張時會使動脈血管壁的肌肉收縮，或血管塞滿膽固醇而成為脂肪的溫床及因疤痕而結疤時，血管便會因而變小，導致高血壓產生。

為了形成尿液，腎臟腎小球微血管的血壓，通常會偏高，因此，當血壓增高時很容易傷及腎臟的微血管。而同時，高血壓也會使心臟的跳動更為困難。故高血壓患者往往同時也有心臟病和腎臟病的症狀。如果是長期高血壓而沒有傷及心臟或腎臟，則稱為「自發性高血壓」。

高血壓的一般症狀是頭痛、暈眩、耳鳴以及隨時會發生眼睛出血。如果高血壓患者的血壓又明顯增高時，則微血管很容易破裂而導致心臟病或腦充血（中風）。由於腦被包在頭蓋骨裡，無法擴張，故血液增加或壓力增高而使過多的血進入，此時便容易造成出血。

一般的高血壓，收縮壓是介於一百五十至一百八十（毫米汞柱）之間，而舒張壓是介於九十到一百之間，如果超出一百八十和一百時，則血管便可能會破裂，較低時則會使血凝塊形成，而無數的細胞會阻礙血液的循環，導致癱瘓或死亡。

⊙腎臟受損時的影響

控制血壓是腎的功能之一。當氧不足時，腎臟會分泌一種類似荷爾蒙的加壓素來升高血壓，以增加氧的供應。而維生素E可以減低氧的需求，故對高血壓患者特別重要。此外，缺乏膽鹼或維生素C或E，也會使腎臟出血，使細胞因血液供應受阻而缺氧，則加壓素便會受到刺激而使血壓升高。

動物的腎一部份如果被切除，便會產生高血壓，如同人類因布萊德氏病使腎臟受損一樣。即使腎只是輕微受到損害，也會使血壓長期的增高。例如，人體若缺乏少許維生素B_6時，草酸晶體便會損傷腎臟，而引起高血壓，孕婦常會發生此種情況。補充維生素B_6，便可以改善。此外，飲食中如果有過多的鹽、熱量或氫化脂肪，以及服用腎上腺激素或可體松時，也會使血壓增高。

⊙膽鹼的影響

動物缺乏膽鹼時，經常會產生高血壓。在一百五十八位患嚴重高血壓患者的研究顯示，許多都患有不明原因的自發性高血壓，其餘則分別是腦部或眼睛出血或糖尿病與心臟病所引起。他們都經過一年以上的各種治療仍然無效，因此便停止所有治療而改吃膽鹼，並加記錄研究。結果，吃膽鹼以後五至十天左右，患者的頭痛、暈眩、耳鳴、快速心跳和便秘已有好轉或消失。而三週之內，他們的收縮血壓平均下降三十一毫米，舒張壓也降低二十毫米。甚至有三分之一以上的患者血壓降回至正常標準。失眠、顫抖、水腫、視覺障礙等症狀都漸漸好轉，而說話和行動也有了改善。

在服用膽鹼以前，有百分之九十七患者的微血管壁都很脆弱，但在服用膽鹼後，他們的微血管壁乎都立即增強，並且維持五個月以上的健康情形。同時，血管舒張，血液加速流通，心臟的運作也輕鬆許多。甚至有些患者，其眼部血液的流通能夠維持兩年以上的穩定情況。可是，當停止服用膽鹼時，血管又會變為脆弱，同時血壓也會增高。

吃含有完全蛋白質的飲食，有時也能降低血壓。這或許是因為蛋胺酸可以產生膽鹼的緣故。不過，其他可以增加卵磷脂的營養也會一樣有效。此外，動物若缺少鎂，則因為鈣會累積在血管中，也會產生高血壓，但這是否為動脈血管硬化的主因則尚待研究。

⊙鈉和鉀對高血壓的影響

動物體內缺鉀或吃太多的鹽，都會使鉀隨尿流失，而產生鉀不足現象，並產生高血壓。血液中保存的水太多，也會使血壓增高。

人類缺少鉀是否會引起高血壓，目前尚少研究。然而，在一項全球性的調查報告中指出，容易患高血壓者，在幼年時吃鹽愈多，產生率愈高，吃鹽愈少的民族，有高血壓的人數愈少。例如，在日本很少有人患心臟病，可是，卻有許多因高血壓引起的腦部出血而導致死亡者。這是因為在日本北部的人以鹹魚鹹菜為主食，因此腦部出血致死的比例，比南部的人高出許多。

減少鹽（鈉）的對降低血壓很有效果，但是吃太少鹽也有危險，因此，減鹽並不是最好的方法。然而充足的鈣和維生素D會增加鹽自尿排出。多吃膽鹼、泛酸、維生素B_2和C，尤其是鉀，也可以減少或預防鹽引起的高血壓，這些都是值得嘗試的。

鈉和鉀的量在人體血液中的比例，就像是一塊蹺蹺板，當一邊的量過多時，另一邊的就隨尿流失。而持續缺少鉀的人，其體內便會保留太多鹽而產生高血壓。

腎臟健康的人較能保存鈉，但鉀卻會因而隨尿流失。而腎臟受損時，鉀又會因而流失得更快。如果攝取鹽太多時，吃富含鉀的食物或攝取鉀鹽，則血壓便能降回正常標準。同樣地，限制鈉的攝取時，鉀便會保存下來，於是過多的水和鹽都會被排出，此時，高血壓也會下降。

一般情形下，鉀會留在細胞裡，而鈉則留在周圍的血液中，兩者共同控制著許多物質進出細胞。但如果鉀不足而使細胞中的鉀減少，鈉便會帶著許多水進入細胞而使細胞積水。故高血壓通常是伴隨水腫而產生。

醫師通常會讓高血壓患者每天吃五至二十公克的氯化鉀（或其他鉀鹽），結果發現和限制用鹽的效果一樣，因為這些患者大多同時患有心臟病與高血壓。服用後每十五分鐘為他們做一次心電圖檢查，結果其血壓恢復正常的情形，和限制用鹽（鈉）一樣。

高血壓患者常吃米飯、水果、糖類的飲食，卻缺少了膽鹼、泛酸、維生素B群、碘、維生素E，完全蛋白質和許多其他的營養素。更何況糖會使水和鹽累積在體內。雖然鉀鹽會引起潰瘍，卻能補充二十倍以上的鉀和鈉，如果患者能忍受二到五個月，則膽鹼便降低。

食物加工會使鉀消失，而煮過的綠葉蔬菜含最多的鉀，鈉和鉀的攝取都需要充足，但不可過多。如果適量的攝取鹽，而不吃加工食品，並且多吃水果蔬菜，除非腎臟已受損，便不會發生鉀不足的現象。

血壓偏高的人應多吃鹽的代替品，而且除了吃強心劑的人，每餐都應吃一或兩公克的氯化鉀。此外，可以降低血壓的營養素也應充分的補充。

⊙動脈硬化的影響

現今動脈硬化已是引起高血壓的主因，而在動脈硬化致死的解剖顯示，死者腎臟的血管中都淤積多量的膽固醇。腎臟的血管都很纖細，只要有一點膽固醇淤積，便會減少氧的供應，使加壓素失效，即使血液中膽固醇維持正常的標準時，血壓也可能升高。然而，由於缺氧所引起的高血壓，補充維生素E會很有幫助，因為維生素E可以減少對氧的需求。

高血壓會加速脂肪的累積，使動脈硬化更嚴重，高血壓患者死於心臟病的比率會比血壓正常的人高出一倍。

⊙情緒引起的高血壓

任何種類的壓力，甚至只是血糖偏低，都會使血壓增高。腎上腺激素（ACTH）或可體松會刺激荷爾蒙分泌，也都會使血壓增高。此外情緒的壓力如憤怒與恐懼，特別是想對抗或脫逃時，都會使血管因而收縮，壓力便會增高。如果情緒能得到發洩，血壓便會下降。

長期積壓沒有發洩的情緒，是產生高血壓的主因。在心理治療時，情緒一旦得到發洩，血壓便會降低。因此，如果高血壓食療無效時，則應該讓病人做心理治療。

⊙中風

中風會使病人的情緒陷入谷底，如果血壓過高，為了防止中風，應立即採取下面的措施：應嚴守少量多餐，增加膽鹼和鉀的攝取，並且少吃鈉。對抗壓力、降低膽固醇和重建腎臟組織的營養，都應盡量補充。即使只缺乏少量的維生素C或E，血管都會容易破裂，故應大量補充，以防腦部出血。

高血壓會使血液流通減慢，使氧的供應減少，對維生素E的需求便因而增高。由於維生素E可以降低氧的需求，當身體出血時，補充這種維生素可以挽救可能受損的細胞。可是維生素E會增強心跳，如果吃得太多，有時也會使血壓增高，所以高血壓嚴重時，維生素E開始時最好不要超過三百單位，然後再漸漸增加到每天六百單位。

通常中風都會連續發生，但即使在中風以後很久，服用維生素E也會使情況明顯好轉。而立刻補充營養完整的飲食，也會加迅恢復健康。

理想的飲食不但要降低血壓，也要使伴隨高血壓發生的血管、腎臟、心臟和腦的傷害得到改善。許多人常服用興奮劑治療低血壓，用鎮靜劑治療高血壓，這些都會使身體持續退化，應該避免。

良好的營養是為了改善身體的健康，消除病症，並給病人帶來全新的生命。

22 神經系統失調

神經過敏或神經質是一個很含糊的名詞，有時候成為罵人的名詞。許多人藉鎮靜劑來消除神經緊張，或許每一個人都知道神經緊張的痛苦感覺吧。造成緊張的因素很多，如血糖過低、血鈣不足、鎂缺乏及莫名的不安與恐懼等，或缺乏維生素B群的每一種維生素，都會導致神經系統的失調。

排斥維生素B_6的人，會出現常見的症狀，如緊張、失眠、易怒、顫抖、刺痛、胃部不適與情緒不穩等。在實驗中缺乏泛酸便容易有煩躁、易怒、沮喪、緊張、暈眩、麻痺和刺痛的感覺。此外，經常食用加工食品而缺少菸鹼酸、生物素或任一種維生素B時，也會出現極度緊張的現象。

鈣是鬆弛神經所必需，而鎂對人的腦部、脊髓和所有神經系統的正常功能也非常重要，可是我們每天攝取的鎂卻只夠所需的一半而已。此外，酒精會使鎂隨尿大量流失，故酗酒的人很容易因缺鎂導致神經緊張。吃太多白麵包、通心麵、義大利麵、布丁、糖、蜂蜜和氫化油脂也會使鎂缺乏，因而造成敏感、緊張、失眠及容易驚醒。

然而，這些神經緊張的症狀，如果服用鎮靜劑只會使其惡化而已。因為壓抑會使人不快樂、失去耐性而容易發怒。如果使用食療通常能在幾天內甚至在幾小時之後，便能消除緊張的症狀。

⊙癲癇症

如果缺乏維生素B_6，無論是兒童、成年人或動物，都有可能發生癲癇，其症狀為身體發生痙攣。大約在二十五年前，史必斯博士曾經使用維生素B_6治療癲癇患者，獲得非常良好的效果。美國曾經發生過一種專利的嬰兒配方奶粉，由於含維生素B_6過少，導致三百多個嬰兒發生嚴重的癲癇。

嬰兒餵食這種缺少維生素B_6配方的牛奶，會有煩躁，容易發怒、對聲音敏感、痙攣及腦電圖不正常等現象。補充維生素B_6後，這些症狀便會迅速消失。一般嬰兒每天只需要補充維生素B_6一．二毫克，大多數每天補充五毫克便可防止這些症狀的復發，如果母親也有癲癇症，則其母子每天均需要補充較多的維生素B_6。

如果維生素B_6攝取的量很大，則體內其他維生素的消耗量也會隨之增加，特別是維生素B_2和泛酸的需求會增多，必須適當補充，否則會造成傷害。此外，鏈黴素也會破壞維生素B_6，因而增加其需求量。如果兒童服用抗生素過多，也會發生癲癇。癲癇症是否由於缺乏維生素B_6所引起，檢驗黃尿酸（Xanthuvenic acid）便可得知。

癲癇患者攝取充足的鎂非常有幫助。曾有三十位癲癇症的兒童，原先都是服用抗痙攣的藥物加以控制，後來每天改用口服四百五十毫克的鎂，便勿須再服用抗痙攣的藥物。另有一位小孩的癲癇症已長達十年了，由於心理障礙，使藥物效果不明顯，但在改為服用鎂之後，病情便開始改善。

由於腎臟炎而導致嚴重的癲癇，藥物已無法控制其發作，鎂會隨尿液而流失，當補充鎂之後，在一個小時之內使可停止其癲癇發作。嬰兒腹瀉時，大量的鎂被流失，會產生痙攣，病人的手和腳發生間歇性的痙攣，背部和頸部僵硬，如果在此時。給予飲水以防止其脫水，會使鎂更為稀釋，使病情惡化。如果補充鎂五百毫克，痙攣便會消失。現代的嬰兒食品，含鈣太多，因此，特別容易缺乏鎂。

無論是兒童或成年人，維生素B_6及鎂都不可缺乏，癲癇患者尤須充分地攝取。此外，對聲音敏感、煩躁、顫抖、肌肉抽搦、心情憂鬱或有尿床的症狀者，都應充分補充維生素B_6及鎂，則癲癇也可能加以預防。

⊙抽搐與震顫

由實驗顯示，如果飲食中缺乏鎂，我們身體許多部位的肌肉會發生抽搐和震顫；而缺乏維生素B_6時，手會發生顫抖。一位患者的手顫抖非常厲害，以致無法簽字，在服用鎂數小時之後，便有了改善。另一位因嘔吐和腹瀉使鎂嚴重地流失，導致抽搐和震顫極為嚴重，甚至使其精神混亂，在服用鎂一天之內，症狀便已消失。此外，攝取充足的鎂，可使人的心情由煩躁不安轉變為愉快安祥。

⊙麻痺

如果我們能對抽搐與震顫防患於未然，或許像舞蹈病和帕金森氏症（Parkison's disease）便能防止。這些病的症狀都很相似，維生素B群及鎂對這些症狀都有良好的療效。

帕金森氏症患者，每天補充十至一百毫克維生素B_6，身體便會感覺強壯有力，步伐較穩健，膀胱較為有力，肌肉也會少抽搐、震顫和僵硬。然而患者如果時間已久，則治療較難收效，但發病在一年以內時，通常都會有顯著的效果。

一位年長的婦女，已經癱瘓兩年多了。她在飲食中增加小麥胚芽和酵母，兩週之後，便不需要別人協助而可以自己走進我的辦公室。雖然她的步伐尚不穩定，全身肌肉幾乎還會顫抖，但她已樂於找回新生的力量。

有許多癱瘓的疾病，是由於心理問題或早年不愉快的經驗而起，我們都知道害怕會使人顫抖。我曾看過一位患嚴重帕金森氏症的小兒科醫師，他在和我談營養學時，突然告訴我說，他小時候和母親在草原裡曾遭遇到一場大火，幾乎無路可逃，後來由於風改變了方向，才僥倖挽回了他們母子的生命。當他談起往事時，顫抖得更利害，下意識裡如此恐懼，使人覺得完全陷入烈火之中。另一個例子，一位婦女的舌頭抖得簡直無法進食或說話，他已經坐了好幾年的輪椅，她告訴我說，她在幼年時一直很害怕專制兇暴的父親，同時，她又坦白，她的丈夫也和父親一樣。然而，當她單獨和我談話時，她的顫抖便停止了，但是每當她的丈夫走進這房間，她又開始抖得很厲害。像這兩個例子，病人如果接受心理治療，或許會比食療更為有效。

⊙足部灼熱或疼痛

足部灼熱疼痛是受到神經影響，是極為普通的現象。在二次世界大戰時，許多戰俘便常發生，但給他們服用泛酸之後，症狀便消失了。從實驗中證明，缺乏泛酸或維生素B_6時，都會有這種症狀出現，經過適當的改善，幾個星期內便可康復。

足部的微血管如果累積過多的脂肪時，由於氧氣的供應不足會使疼痛加劇。補充可以減少氧氣需求的維生素E，對病情很有幫助，尤其當患者是因糖尿病而導致足部血管阻塞時，最有助益。同時，抽菸的人有時手也會因脂肪阻塞而感到灼熱疼痛。因為尼古丁會使血管收縮，妨礙血液循環使病情惡化。一根菸的尼古丁就能破壞二十五毫克的維生素C，血液中維生素C減少，故無法戒菸的人，便需要增加維生素C的攝取。

⊙神經炎

研究報告指出，維生素B_1對治療神經炎很有幫助。吃過多醣類食物或酒精飲料者，會增加維生素B_1的需求量，由於維生素B_1的不足，會導致神經炎。如果在食物中增加酵母和肝臟，則神經刺痛的症狀便會迅速消失。如果單獨的大量攝取維生素B_1時，會使維生素B

群的其他許多維生素隨尿排出，以致引起不足的症狀。為防止神經炎，各種維生素B均需充足地攝取。

神經炎的症狀是手腳麻木和刺痛，通常發生在維生素A_6或泛酸缺乏之時。但治療神經炎，應同時補充維生素B_1、B_6、B_6、B_{12}及泛酸等，強烈的神經痛，虛弱和麻木的感覺有時在一小時之內使可消除。同時，服用酵母和肝臟，對治療神經炎也有良好的效果。

各種藥物如抗酸劑和鏈黴素等，都會破壞或增加維生素B群的需求，而導致神經炎。故多補充維生素B群，可預防與治療藥物引起的神經炎。

三叉神經痛有時也能以維生素B群來治療，但效果並不確定。

三叉神經痛患者，有時是因情緒問題而引起，營養都很正常根本不需補充。不過局部神經炎通常會發生在小提琴家的手臂，或因工作所需不停地踏動踏板工人的腳上，可是臉部神經並未使用過多卻也會發炎。然而，當你感覺生氣與怒時，最好找個機會發洩，因為情緒如果得到適當的發洩，三叉神經炎便往往會因而消失。因此，隨時調適自己的情緒非常重要。

23 多種貧血的原因

健康的血液會使人臉色紅潤而有光澤，可是現今大多數人，由於吃過多精製加工的食品，導致貧血而失去這種光彩了。

貧血照字義上的意義是表示缺少血液。雖然意外出血會使人貧血，但更常見的原因卻是血球中紅色素太少或帶氧的血紅素過少所引起。此外，紅血球不夠，無法輸送充足的氧氣；或者是紅血球太早死亡及停止成長而畸形或太大，或到達血液便分解，凡此都會造成貧血。雖然健康的紅血球是在骨髓中產生的，但也需要有充足的原料才能產生。

人體的紅血球壽命約為一百二十天左右，會不停地被破壞與補充。在半杯（一百CC）血液，應該有百分之百或十五公克的血紅素，其中每立方釐米含有五百萬個紅血球才算是正常。如果血紅素低於百分之八十或十三公克及紅血球少於四百萬個，便是貧血。貧血時，到達人體組織的氧會太少，便無法產生足夠的能量，會常感覺疲倦、缺乏耐力、臉色蒼白、呼吸短促、或是有暈眩、頭痛與心理憂鬱等現象。

貧血的原因很多，然而，一般人都認為貧血是因為缺乏鐵質，而常補充含鐵物質，卻不知反而可能會造成傷害。

⊙缺乏維生素B_6的貧血

無論成年人或兒童，缺少了維生素B_6，紅血球和血紅素的數量都會減少，因而發生貧血。這種常見的貧血情形，尤其是孕婦最容易發生，卻是無法用補充鐵質來治療的。由於這種病因一直不容易被辨認，因此，有時會持續達十年以上，而患者卻始終在補充鐵質，往往使病情為更嚴重而需要輸血。這類貧血的患者，如果能每天補充一百毫克的維生素B_6，其體內的紅血球和血紅素便會明顯的增加。但如果停止補充，貧血又會發生。

補充鐵的危險，會發生在維生素B_6不足時，因為這時鐵會被吸收太多而傷及人體組織，產生疤痕硬化成為致命的「血鐵質沉著」疾病。這種疾病以前很少，但現在卻越來越普遍。然而，在實驗中，人體內的鐵如果比正常高十八倍，便會發生鐵質沉著。此時，需要補充維生素B_6，才會使鐵減少，否則便會導致死亡。

維生素B_6和鎂兩者相輔相成。在實驗中，缺乏鎂也會發生貧血，而及時補充鎂，很快就會使人康復。

⊙缺乏維生素E的貧血

維生素E不足時，不但鐵的吸收和血紅素的形成會受影響，同時，形成細胞部份組織的必需脂肪酸也會被氧化，使全身的細胞破裂。被氧化破壞的紅血球有多少，端視維生素

E不足的情況決定。而存活的紅血球的壽命也會因而明顯地縮短。

從實驗顯示，缺乏維生素E的飲食，便會發生貧血。尤其是孕婦患者，連骨髓都會出現異常現象，如果每天攝取兩百八十毫克的維生素E，則異常現象在五天內便會消失，而貧血也很快就能康復。

此外，口炎性腹瀉和血友病引起的貧血，也可以用維生素E來治療。而維生素C的補充，也可以減少維生素E的需求，故對貧血也有幫助。但是補充鐵卻不會有效果，因為含鐵的藥物，都會破壞維生素E。

孕婦在懷孕時，如果缺少維生素E便會發生早產，這種早產的嬰兒特別缺少維生素E而很容易發生貧血。當嬰兒接觸到含許多氧的空氣時，他們的紅血球便會很快破裂，而無法很快排出足夠的血色素，則色素累積在體內的組織中，便會發黃疸病。這種疾病現在已經很常見，而且已使許多嬰兒因而失明，甚至成為嬰兒死亡的主因。然而，這些悲劇都是因為孕婦與嬰兒攝取的維生素E太少而發生。如果母親營養充足，則吃母奶的嬰兒較喝牛奶者可多攝取二十倍的維生素E，則貧血與黃疸病便可預防。

維生素E可減少人體對氧的需求，所以有貧血症狀時，如疲倦和呼吸短促，都可藉由維生素E的補充來改善。可是食用植物油又會使維生素E的需求增加，因此維生素E引起的貧血就更為常見了。

⊙缺乏葉酸的貧血

孕婦或胃酸不足，嬰兒與兒童受到感染和吃太多精製加工食品（尤其是酒精）的人，都常會因缺乏葉酸而發生巨型細胞的貧血症。這種貧血的症狀會使人嘴巴舌頭疼痛，或者皮膚出現黑斑。此時補充鐵質不會有任何幫助，給予患者吃一毫克葉酸之後，在幾小時內，其骨髓便開始製造新血球，而貧血則很快就消失。

藉由葉酸改善的貧血症，可由肝臟、腎、雞內臟和煮過的綠葉蔬菜中的葉酸來獲得，但是，如果沒有充足維生素C，貧血仍然會復發。因為維生素C不但能促進鐵的吸收和血紅素的產生，也是使葉酸轉化成有用物質所需的營養素。

對葉酸需求特別高的人，會發生鐮刀形細胞（Sickle-Cell）的貧血症，患者需要每天補充五毫克以上的葉酸才可康復。

⊙藥物與殺蟲劑之影響

各種會破壞維生素E和抑制紅血球製造所需之營養的藥物，都會使人發生貧血。因此，如果必須吃藥，則預防貧血的營養素必須同時補充。此外，許多殺蟲劑也會破壞人體的骨髓，引起貧血，甚至可能會導致死亡。既然任何異物都會破壞維生素C，那麼除非營養非常充足，否則任何進入人體的異物都會導致貧血。可是食物添加物和糖精會引起嚴重的貧血，卻鮮為人知。

⊙胃酸與貧血

如果飲食中含鐵質太多而缺乏維生素B_1、B_2、菸鹼酸、泛酸或膽鹼等營養素，通常都會引起缺鐵的貧血。而且其中任何一種缺乏之時，胃便會無法分泌充足的胃酸來溶解鐵、也無法使其被吸收。由於鐵的不足，無法限制胃酸的分泌，因此無法補充鐵質來治療，而需補充足夠的維生素B群和胃乳。

貧血的兒童，常會缺少胃酸、其血中蛋白質、球蛋白和蛋白素會進入腸內並隨糞便排出，因此對疾病缺乏抵抗力，容易受到感染。此時，補充鐵質於事無補，因為這是胃酸不足引起的貧血，應補充維生素B群來刺激胃酸的分泌，才會產生效果。

⊙缺乏鐵質的貧血

鐵在人體內分佈很廣，缺乏就會貧血。鐵質缺乏之時，血紅素、許多酵素和在肌肉細胞裡帶氧的肌紅蛋白都無法產生。即使只是少量缺鐵，也會影響酵素和肌紅蛋白的產生，使人們會覺得疲累、頭痛和呼吸短促。如果患者吃甜菜，尿液便會出現紅色，因此，可測試患者是否因缺乏鐵質而貧血。

缺鐵的貧血症，通常發生在婦女生理期間月經流量過多時；吃太多加工的食品，無論各種年齡均容易產生貧血；青春期的少女在發育期間，由於月經失血，也都會發生這種貧血。此外，嬰兒的牛奶中含鐵質少，也會發生缺鐵的貧血。酵母含有豐富的鐵質，每天在食物或牛奶中加入幾茶匙，就可以有效預防貧血發生。

在數千名軍中新兵入伍的血液檢驗中，我們發現這些年輕人都有缺鐵的貧血症。因為在他們快速成長肌肉中，肌紅蛋白的形成會需要大量鐵質，如果不足，便會使其發生貧血。而他們體內的血紅素都未達正常的標準，因此在運動時就會呼吸短促而且容易疲勞。

紅血球、血紅素及酵素的製造，幾乎需要任何一種營養素，如果缺乏其中數種，經常會引起貧血。除上述的各種營養素外，在鐵能夠吸收之前，銅也是必需的。鈷是維生素B_{12}主要成份。缺乏泛酸和完全蛋白質所含的十九種胺基酸時，血紅素也無法產生。

由動物體內把血抽出，補充血液最好的食物是各種肝臟，其次是腎臟、蛋黃等，肉類及腦比綠葉蔬菜較好，桃與杏子和梅子的效果，只有肝的一半。酵母與小麥胚芽對於補充的效果則非常好。吃肝臟來增加血液，比吃單項的補血營養素，效果顯著而迅速。

惡性貧血患者，攝取葉酸可收到治療效果。但補充葉酸時會使維生素B_{12}缺乏，導致脊椎骨退化。缺乏維生素B_{12}或惡性貧血患者，走路時會將腳在地上拖曳而行，或出現失去方向感的感覺，腳也可能完全麻痺。

如果因葉酸抑制惡性貧血，導致維生素B_{12}不足而引起疲勞，患者應立即就醫，否則可能癱瘓。因此，葉酸必須經醫師處方才能買到，同時，應注意葉酸應與維生素B_{12}一同服用方可。

維生素B_{12}需有胃分泌的酵素才能被吸收。而惡性貧血時，胃便無法分泌這種酵素或胃酸。如果患者每個月注射零點一毫克的維生素B_{12}，可以預防脊椎骨髓的退化，如果口服則應增加其需求量。雖然大量口服維生素B_{12}，可使其部份被吸收，但其花費卻是高得驚人。

當胃因癌症或潰瘍而需切除時，其體內便不再有酵素可促使維生素B_{12}的吸收，在四、五年之後，便會發生惡性貧血。維生素B群可以刺激胃酸分泌，也是分泌酵素所必需，因此在這段期間如能持續充分的補充，惡性貧血便可以預防。發生惡性貧血後，由於消耗的酵素無法再產生，因此，再改善飲食的營養已於事無補。

維生素B_6和C會促進維生素B_{12}的吸收，而充足的蛋白質則可預防其隨尿流失。因此，胃酸如果能配合鐵和維生素C，以刺激酵素的分泌，則患輕微惡性貧血的人，對維生素B_{12}需求的量便可以減少。如果患惡性貧血的人每餐都能附加胃乳，以促使所有營養素包括許多的抗壓素、泛酸和天然維生素B群等能完全吸收，惡性貧血便可逐漸改善。

◉素食者與惡性貧血

維生素B_{12}幾乎只存在動物的蛋白質中，如肝臟（最豐富）、腎臟、肉類、牛奶、蛋、起司和魚類等。除非素食者也能在飲食中加入蛋類和牛奶，否則便很容易發生惡性貧血。

由於素食者的飲食含豐富的葉酸，血液還能保持正常，因此，在維生素B_{12}缺乏被發現以前，素食者的神經便早已受到嚴重傷害。

在所有素食中，只有酵母、麥芽和黃豆含有維生素B_{12}。素食者，如果有五年以上不吃蛋類或牛奶，通常會發生一些症狀，如嘴巴和舌頭疼痛、月經不順；及各種神經症狀，如手腳刺痛的感覺、脊骨僵硬疼痛和行走困難等。這些都是警示的訊號，必須及時補充維生素B_{12}，才能使其消除。為預防傷害，完全素食者，應該在胃消化功能尚正常時，每週吃五十微克的維生素B_{12}。雖然腸內的細菌會合成維生素B_{12}，但人類能否吸收口服維生素B_{12}尚不確定。此外，由於體內酵素只在胃裡分泌，而維生素B群卻幾乎都在較遠的的大腸裡，要使其交互運作，便需要有健康的身體。

惡性貧血除了素食者外，一般人多是由於食用精製加工食品而引起的。如果我們能多吃肥沃土壤滋養出來的天然食物，那麼貧血就可能成為歷史名詞。

24 肌肉功能的反常

肌肉功能的軟弱無力，在發生初期常被忽視。一旦發覺嚴重時，治療就相當棘手。肌肉的功能是否正常有力，可從我們日常的行動和搬運物品時觀察到，肌肉軟弱無力，可能發生在任何年齡的人身上，從新生嬰兒的軟脖子到彎腰駝背的老年人或青年，而有關肌肉的各類疾病已有日漸增加的趨勢。

肌肉軟弱無力會影響血液循環、妨礙淋巴的正常流通，使食物無法充分消化而發生便秘，甚至有時無法控制排尿。肌肉發生軟弱無力會使內臟鬆弛或下垂，影響這些器官的功能號營養不良的小孩常會行動笨拙、顫抖、肌肉協調不良，這些可怕的現象和肌肉退化與硬化症的症狀極相似。

⊙肌肉無力

肌肉包含大份的蛋白質，但也含有一些必需的脂肪酸，這些營養素都是維持肌肉有力所必需。肌肉的化合物質與控制它的神經非常複雜。當肌肉每一次收縮、舒張和修補時，涉及許多種酵素、輔助酵素、活化物和其他合成物質的交互影響。例如，肌肉放鬆時便需要充足的鈣、鎂和維生素B_6與D，因此當肌肉發生抽搐與痙攣時，補充這些營養素便可清除。

鉀是身體各種肌肉產生收縮功能所必須。實驗顯示，健康的人，如果持續吃一週加工的食品，便會感覺肌肉無力、相當疲倦、便秘、無精打采，如果補充十公克的氯化鉀，則這些症狀便立即消失。當我們受到壓力、嘔吐、腹瀉、腎臟受損傷、使用利尿劑或可體松等都會使鉀嚴重不足，導致反應遲鈍，肌肉鬆弛和局部麻痺；腸壁的肌肉受到影響，導致細菌孳生，產生大量的廢氣，而腸的痙攣或糾結也可能發生阻塞現象，影響大便的排泄。由缺乏鉀導致死亡的屍體解剖中，可以發現肌肉嚴重的傷害與疤痕。

有些人對鉀的需求特別高，因此，容易罹患週期性的麻痺症。研究指出，這些人血中的鉀之所以會減少，是因為他們的飲食都是高脂肪、高澱粉和高鹽份的食品，尤其喝酒、受到壓力，或服用腎上腺激素和可體松時，鉀會大量減少。鉀不足會使肌肉變為無力、鬆弛或局部麻痺，但是，只要補充足夠的鉀，便可迅速康復。因此，含高蛋白質、低鹽或含豐富鉀的飲食，可以預防血液中鉀過少的疾病。

當肌肉無力引起疲勞、氣脹、便秘與排尿困難時，吃氯化鉀片劑最好。然而，不吃精製加工的食品，多吃水果和蔬菜，尤其是煮過的綠色蔬菜，都可以攝取到豐富的鉀。

缺維生素E常會發生肌肉無力，卻鮮為人知。而缺少維生素E時，形成細胞的必需脂肪酸會遭氧化破壞，以致紅血球破裂，無法有效吸收脂肪，使肌肉受損而產生疤痕。而肌肉細胞核和肌肉收縮所需的酵素，如果缺少維生素E便無法形成，會使肌肉組織氧的需求會增加，同時，也會妨礙許多胺基酸的分解，導致磷隨尿流失、維生素B群遭破壞，肌肉功能與能量的恢復都會受到影響。而且，維生素E不足時，分解壞死肌肉細胞的酵素也會增加六十倍，使鈣累積在硬化的肌肉中產生不良影響。

孕婦產生肌肉無力，通常是由於鐵質的補充，導致維生素E的不足，肌肉收縮所需的酵素減少，使產婦無法用力而難產。肌肉無力的患者，會產生疼痛、僵硬、皮膚起皺紋、肌肉失去彈性，每天補充四百毫克的維生素E，無論年齡及患病時間的長短，都可在短時間之內收到良好的效果。

根據約翰霍普金斯醫院醫師的臨床報告，曾經給幼兒服用大量的維生素E，效果都很好，而且也沒有中毒的現象發生。並且，給予先天智障與自閉症的小孩每天服用一千單位維生素E，繼續幾年後，有些病例都很有效果。而在實驗中，等量的維生素E對治療鬥雞眼可增強其眼後面的肌肉，也沒有發生中毒。許多傑出的醫師都認為哺乳中的嬰兒，每天應攝取三十單位維生素E，如果缺乏，可能會使嬰兒到三、四個月大時還不能坐起來。

⊙長期壓力與安德森氏病

腎上腺衰竭（如安德森氏病）會引起心情惡劣，特別疲倦，肌肉會嚴重的鬆弛無力。受到壓力時，淋巴腺的蛋白質會先被分解，如果壓力持續過久、肌肉細胞也會遭到破壞。而且，衰竭的腎上腺也無法再分泌荷爾蒙，使體內壞死的細胞分解，釋出的氮累積在體內。氮通常是在製造胺基酸進行人體組織修護時所產生。過多的氮會使肌肉會迅速失去力量，即使飲食中含豐富的蛋白質，仍無法收到預防的效果。

衰竭的腎上腺也無法分泌可以控制鹽份的荷爾蒙——醛類脂醇（aldosterone），使鹽（鈉）會隨尿流失，以致鉀自細胞內釋出，使肌肉更加軟弱無力、收縮減緩，產生局部或全身麻痺。雖然補充鉀可以增加其細胞中營養的含量，但在這種情形下，鹽（鈉）卻特別需要，必須多吃鹹的食物，才能解除肌肉的症狀。腎上腺衰竭的人通常血壓也會較低，故應該多吃鹽。

缺乏泛酸時，腎上腺很快就會衰竭，而受到長期壓力也會如此。從實驗證明，只要在短時間內缺乏泛酸、腎上腺激素分泌便立即減少，而氮會大量隨尿流失，則肌肉組織便會遭破壞，使肌肉無力。有時會引起跛腳、肌肉痙攣、行動不協調、手部抽搐等現象。

由於壓力很容易造成肌肉失常，故腎上腺的健康非常重要。尤其患安德森氏病時，抗壓素的食療最不可輕忽。

⊙肌炎與纖維組織炎

肌肉的相連組織，尤其是肌肉鞘外圍若腫脹發炎，就是所謂肌纖維組織炎或滑囊炎；而肌肉本身發炎，則稱為肌炎。兩者通常都是因身體組織受傷害或使用過度所引起，而無法分泌充足的可體松所造成。在飲食中補充營養強化牛奶及大量維生素C和泛酸，通常會很有幫助。然而，組織傷害也會造成疤痕，因此，維生素E的補充也很重要。

這些症狀在婦女停經時常常發生，因此，維生素E的補充特別重要，尤其服用動情激素時，需求量增加更多。

一位因纖維組織炎而臥病多年的婦女，除了施行各種醫療外，每三小時則吃一次阿斯匹靈來止痛。後來她改用抗壓食物的食療，同時，每天服用六百單位的維生素E，結果不到兩個月就完全康復。

⊙重症肌無力

重症肌無力（重肌無力症）指的是肌肉的力量已喪失殆盡。這種疾病目前有增加的趨勢，而其衰竭與漸進性麻痺，在全身各部位都可能發生，但以臉部和頸部最為常見。其一般症狀有亂視、眼皮下垂、氣喘、呼吸困難、吞嚥與說話也有困難，因此便出現口吃與發音不清等現象。

二次世界大戰時，關在新加坡的戰俘發生過重症肌無力情形，患者局部的麻痺，造成休克、眼皮下垂、視線模糊與亂視，甚至連說話與吞嚥都困難。然而，長期服用大量的酵母和肝臟之後，他們都完全康復。一位重症肌無力的患者，其受損的甲狀腺被切除兩週後，病情便大為好轉。北卡羅納州的肯普頓太太，在施行食療之前已經患了二十七年的重症肌無力症，最近她曾寫信告訴我說，最近的一次身體檢查，已經看不到重症肌無力的症狀。

使肌肉收縮所需的酵素中含有錳，而肌肉受到傷害時，它在血液中的含量便會增加。在實驗中，動物缺少了錳，其肌肉與神經都會發生失常，而缺少錳的家畜，肌肉也會軟弱無力使行動不協調。雖然人類需多少錳尚未證實，但肌肉無力的人應多吃小麥胚芽和全麥麵包，以補充錳的需求。

膽鹼、泛酸和維生素B_1、B_2、B_6、C和E，對重症肌無力的治療都有幫助，但不曾有飲食中全部含有這些營養素。人類如果缺維生素B_6和泛酸時，會發生肌肉無力的輕微症狀與亂視。

患重症肌無力時，傳遞至肌肉神經刺激的化合物會受到影響。這些化合物產生於末稍神經，由膽鹼和膽鹼乙醯合成，在正常情況下，會不斷受到破壞與再生。患重症肌無力時，其產生的量太少，或無法再生。醫師治療時常給患者服用可以抑制膽鹼乙醯被破壞的藥物，如果營養不足，將會是雪上加霜。

膽鹼乙醯的產生需要維生素B_1、泛酸、鉀等營養素。缺少膽鹼，便會使膽鹼乙醯的製造不足，產生肌肉無力、肌肉纖維會受到傷害而產生許多疤痕，同時肌酸隨尿流失，也顯示肌肉已受到損害。雖然高蛋白質的飲食，可以從胺基酸中獲得膽鹼，但在其轉化之前，還需要有補充葉酸、維生素B_{12}和其他維生素B群。

維生素E可以促進膽鹼乙醯的釋出與利用，如果缺乏，形成膽鹼乙醯所需的酵素便會遭氧化破壞，則肌肉便會因而受損產生疤痕，而肌酸也會因而流失。故需補充維生素E才能康復。

重症肌肉無力幾乎都是由於長期壓力而起，而藥物又會增加身體對營養的需求，使病情因而加重。在飲食中，卵磷脂、酵母、肝臟、小麥胚芽和蛋類都是膽鹼豐富的來源。每天六次，少量多餐高蛋白質的飲食，並補充維生素E、抗壓素、錳、富含膽鹼和肌醇的維生素B群，以及鎂、含鹽的食物。多吃水果蔬菜增加鉀的攝取。

如果營養充足，治療效果會迅速產生，重症肌肉無力無藥可治的說詞其實並不正確。

⦿多發性硬化

多發性硬化的特徵是腦部和脊髓上產生石灰化的斑點，使肌肉無力，協調不良，手、腳和眼部的肌肉都發生嚴重的痙攣、膀胱無力。在解剖檢驗中，腦部和神經髓鞘的卵磷脂都缺乏，其所含的脂肪也會轉變成飽和脂肪酸。因此，多吃飽和脂肪酸的人，由於血中卵磷脂會減少，較易產生多發性硬化症。患者應多攝取低脂肪食物，如果每天吃三湯匙以上的卵磷脂，則效果會更好。

不論是鎂、維生素B_6、膽鹼、肌醇或必需脂肪酸的缺乏，都會抑制卵磷脂的產生，使多發性硬化症更為惡化。從實驗中顯示，缺乏鎂的人會出現肌肉痙攣無力、不自主絞痛與膀胱失控等症狀。但補充鎂之後，這些症狀很快就會消失。此外，供給患者維生素E、B_6和其他維生素B群，也可以控制病情，甚至使走路步伐穩定、膀胱控制良好、手腳也較少發生痙攣。此外，維生素E也可預防軟性組織鈣化。

⊙肌肉營養不良與萎縮

任何動物持續地供給牠們維生素E不足的食物，都會發生肌肉營養不良症。人類缺乏維生素E時，對氧的需求量增加，使維持肌肉正常機能所需的酵素和輔助酵素減少，形成肌肉細胞所必需的脂肪酸被破壞，身體全部的肌肉便受到損害，變得軟弱無力，大量的營養自受損的細胞中流失，使肌肉產生許多疤痕。

在肌肉營養不良數個月或數年之前，尿液中便會出現胺基酸和肌酸，即顯示肌肉已受到損害。如果能及時補充維生素E，病情可以改善，肌酸不再隨尿液流失，則肌肉便不會再遭到破壞。此外，蛋白質和維生素A或B_6不足也會導致肌肉營養不良，需要補充維生素E，才能使病情改善。

如果我們長期嚴重缺乏維生素E，會導致肌肉營養不良，即使大量地補充維生素E和其他營養素，也無法使其恢復。這種疾病具有遺傳性，在同一個家庭中，許多孩子都有相同疾病，檢查染色體可以檢驗出來改變，但卻無法預防。具有這種遺傳因子的家族，通常對維生素E的需求量特別高。

肌肉營養不良或肌肉萎縮是否可以恢復，尚未有明確的定論。但在發病的初期，有時可供給患者新鮮的麥芽油、維生素E或其他的營養素獲得改善；有些患者在病情發現初期，即在飲食中加入小麥胚芽和新鮮麥子製成的麵包，便逐漸康復。但充足的營養，常可使患者的病情不會繼續惡化，並增加其能量。

兒童如果患肌肉營養不良，坐起、爬行和走路都會比較晚，稍大後跑得較慢，爬高也會有困難，跌倒時想爬起來更感吃力。一般說來兒童的行動是不應該遲緩的，如果有這種情形，應該立即請醫師檢查。

任何肌肉有疾病的人，都應該檢驗尿液，如果在尿液裡發現有肌酸排出，證明肌肉已受到損害，此時應立即改善飲食的營養，並補充大量的維生素E。婦女多攝取維生素E，餵牛奶的嬰兒則能增加吸收維生素E，則肌肉便不會發生疾病。如果食物沒有精細加工，所含的維生素E也不會失去太多。肌肉營養不良，多是由於長時間缺乏多種營養所引起，補充所需的營養，對預防疾病更為重要。

25 困擾女性的各種問題

青春期的女孩容易神經緊張、精神不集中，容易發怒或情緒不穩。許多少女常常會行為怪異或難和別人相處。女性的卵巢尚未成熟時，所分泌出來的荷爾蒙需要鈣有效的利用。但通常在月經開始前約十八個月，其血中的鈣含量較正常稍有不足時，便會使分泌的荷爾蒙減少，所產生的困擾常會在生育期重新出現，而在停經以後更加惡化，導致成為一個彎腰駝背、骨骼脆弱的老婦人。

這種不正常的現象，只要多攝取足夠的鈣和維生素D，以及能夠刺激腦下垂體，性和腎上腺分泌荷爾蒙所需的各種營養素，無論在任何年齡，都可以獲得改善。

⊙月經前的緊張和經期的腹痛

當我在加州大學求學時，系裡每一個女孩都要提供血液作為奧凱博士研究血鈣與月經週期的關係。通常我們都在月經前和經期中進行調查，因此招致其他科系有月經腹痛現象女孩的抱怨。奧凱博士的研究發現，在月經開始約十天前，卵巢的運作最不活絡，血鈣會持續穩定地下降，由於血鈣的不足，導致月經前的緊張、不安、頭痛、失眠和心情沮喪等現象。

由於血鈣的減少會造成壓力，而刺激可體松和荷爾蒙醛類脂醇的分泌，使水和鹽累積在體內，往往導致胸、手、臉和腳部浮腫，體重增加，產生頭痛，對過敏與感染的抵抗力也會顯著地減弱，在這段期間，女性的暴力犯罪率特別高。

女性在月經開始的第一天，血鈣會直線下降，導致子宮或身體其他部位的肌肉發生痙攣。血鈣降至危險的程度，便會發生抽搐；如果補充足夠的鈣並充分吸收，則經前的緊張和經期的痙攣現象都可以避免。

在發生痙攣現象時，每小時吃一或兩顆鈣片，通常很快就會好轉。當月經開始後第二天和第三天，補充鈣片最理想，如果營養充足，血鈣便會漸漸增加，則在月經後兩週內，血鈣仍能維持正常，但在時間過後，仍須每天補充。因為更多鈣的維持需要有足夠的鎂和維生素D，所以，在月經前和經期中，每天應補充五千單位維生素D，兩百五十毫克鈣和一百二十五毫克的鎂，便不會有月經不適的現象。

如果血鈣降低達到產生壓力時，則會引起水腫並使體重增加，那麼除了補充維生素D、鈣和鎂之外，還需多攝取蛋白質、維生素C和泛酸、維生素D可促進鈣的吸收、保存和利用，在青春期間，對鈣與維生素D的需求增高。

女性在成熟階段，其卵巢荷爾蒙、動情激素和腦下垂體荷爾蒙的分泌，對卵巢都很重要。然而，這些卻需要在蛋白質、亞麻仁油酸、維生素B群，尤其維生素E充足時，才能有效的合成和利用。此外，動情激素也可促進鈣的吸收，使鈣留在體內時間更長並重複地利用，因此，當鈣不足時，服用動情激素可預防月經不適的各種現象。但如果飲食營養充足，這些荷爾蒙分泌正常時，則月經不順的情況都可避免。

月經停止、不規則或量太少都是營養不良的一般現象。第二次世界大戰時，在獄中與集中營內的婦女都有這些現象。她們的性荷爾蒙分泌大為減少，胸部與卵巢也出現萎縮。

單一種營養素有時也能使病情大為改善。例如，缺維生素B_2或葉酸，都會使月經失調、量少或月經停止，但如果補充缺少的營養素，則月經便會立即恢復正常。有時只補充維生素E也能調整月經頻率，並使過小的胸部增大而不增加體重。此外，當飲食營養充足，尤其含有助於腦下垂體和性腺的營養素，通常在幾週內便可使女性月經恢復正常。

月經量過多是子宮癌的徵兆，有這種情況發生時，應立即看醫師。然而，每天攝取六百單位的維生素E，則往往在下個月便可改善。同時，月經量太多，表示甲狀腺失去正常的功能，此時需多補充蛋白質，尤其是維生素E，或增加五毫克以上的碘，會很有幫助。肝病也會影響月經的不適，同樣的，補充各種營養素也會有效。

⊙陰道排出污物、發炎與發癢

滴蟲病是陰道寄生蟲中最為常見的一種，會使陰道發炎和發癢，甚至在性交時感覺疼痛。動物缺少蛋白質、維生素A或任何一種維生素B，都可能發生這種疾病。可是醫師往往在事後的研究報告中卻不曾提及滴蟲病。

婦女陰道發癢時，如果每天補充六毫克的維生素B_2會很有效。而陰道內發生皮炎或濕疹，也會使其腫脹發癢，甚至流血，同時補充維生素B_2和B_6，便可治療。此外維生素E對它也有幫助，如果再增加維生素A，則白帶和發炎均可消除。但不吃肉類和缺乏維生素B_{12}的婦女，月經會失調，陰道也會產生異味，必須補充維生素B_{12}。對嚴重陰道發炎的患者，我常建議她們補充維生素B_6，許多患者的病情都立即改善，使用藥膏更特別有效。

在一項實驗中，約有三百位婦產科的患者，每天供給她們五萬單位維生素A，發現罹患陰道發炎、子宮、卵巢和輸卵管感染的比率，只占未供給維生素A者人數的兩成。在這種情形下，除了應做藥物治療，也需補充維生素A和蛋白質、維生素B_6、C、E以及泛酸。

⊙更年期的困擾

女性生育期結束時，卵巢卵漸漸變得不活絡。這種過程的轉變就和進入青春期一樣，如果營養良好，並不會感到任何不適。而且，正常的腎上腺也會像月經停止時一樣，停止分泌許多性荷爾蒙。

停經後產生困擾的問題，通常會比青春期嚴重許多，大多是因為在停經前幾年中，缺少了許多營養素，如蛋白質、鈣、鎂、維生素D、E和泛酸等。例如，在更年期，常會因身體不適可能會長期留在室內，無法吸收陽光產生維生素D，因此導致其腎上腺衰竭，而婦女們的腎上腺衰竭，往往會使更年期感到特別難受。

體內的動情激素減少時，會引起鈣的吸收不良，而隨尿流失的量也較多。鈣不足的現象，會導致神經緊張、煩躁、失眠、頭痛和沮喪。此時能大量補充鈣、鎂和維生素D，如果吸收良好，則這些症狀便很容易消除。感覺不適的婦女，每日飲食應多補充抗壓素，天然維生素D和鎂，並從營養強化牛奶中攝取充足的鈣，都很有幫助。

在更年期時，維生素E的需求會比從前高出十至五十倍；如果發生灼熱、半夜出汗的現象，應每天補充五十到五百單位的維生素E，症狀才能消除。而服用動情激素時，則維生素E的需求會增加得更多。由於使用這種荷爾蒙會使老鼠患癌症，因此，我認為使用這種荷爾蒙治療，不如從改善飲食的營養更為有益。

更年期的病症如果嚴重，可視為一種壓力，應特別補充刺激腎上腺激素分泌的營養素。然而，情緒上的壓力，往往也是更年期症狀的主因，對於營養的需求，與其他類型的壓力一樣。

⊙靜脈曲張

雖然男人也有靜脈曲張的現象，但在女性更為普遍。任何會阻礙大腿至靜脈血液正常回流的因素，如粉瘤、血管破裂、疤痕或血凝塊，都會使其他血管的負荷過重，使體內到處都會形成血凝塊，在血管中像路障一樣阻塞起來，使血液不能流通，因此必須改道而行，則附近較小的血管便負荷太多的血液而變形。

營養不良會使血凝塊形成太快，可能是引起靜脈曲張的原因。動物缺維生素E將會產生血凝塊，阻礙血液循環，如果補充維生素E，則血凝塊便不再形成，血管也會擴張，於是凝塊便被分解。人類補充維生素E同樣會分解血凝塊，但如果停止補充，凝塊又會形成。此外，由於懷孕期間維生素E較不足，同時加上補充鐵質的破壞，因此孕婦最容易產生靜脈曲張，需要大量補充維生素C、E和多種維生素B，促進血凝塊化解。

有些專家認為排泄不當是靜脈曲張的主因。因為如此小腸內負荷會過重，年復一年地壓著下腹內部血管，而漸漸破壞血管的流通，使血液倒流而發生靜脈曲張。可是不吃精細加工食品的非洲魯魯族人，都不曾聽說過有靜脈曲張和痔瘡另一種靜脈曲張疾病。事實上，在當地十一萬五千多的病例中，只有三人患過靜脈曲張，而在英國的住院人口中，卻有一成的人數患這種病。治療靜脈曲張，最好多攝取天然的水果、蔬菜、肉類、蛋、起司、優酪乳、核果、全麥麵包和穀類。

肝積累脂肪腫大時，血液便會較慢回流到心臟，也可能會使靜脈曲張。適當的飲食可以防止靜脈曲張，預防勝於治療。但如果手術沒有完全清除，又沒有做好預防措施，則往往在短時間內便會復發。

各種情緒問題，尤其過度憤怒，會使靜脈曲張惡化。當心情不順時，我們的內心會有原始的衝動想動手，即使這種慾望沒有被察覺，大量的血液卻仍會衝到四肢。如果此時患有靜脈曲張，則額外的血液便會回流到心臟，使原已不堪負荷的血管更為腫脹惡化。如果憤怒的情緒得到發洩，那麼血管的負荷就不會過重了。此外，營養的改善也助於婦女月經的不適，可為女性帶來健康愉快的生活。

26 及早認識骨骼疾病

一位朋友駕車停在十字路口等候交通訊號轉換時，被一輛大卡車撞上了，她的背部感覺疼痛，經過X光檢驗，醫師告訴她說，她的骨質疏鬆症已有多年了。當她還在求學的期間，便常會發生背痛，但她一直誤認為是肌肉的問題，並未積極加以治療，如果她對骨骼的疾病早有認識，也許骨質疏鬆症便能及時加以預防了。

據統計，在美國有四百萬個六十五歲以上的人，都因為骨骼異常和脊椎骨無法負荷身體的重量，而常感到背部疼痛。但這種問題並不局限於較年長的人，年輕人受到壓力或營養不良時，也會發生。營養不良的成年人、兒童、少女月經不調、婦女更年期及所有六十歲以上的人，都可能發生。我則認為它是肇始於幼兒時期的營養不良，導致成年時期許多人背部疼痛，但是，大家都沒有發現這個問題的存在。長久以來，人們都認為骨骼變為鬆脆是年歲增長的自然現象，然而，從實驗證明，動物如果有充分的營養，骨骼會隨年齡的增長而變得更堅硬。

如果在平常的飲食中，能攝取有益於骨骼的營養素，並使其充分吸收而不隨尿流失，則脊椎骨痛是可預防或治療的。

⊙骨骼不斷進行新陳代謝

就像體內任何細胞一樣，形成骨骼的基質，像軟骨結構般含有許多強韌相連組織的細胞，也會不停地壞死和再補充。如果缺少蛋白質或分解蛋白質的營養與形成相連組織所需的維生素C，骨骼的成長或修補便會因而停止。因此，骨骼中的許多細胞都會壞死而產生脫鈣現象，骨骼會變脆弱，使礦物質流失到血液中。但如果能及時補充營養，則骨骼的修補會立即開始。

雖然有一部份的鈣，每天會隨尿液和糞便流失，但如果營養充足，則大骨裡還是可以像銀行一樣儲存多餘的鈣，等修補骨骼和軟性組織需要它時，才取出來使用。反之，如果食物中沒有充足的鈣，鈣也沒有被儲存，則骨骼不但無法修補，鈣甚至還會被軟性組織所挪用。故血鈣的多寡對身體的健康極為重要。

磷和鈣對骨骼是同樣的重要。然而，過多的磷卻會使鈣隨尿流失。而鎂不足時，則鈣更會隨尿流失得更多。不過，即使鎂嚴重缺乏，骨骼中儲存的鎂仍可維護鈣的流失，故鎂對骨骼疾病的預防非常重要。

維生素D可促進鈣被腸壁吸收，並由腎臟微血管再吸收，而且維生素D能控制酵素，使礦物質儲存在骨骼與牙齒中。由於它可以自陽光中獲得，形成保護，故住在熱帶和亞熱帶地區的人，雖然鈣的攝取比寒帶地區的人少，卻有較好的骨骼。

⊙骨質疏鬆症

骨質疏鬆症通常是指疏鬆多孔的骨骼，但長期缺乏鈣和維生素D卻會使骨骼失去礦物質而萎縮。以往我們多認為這種疾病是因為體內無法合成骨骼基質所需的蛋白質，其實是錯誤的。高蛋白質食療對骨質疏鬆症並沒有幫助。因為在實驗中證明，吃低鈣飲食的老鼠患骨質疏鬆症，再加上維生素D不足時，則其病情會更加惡化，這些都是與蛋白質無關。

根據研究發現，骨質疏鬆症患者平常攝取的鈣都太少，而蛋白質和分解鈣和磷的酵素也不足。然而攝取豐富礦物質的人，其骨骼卻都很正常。通常我們每天攝取的鈣都少於五百毫克，而隨年齡的增長，或許會產生吸收不良，因此，鈣的攝取量必需增加。此外，維生素D對各種年齡的人都很重要，尤其年長的婦女更為重要，可是卻常常被忽略了。有些人會排泄過多的鈣，而大部份人又攝取過多的磷，甚至有許多缺維生素C，這些情況都會造成鈣的不足。

由於鈣在懷孕與月經期很容易流失，故骨質疏鬆症較常發生在女性身上。骨質疏鬆症如果發生在老年人身上，常會彎腰駝背，使身高變矮，肺和消化器官都會受到擠壓，可是患者的血鈣卻不會降低，骨骼也不會發生化學性的轉變。因此，這種疾病很難診斷，只有在骨骼失去百分之六十的礦物質，和數百公克以上的鈣已經流失以後，才能用X光檢查出來。

髖骨破裂通常都以為是由於跌倒所造成的，並不知其破裂的原因是由於骨質疏鬆症。其實在診斷發現以前，患者往往已有各種徵兆，如背部疼痛、背部肌肉痙攣，大骨與大腿骨疼痛，髖骨疏鬆、扭腰與彎腰無力，很容易發生自發性骨折等。改善飲食時，應特別補充蛋白質、鈣、鎂和維生素C與D等營養素。每天補充一或兩公克的鈣，則背痛等症狀便會漸漸消失，骨折也較不易發生。此外，骨質疏鬆症患者也會比一般人更容易吸收鈣，並持續儲存多年，以供消耗。因此，當使用X光檢驗發現有骨質疏鬆症時，它已是形成多年了。

我們應瞭解，目前用來治療骨質疏鬆症的男性與女性荷爾蒙，並不能代替鈣和其他營養素。供給小動物服用動情激素，雖然可促進其骨骼成長，可是卻會妨礙骨骼成長的修補。因此，骨質疏鬆症患者服用動情激素時會感覺較好，其實和服用安慰劑（通常是奶糖）一樣。如果血鈣太低，只有補充鈣時，才會增加血鈣。醫師曾經對兩百位骨質疏鬆症患者，施行雄性激素治療的詳細研究，結果發現用量如果太少足以避免女性變為男性化時，並沒有效果，但它可以促使皮膚中形成維生素D。然而，補充維生素D時，患者所吸收的鈣比服用雄性激素還多。

⊙軟骨病

軟骨病是由於嚴重缺乏維生素D所引起，阿拉伯和印度婦女都把自己包得緊緊的，所以常會發生背痛，很容易發生自發性骨折和骨質疏鬆症，補充維生素D症狀便會消除。而在美國，軟骨病通常是因為腎臟受損，無法保存鈣所引起。此外，曬太陽太少和長期吃低脂肪飲食而膽汁不足，使維生素D無法被吸收的人，也都容易患軟骨病。他們不但容易發生骨折，還會產生神經緊張、絞痛、肌肉抽搐和痙攣等現象。

從實驗顯示，如果老鼠的膽汁無法進入腸，即使補充維生素D，還是會發生軟骨病。人類如果膽汁流通順暢，飲食中含有足夠的植物油、卵磷脂、鈣和維生素D時，其軟骨病迅速便可獲得改善。然而，含有膽鹼的酵素藥片和胃酸補充藥劑，可以用來促進有效的吸收，可偶爾補充以促進其吸收。

⊙骨折

多年來，我很驚訝有那麼多人因為骨折復原緩慢，他們坐著輪椅或拄著手杖來看我。同時我也常發現他們的飲食幾乎是任何營養素都缺乏。這種情況對治療的效果產生很慢，不但要特別注意營養的補充，同時要加強其吸收的功能並增強其心理健全的因素。

由於骨折的壓力和全身或局部不能活動時，使體內許多蛋白質都會遭到破壞，而營養也會大量隨尿流失。因此，在飲食中，應特別補充豐富的蛋白質、抗壓素、維生素C和泛酸，以及鈣、鎂、維生素D、植物油和卵磷脂等。蛋白質不應限制攝取，曾有55位患者的骨骼無法復原，研究發現在其飲食中每天補充一百六十公克的蛋白質，其產生的效果又快又好。此外，每餐補充泛酸和含膽鹼的消化酵素，通常也可以加速骨折的復原；如果骨折周遭的組織也受到損傷，便應多補充維生素E，可以預防疤痕與產生僵直的情況。

⊙骨骼發炎

骨炎、骨髓炎和變形性骨炎都是骨骼發炎的類型。其症狀是骨骼會腫大、觸痛、疼痛、或者受感染。但重大壓力引起的變形性骨炎，會使成年人的骨骼的礦物質迅速流失而彎曲，壓力也會妨礙骨骼基質所需的蛋白質的形成。然而，如果飲食中鈣的含量充足，則骨骼很快就會強化。

既然發炎是這種疾病的主要問題，那麼首先應促使腎上腺分泌更多的可體松。因此，患者除了要補充有助於骨骼復原的營養素外，同時應每二或三小時補充一次含有抗壓的營養強化牛奶，直到發炎完全消退為止。如果骨骼受到感染，便應多攝取維生素C。如果患者的營養充足，而且吸收和保存能力良好病情會迅速康復。

佩吉特氏病（Paget's disease）也是變形性骨炎的一種。雖然它被認為是一種先天性的疾病，但也可以充足的營養加以改善。密西根州的梅耶先生患這種病，嚴重得脊椎骨都彎曲了，疼痛得無法動彈，而他的頭蓋骨也變窄了，骨骼腫大，走路無法超過一百公尺。然而經過飲食營養改善，他不但可以行動，而且走起路來輕鬆愉快，經過X光檢視證實他的變形性骨炎已完全受到控制了。

許多骨病的療效很慢，大多是患者對鈣的吸收較少。因此，治療骨病時，不但要多補充鈣質，同時也要補充胃乳、脂肪、維生素D和膽鹼以促使鈣能充分吸收。而補充維生素A、維生素B群、檸檬酸、鎂和許多消化自蛋白質的胺基酸，鈣便會被充份吸收。

許多研究指出，奶糖或乳糖對促進鈣的吸收會很有幫助。而腸菌會將奶糖分解為乳糖並溶解鈣，即使抗生素破壞了所有腸菌時，只要有奶糖便能促進鈣的吸收。

胃酸通常會溶解食物中的鈣，使其為腸壁所吸收。然而，糖和其他甜食卻會刺激鹼性消化液的分泌，使鈣無法溶解，不能進到血液中。因此，如果胃因癌症成潰瘍而被切除時，吃甜食或其他濃縮的葡萄糖都會使患者休克，且其血漿會很快形成許多鹼性消化液，使血液突然減少，其結果就加嚴重出血一般。像這種血液直接流入小腸所引起的併發症，在飲食中多攝取高蛋白質和含脂肪的食物可以獲到療效。但是每餐需要補充胃乳，否則很容易產生骨質疏鬆症。此外，患者對鈣的吸收良好時，應避免吃任何精製加工的食品，從新鮮的牛奶和起司或營養強化牛奶中多攝取鈣。

雖然維生素D不能補充鈣的不足，但是如果維生素D不足，則鈣便隨時會隨尿流失。即使飲食中沒有補充鈣，身體內的鈣仍會繼續流失。如果攝取了充足的鈣並完全吸收時，但缺乏了維生素B_6和鎂，則鈣還是會大量隨尿液流失。

倘若受到壓力導致全身或肢體局部不能活動，或在營養不充足時服用可體松，則鈣都會從骨骼中流失，使血鈣增加許多，甚至大量的礦物質也會隨尿流失，維生素的利用也會受到阻礙，每天補充二點五公克的鈣，有助病情的治療，同時，鈣隨尿流失的量也不會增加。如果壓力或可體松治療的時間過長，則礦物質大量地從骨骼中流失，使骨骼變脆。

鍶九十治療骨骼疾病的效果，目前尚未確定，但其放射性微塵卻會持續存在數年之久。這種礦物質在化學性質上很像鈣，只要鈣缺少了，它便會立即積累在骨骼和牙齒裡。然而，人體對鈣較能適應，如果鈣攝取較多，鍶便不會被吸收，也不會累積在骨骼裡。而牛奶中雖然也有一些鍶九十，但其中也含有大量的鈣，因此可以防止鍶的累積。然而，經由研究發現骨質疏鬆症患者很容易吸收鍶，但營養充足時，又會漸漸被鈣所取代。

軟骨健康時會跟脊椎骨節之間的韌帶一樣，像個橡皮墊似的，但是，營養對其產生的效果卻很少人加以研究。曾有患軟骨傷害的病人，在其飲食中每天補充五百到一千毫克的維生素C，結果其背部的疼痛迅速消失而勿須再動手術。此外，飲食中含豐富的蛋白質，也可以補充蛋胺酸和維生素E，其療效或許會跟維生素C一樣。

⊙飲食營養與骨骼疾病

患骨質疏鬆症或骨骼易碎、易折、發炎或感染時，每天的飲食至少需要攝取二點五公克的鈣、五百毫克的鎂及一杯二三六毫升的牛奶或不含奶油的牛奶，葡萄糖中都沒有磷，單獨服用或和氧化鎂一起服用均可。要攝取足夠的鈣，也可以綜合地從新鮮的全脂或脫脂牛奶、起司、優酪乳或營養強化牛奶和鈣片中獲得。由於在起司和優酪乳中的鈣已被溶解，它比新鮮牛奶更容易被吸收。因此，許多患者，尤其是老年人較能接受優酪乳，而不喜歡鮮乳。

通常骨質疏鬆症的患者，每天都要攝取一千到五千單位的維生素D。然而，即使每天只攝取四百至七百單位，仍然較曬太陽所得到的要多，可是，有些患者雖然每天攝取大量的維生素D，但其血液仍然找不到它的痕跡。需要增加其份量，才能更有效益。如果大量的維生素D是攝取自魚肝油或天然的物質，對成人或許不會產生中毒，但是持續服用五千單位合成的維生素D或獲自陽光的麥角醇，卻會造成傷害。因此，補充維生素D時，應自天然的食物中攝取最好。

壓力如果沒有解除，營養又不夠充足，則治療的效果往往很差，患者應長期服用酵素胃乳和磷脂，尤其老年人不可缺少。

為了預防骨骼的疾病，應多喝牛奶，並且補充鈣片和維生素D。尤其是想渡過愉快的晚年而沒有背痛的毛病，最好從四十歲就開始特別注意鈣和維生素D的攝取。

27 手術、創傷及灼傷的食療

我們在施行一項大手術及嚴重的創傷或灼傷之時，如果求生的意志堅強，其快速康復的情形幾乎是令人難以想像。對這類病人，醫師和護士的工作就變得輕鬆愉快多了。但是，也需要有充足的營養來配合才行。例如，營養不良的人對疼痛都會特別敏感，需要補充充分的鈣、鎂、維生素B_1、E及其他營養素來減低其敏感性。

⊙壓力的破壞性

在受到嚴重創傷之後，身體會產生極大的壓力，導致腦下垂體和腎上腺分泌大量的荷爾蒙，體內大量的蛋白質會被破壞，並妨礙新蛋白質的形成，無法補充治療所需的大量需求。由於患者通常都進食較少成無法進食，所以其體蛋白將因熱量所需而大量消耗。如果此時再缺少維生素B_6，則尿素便會形成太多，而使療效更加延遲。

在施行大手術或嚴重的創傷後的第二天或第三天，腎上腺便常因為泛酸和維生素B_2的無法儲存與不足，無法分泌可體松而被耗盡衰竭，導致鹽（鈉）從體內流失、鉀也會從細胞中釋出，而腸也會局部或全部麻痺。如果此時再缺少鉀或維生素B_1，則麻痺的情形便會更加惡化。如果能從靜脈補充醣類，維生素B_1很快就可以產生。

及時補充流失的營養雖然可以預防或治療痲痺，但這樣常會使患者在手術後受到極大的痛苦。因為在停止蠕動的腸內，腐壞食物中的細菌會形成許多氣體，使其腹部傷口一被壓到就非常疼痛。而無法排尿時，使用導管也常使傷患覺得痛苦，尤其男性更覺難受。

飲食中維生素B_2、C或泛酸稍有不足，動物便會發生排尿困難，這些營養如果嚴重缺乏，即使用導管注入大量的水，也無法使其排尿。尚若補充足夠的食物營養素，使可體松分泌，或服用可體松，則尿液便可立即正常排出。

⊙維生素C與創傷

外傷的治療要靠連接組織的形成，而這種組織也是由蛋白質構成，如果缺乏維生素C，連接組織便無合成。許多研究指出傷復原治療的速度和連接組織的張力，與吸收維生素C的量成正比。如果維生素C吸收較多，效果便會很好，如果缺乏時，便會使傷口裂開。

補充維生素C也會在受傷部位和使血管阻塞的凝塊周圍加速新血管的形成。而且會使許多酵素在治療時發揮功效，加速新蛋白質的形成，並預防內部出血，以免造成流血過多，發生生命危險。此外，如果因服藥及壞死的細胞形成各種有害物質時，維生素C還有解毒的功能。

由於創傷、疼痛、X光照射、藥物注射，使用導管食或導尿及不能動彈等壓力的影響，使維生素C消耗迅速，需要大量補充。每天攝取三百毫克仍然不足。一位醫師曾經告訴我說，對創傷患者在開始的幾天中，每兩小時服用五百毫克的維生素C，結果非常有幫助。

創傷患者如果營養充足並補充大量維生素E，外傷不但迅速痊癒，而且也不會產生疤痕。通常在手術後會留下硬的蟹狀疤痕，但補充大量的維生素E，則會使其變成又細又軟的線，而且不會有黏連現象；也不會有疤痕收縮產生的疼痛（尤其切除乳癌而形成大塊疤痕時相當疼痛）。此外，當維生素E減少氧的需求時，因血管破裂、灼傷而損的細胞將會減少，而且也會促使受傷部位迅速形成新血管，以加速其康復。

手術、創傷或生產後，在其傷口或注射的部位，或靜脈導管插入的地方，最容易形成血凝塊。這種凝塊會隨血液循環，到血管較窄的地方便阻塞起來。如果阻塞在腿部深處的血管，則會使血管曲張或發生靜脈炎。因為這些血凝塊阻礙了血液循環，會使附近的血管負荷過重，因而管壁腫大發炎，擠滿了壞死細胞，變成沒有彈性的疤痕。

在手術後每天服用維生素E兩百毫克，結果其體內非常少血凝塊，靜脈炎的情況也較輕。如果每天吃三百單位的維生素E，也可治療靜脈炎的腫痛發炎。

新的細胞如果沒有必需的脂肪酸，便無法形成。而傷口連接組織的形成，也需要維生素C和蛋白質。但是治療所需的蛋白質，卻只在含有維生素B_2、B_6、葉酸、銅、鎂和多種營養的酵素協助才能合成。此外，維生素A對連接組織的形成也很重要。如果維生素B_2不足，傷口的治療會很慢。要加速康復，必須各種營養素都充足。

營養不良甚至會妨礙創傷的治療。例如，缺乏葉酸的病人，其潰瘍、褥瘡和傷口的治療便會產生困難。反之，對長時間治療無效的傷口、褥瘡及接合處皮膚不斷裂開的病人，如果在他們飲食中增加蛋白質的攝取，便可使其很快康復。

⊙血凝塊與休克

血凝塊正常時，往往可以避免大量出血，減少手術的工作與不安。但血凝塊需要各種營養在體內產生複雜的化學過程。最重要的營養素包括有鈣和維生素C、E和K。此外，由於維生素K是由腸內的細菌合成，除非腸菌被口服抗生素破壞，或膽鹼無去到達腸內，否則它很少有不足的現象，即使缺少，補充起司或優酪乳、膽鹼和卵磷脂便可改善。

然而，鈣、維生素C與E卻常會不足。當身體發生流血時，維生素E會立即不斷地縮短血凝塊的時間，甚至可預防出血。

患者發生休克時，如果未及時搶救，往往會導致死亡，而營養不良的人，尤其吃低蛋白質的飲食者，特別容易休克。此外，壓力也會使液中的維生素C和維生素B群急速減少，如果能及時注射這些營養素或在手術前服用，則可以避免許多傷害。

大量出血引起的休克，會因組織缺氧而造成傷害；但如果儘快給患者補充三千毫克的維生素C和三百單位以上的維生素E，傷害便可大為減低。

⊙手術前的準備

適當的補充高蛋白質的飲食，對手術前後的病人都很有幫助。營養不良和生病的人動手術較有危險，對麻醉劑也較會有不良反應，而且容易休克、感染病菌，治療也較緩慢。從實驗顯示，只要在手術前五天缺少蛋白質的補充，在治療時營養的需求便較正常時增加一倍。然而此時患者血液中的蛋白質尚能維持正常，如果醫師未注意到在手術後的需求會增加，患者便可能對蛋白質的攝取不足。

在手術準備階段，患者對蛋白質的攝取應特別注意，每天六餐，每餐至少要含有蛋白質二十五公克。蛋白質的攝取，可以從新鮮的全脂或脫脂牛奶、酵母、黃豆粉、蛋、起司、牛奶麥牛片粥中獲得。含膽鹼的酵素和泛酸也要補充才能促進其吸收；增加起司、優酪乳及發酵乳，便可破壞腸內形成氣體的細菌。此外，維生素B_2、C、泛酸和抗壓的營養素都要保持充足。而缺維生素B_6會使病人噁心與嘔吐，每天應攝取十毫克以上。

手術前營養的補充，不但是為了使患者更快康復，減少痛苦與花費，甚至可以使病人不必再動手術。這種案例就有很多，例如，一位婦女在準備肩部手術階段，她的滑囊炎便好了，許多人的痔瘡也在手術前消失，一位年輕人的扁桃腺和腺狀腫及多患者的腎結石、膽結石和攝護腺疾病，甚至一位婦女因為子宮發炎必需開刀，結果都因為手術前的飲食改善而不必再動手術了。

病人在手術後常會發生嘔吐，主要的原因是因為血糖降得太低。在手術前晚和當天通常都會很少或完全未進食，所以只有靠脂肪的消耗以維持體力，因此產生酮酸中毒的現象。然而，腹部手術後的嘔吐會使人非常難受，如果在手術前晚吃一磅不含油脂的果凍、橡皮軟糖或果汁軟糖，則嘔吐便可避免，而且葡萄糖點滴也不再需要了。因為多吃糖可以使肝和肌肉儲存大量的肝醣或體澱粉，而在第二天早上便可以漸漸轉化成葡萄糖來使用。此外，有些醫師也建議患者在手術的前一天多喝高甜份的檸檬汁，但是時間過久，這些糖卻會轉化成脂肪。

手術前晚，如果能攝取一千毫克維生素C，五百毫克泛酸，和維生素B_2與B_6各二十毫克，對其腎上腺很有幫助，而且會增加其抗體。此外，再補充一千單位天然維生素D，三百單位維生素E和五百單位乳酸鈣，也可以幫助其血液在手術後快速凝塊。

⊙手術或受傷後的食療

為了增加血糖並補充因壓力而流失的鹽，醫師通常會指定患者在手術後和受傷後和第一餐，要吃鹽煮的清湯和加糖的濃茶，它可以避免嘔吐和腸內產生氣體，以及因流失鹽使鉀自細胞釋出，而發生排尿困難。

在手術後，應病人立即補充水溶性的營養素（尤其是腎上腺所需的營養），而且在復原期間也要維持充分的補充。在開始幾天中，應每兩小時補充一次抗壓素，而每餐也要增加礦物質和各種維生素。

如果病人的胃無法負荷食物，醫師便會用導管幫病人補充糖、鹽和已消化蛋白質，或增加維生素B_1等。但這些營養素仍不足以應付壓力所引起的需求。各種維生素和必需的脂肪酸也可以透過皮膚來吸收，如果病人發生嘔吐，便可將維生素A、D、E和大量的維生素C粉劑和B群，製成藥膏或冷霜，每天在病人皮膚上擦幾次會很有效。而注射維生素B_6或在皮膚上擦五十毫克以上的維生素B_6，通常對嘔吐也很有幫助。

當病人可以進食時，其飲食應特別注重蛋白質的補充。每天至少要增加一千卡路里的熱量，否則維生素便會因供應熱量而被消耗，使新的蛋白質無法形成，降低治療的效果。

一位醫師供給嚴重灼傷、創傷和施行大手術的病人每小時一次，或持續用導管補充一罐燉肉汁的濃湯（一天十六罐共補充五百公克的蛋白質），結果療效極為良好，而且他還發現脫腸手術或割除盲腸或膽囊時，只要每天補充一百三十五公克的蛋白質，便能加速療效。

身體的新生組織，特別需要硫胺酸，胱胺酸和蛋胺酸，而牛奶和蛋黃都含有這些胺基酸很豐富，每天補充六次含兩個蛋黃的蛋酒，對治療會大有助益。此外攝取全脂牛奶和六個以上的蛋或蛋黃和營養強化牛奶，更具療效。病人應多喝牛奶、脫脂牛奶、起司、蛋酒和果汁、少喝咖啡和茶。如果失血很多，肝會很容易受損，此時的飲食應同時著重血液的補充和肝的維護。

長期臥病時，肌肉和骨骼缺乏活動，會使體內許多鈣、磷、鉀、硫、氮和其他營養素都會不斷地隨尿流失。這種情形可以利用補充飲食的營養來預防。但為防止腎結石，患者病人每天攝取維生素B_6、D、鎂，以及二點五公克以上的鈣。

任何傷害引起的休克都會使病人體內的酵素和泛酸缺乏，如果這兩種營養素得到補充，將會幫助其營養的吸收，並促進療效。此外，少量多餐對治療也很有幫助，而且病況越重的患者，進餐的次數需要越多。

⊙意外傷害

意外傷害所需補充的營養和手術後一樣。食療必需因應壓力引起的需求、防止疤痕的產生，接合骨折及防止腎結石的形成，並補充流失的血。

如果吞下毒物，病人通常需要不停地供給泛酸、維生素B_2和大量的維生素C來解毒。每天補充大量的維生素E和含有六個以上蛋黃的高蛋白質飲食，也可以幫助肝臟解毒，避免肝臟受損。若病人的胃無法保留食物，可以用植物油混合維生素塗抹方式，經由皮膚吸收。意外傷害發生後如果長時間昏迷，可以透過胃管供應其營養。

⊙灼傷

被灼傷時，患者會因為血管被灼傷導致缺乏氧，無法應付氧的大量的消耗，會感覺疼痛難忍。此時如注射維生素E，則其養分便會立即流入灼傷部位，以消除疼痛；也可以用維生素E藥膏塗敷患處。此外，對胺安息香酸（PABA）對治療輕度灼傷很有效。

由於受損的組織會產生許多有毒物質，流入血液中，所以灼傷比較其他傷害時需要補充更多的維生素C。如果在嚴重受傷後幾天內，讓患者每小時服用半茶匙以上的維生素C、泛酸、維生素B群和乳酸鈣製成的溶液，疼痛便會減輕，療效也會更好。

營養若從灼傷的部位流失，可能會導致死亡，或導致嚴重的營養不良。許多研究報告均強調灼傷的營養大量流失，需要每天補充四百公克以上的蛋白質，和大量補充水溶性營養素，如維生素C和B群、鹽、碘、鉀和鎂，以因應嚴重灼傷所產生的重大壓力，增加各種營養素的需求，才能挽救生命於旦夕之間。

由於患者在動手術和意外傷害後，會發生噁心、缺乏食慾，同時其營養的需求又非常高，因此，為他們擬訂食療計畫者實非易事。然而，如果大家都知道如何照顧這些患者，仍然可以幫助他們迅速恢復其健康。

28 性能力與飲食的營養

人類疾病的另一個負面影響，常會妨礙正常的性生活。性是傳達愛的方式，也是人類最深一層的溝通。婚姻中沒有性便無法孕育下一代，而婚姻也難以持久。除了主要的性問題如性無能與性冷感外，有些情緒問題如另一半太累、頭疼、前晚沒睡好、或緊張、沮喪只想獨處等，也都會影響性生活。

一個性情暴躁、吹毛求疵、喋喋不休或身體不清潔的人，是很難求得一夜魚水之歡的。在我工作三十七年中，有許多人來跟我談他們的性生活問題，而我最常聽到過的則是配偶的腳臭和口臭。這些雖然都是小問題，卻會影響雙方不能達到性高潮。

人們在談及性的問題多有所保留，所以關於性與營養的關係研究較少。但我們知道性荷爾蒙分泌前，需要有蛋白質、必需的脂肪酸、維生素E和各種維生素B群。如果缺少了蛋白質，便會失去性的興趣，精蟲也會減少。而維生素E不足時，從實驗顯示，雄性動物的睪丸都會退化，同時，性荷爾蒙和腦下垂體的性腺激素也會減少。此外，維生素E也能防止性荷爾蒙被氧化破壞。

在發生飢荒和集中營裡的人，都會失去性能力。二次世界大戰時，監獄裡的男人對食物比對性更為渴望。而正值壯年的人如果營養不良，其性荷爾蒙和腦下垂體的性腺激素也可能消失殆盡，需要補充營養才能使其康復。男人缺少維生素B_6會發生性無能，而受到壓力時，性衝動和精液的分泌也都會消失。因此，男人的精蟲多寡與活躍與否，要視其精液中維生素E的含量而定。

解剖生殖年齡的營養不良人類屍體，發現其卵巢和睪丸都會萎縮，而細胞中的卵和精子也都會減少，甚至組織也會壞死產生疤痕，使卵巢和睪丸都出現褐斑，這都是缺維生素E的現象。

⊙熱量過低

在二次世界大戰時，明尼蘇達大學的科學家，將從集中營釋放出來的人進行半飢餓實驗，以研究如何使其恢復正常。當他們每天攝取的熱量只有一千六百卡路里時，性慾會明顯的降低，而且會變得憂鬱、不安、沮喪、歇斯底里，簡直就跟嚴重精神患者一樣。同時，他們還會疲勞、虛弱、手腳冰冷、精神不能集中，無法工作而變得內向不合群。如果他們的飲食同時缺少熱量和維生素B群時，這些症狀會變為更嚴重。因此，科學家們做出結論：「一生中營養保持良好的人，能夠排除萬難，凡事都會成功。」

現今有許多人，尤其是女人，每天攝取的熱量都低於一千六百卡路里，為了維持身材迷人，得到更多愛慕。可是，疲倦、沮喪、歇斯底里和缺乏性趣，卻無法使他們的另一半過快樂的生活。同時男人常從大量的酒精中補充了熱量，往往也由於營養不良而失去性趣和性能力。

⊙維生素B群缺少

許多實驗指出，男性與女性，如果持續缺乏某種維生素B，都無去達到性高潮。缺乏維生素B_1時，很快就會變得疲倦、沮喪、健忘、煩躁、冷漠、困惑不安和行為怪異。他們會不喜歡自己的工作和外表，變得無法忍受噪音和繁瑣的事，而且會失眠、神經緊張、產生狂想症和憂鬱症。但是，只要補充維生素B_1，這些症狀便可立即消除。精神病患者如果缺乏維生素B_1，情況就更嚴重了。

缺乏菸鹼醯胺會使人產生幻覺，失去方向、昏昏沉沉和心智不清等現象。一位缺乏菸鹼酸的婦女，幻想著鄰居正計劃要殺她，陷入恐懼的生活中，然而，誰補充菸鹼酸四十八小時後，她就完全清醒了。因此，菸鹼酸只要稍有不足，便會使人煩躁、多疑和心情沮喪，常會導致家庭生活也不快樂。

泛酸不足的人會變得煩躁、沮喪、脾氣壞、容易為瑣事而煩惱，喜歡獨處，對性也毫無興趣。而缺維生素B_6時，不但會變得非常緊張、沮喪和容易產生幻覺，而且會產生口臭和痔瘡，並散發出難聞的氣味，使求愛與性趣都減退。此外，缺乏葉酸或生物素時，也會發生這些症狀。

其他營養不足也會影響性生活，女人缺乏鎂會變得非常緊張、煩躁、不再友善合群。

缺乏蛋白質或均衡的胺基酸，心情會沮喪、感情冷漠易怒，不願被打擾。而缺乏鈣，會導致神經緊張，容易發怒。這些營養不良引起的症狀，常使人因而服用鎮靜劑，它會造成服用者不會成為一個好的性伴侶。

不論什麼原因，一個身心疲憊的人，都會降低食物營養的吸收，導致心情更為惡劣，性生活也不會愉快。如此的循環常會使人身心俱敗。

一位婦女談到她曾有兩年之久和丈夫都很疲倦易怒，引不起性趣，所以一直沒有性行為，直到為了想生孩子而改善飲食時，一切才好轉。她說，多攝取牛奶、麥芽和酵母，對性生活很有幫助。

⊙疲勞影響性生活

疲勞的原因很多，但都會對性生活產生影響。貧血、肝病、缺乏維生素B群、鈣和鎂引起的神經緊張，情緒問題和腎上腺衰竭等現象，都是常使人疲勞的原因。但有許多人卻是因為不吃早餐，使血糖降低而感覺疲倦。

血糖過低的症狀是疲倦、冷漠、神經緊張、虛弱、顫抖、出汗、頭疼和厭惡每天生活的單調。如果前一天未吃晚餐，第二天早上醒來便會有這些現象，而且往往會持續一天，服氯化鉀便可立即消除，它比興奮劑效果還好。如果少量多餐可以補充壓力需求，就不需要再服用氯化鉀了。含豐富維生素B群和蛋白質的食物，如酵母、肝臟和小麥胚芽等，可在一天之內便可改善血糖過低的現象。然而，如果是持續的血糖過低，便是典型的腎上腺衰竭，就需要多攝取鹽而不是鉀了。

有些人無法工作的原因，只是由於血糖過低引起的情緒病罷了。他們會覺得沮喪、冷漠、疲倦、厭煩每日例行的工作，甚至失去生存的慾望。當他們補充足夠的營養後，各種症狀都消除了，同時，性能力也會增強，而且心理治療的時間也縮短了。

晚餐吃得較少，而早餐、午餐和兩餐之間吃含豐富蛋白質和植物油的飲食，對糖的吸收會減少，胰島素也不會分泌過多，精神都會很好，性生活也會更活躍

◎失眠、頭痛及新陳代謝緩慢

疲倦的另一個常見的原因就是睡不好。缺乏維生素B_6會使人嚴重失眠，而缺乏泛酸更會使人整天都昏昏欲睡。缺少鎂引起的神經緊張也會使人無法入睡，因此，這些營養素的補充很重要。

鈣攝取不足或吸收不良，也會使人失眠。失眠的人，每天喝半杯非即溶奶粉沖泡的營養強化牛奶，或許會有幫助。而在入睡前半小時，喝加有十毫克維生素B_6、一百毫克泛酸、兩百毫克氧化鎂和五百毫克乳酸鈣的牛奶，往往也能消除失眠的困擾。此外，鈣和鎂也能消除使人因腿部抽筋與肌肉痙攣的失眠。

頭痛的人當然心情去做性行為。從實驗顯示，缺乏維生素B_6或泛酸時，立即會發生頭

痛，在補充這兩種維生素後，通常頭痛便會立即消失。缺乏鐵或貧血也會使人頭痛，補充鐵即可改善。而女性月經時的頭痛，補充鈣和維生素D便可以消除。此外，維生素B_1和B_{12}對偏頭痛也很有幫助。

血糖過低也是引起頭痛的原因之一。一群偏頭痛患者，在嚴重頭痛時，醫師為他們做心電圖檢驗，結果發現他們的血糖都太低，而且血糖降得越低，他們頭疼就越利害。如果晚餐吃得太少，則晚上和白天血糖特別低時的頭痛情形會一樣，在睡覺前吃高蛋白質而不含甜食有幫助。

長期壓力同時會引起低血糖及低血壓，因而常會產生頭痛，並導致腎上腺衰竭而使鹽（鈉）自體內流失，需要補充加入半茶匙食鹽和小蘇打的開水，才能補充尿中所流失的鹽，而使頭痛消除。但是仍常需繼續保持少量多餐的飲食，才能避免病情的惡化。

鬱悶或不自覺的憤怒，常常也是頭痛的原因之一。這種潛意識裡想敲別人的頭，卻反而傷害了自己的頭。如憤怒可以得到適當的發洩，那麼頭痛往往便消失。

頸部甲狀腺分泌的荷爾蒙，可以控制我們身體活動的速度。如果這種荷爾蒙合成太慢，他便會缺乏性趣，感覺疲倦、想睡、畏寒（尤其是手腳冰冷），而且往往會脈搏緩慢、血壓扁低。需要補充碘和其他營養素。

食用碘化鹽，則甲狀腺腫的嚴重缺碘會大為改善。缺乏碘會導致甲狀腺腫大（甚至很容易導致甲狀腺癌），膽固醇增高，甚至會死於心臟病。兒童只要在數天內，每天服用八點五毫克的碘化鉀、碘便可以很快被甲狀腺吸收，並且能維持六個月之久。

在各種動物實驗中顯示，缺乏碘會造成甲狀腺出血；雖補充碘可以立即止血，卻會因傷害已造成而出現許多疤痕。而疤痕組織卻不能分泌所需的荷爾蒙，也無法因碘的補充而消除。由於花生、黃豆粉和甘藍類蔬菜會與碘結合，使其無法被吸收，增加碘的需求，因此，應避免食用。

如果缺少維生素E，則甲狀腺能吸收碘的量會減少至百分之五。因此，甲狀腺為了補充碘的不足，而變得過度活躍或產生毒素，故患高血壓的人，必須長期多攝取維生素E。成年人每天攝取五百毫克維生素E，可使其甲狀腺多吸收兩倍的碘，並使其血中蛋白質不游離的碘增加達到正常的量。此外，患甲狀腺病的人，每天吃四到六毫克的碘也很有幫助。

高蛋白質飲食可以提供酪胺酸，使甲狀腺變為活躍而產生甲狀腺荷爾蒙。然而，酪胺酸如果缺乏維生素B_6和C便無法被利用，缺乏膽鹼時，荷爾蒙也無法產生。如果維生素C不足或被破壞，則酪胺酸本身便會被氧化而無法產生效用。

每個人都應持續地補充碘化鹽。據研究指出，多吃很有好處，尤其是對生病，想要增加體重和膽固醇過高的人而言，更是受用無窮。甲狀腺異常的人，應該每天攝取三百單位維生素E、四毫克碘與高蛋白質的飲食和大量的維生素C與B群。如果有甲狀腺腫大，這些營養素的量都應立即增加，直到腫大部分消除為止。此外，每天吃六毫克的碘，對甲狀腺病很有效，但過多時則會發生中毒。而從海帶中攝取的碘不但較易保存，且較不會像碘化鉀一樣多隨尿液流失。

使用藥物治療甲狀腺，必需是在醫師細心的指導下，絕對不可濫用。因為稍有過量，便會使所有營養需求增加，而許多維生素和礦物質也會隨尿流失。在動物實驗中顯示，甲狀腺很容易導致癌症，因此平時應盡力保護甲狀腺的健康。

⦿晚年的性生活

性是表達愛的一種方式，因此，在我們的一生中，只要身心許可，便應該持續下去。杜巴博士曾經收集美國一百歲以上老年人其中百分之二十的資料。當他們被問及何時喪失性趣時，他們的回答都說他們還保有性能力，甚至有許多年逾百歲以後仍然再婚。

據研究資料指出，保加利亞人健康最好，他們的男人甚至到九十至一百歲時，還能生小孩，這表示他們性生活仍很活躍。但從實驗顯示，缺少各種營養素尤其維生素E的動物，卵巢和睪丸卻會因而萎縮。

大多數夫妻年老時，都講求性生活的質而不重量，而且，一旦過了更年期，便認為應該停止性生活。但是，這好像是表示老年人便必須停止愛的表達了。

⦿性能力相關的原因很多

憤怒、恐懼和童年時未被滿足的情緒，都會影響性生活的能力，這種持續性的性問題應該請心理醫師幫忙才行。即使只對自己多了解一些，也往往能使親密關係大為改善。例如，憤怒若必須被隱藏起來，那麼愛也會被隱藏起來。如果夫婦都能面對憤怒，設法將其消除，那麼只要有愛，便不會有情緒問題來影響性生活了。

在每個人內心都有許多柔情與愛，期望能有另一半來分享，因此夫妻彼此尊重，體貼與健康都將有助於其性生活的和諧。

29 飲食營養與癌症

有關癌症的研究曾經花費大量的經費，然而使用於營養與癌症的研究卻是為數甚微。各種食物與癌症的影響，曾經在老鼠身上產生過惡性腫瘤；許多動物在其體內移植癌細胞後逐漸發展為成長的癌細胞組織。此外，動物經過X光照射或使用甲狀腺素、礦物油、動情激素、人造春情素、砒霜、煤焦油或偶氮色素等物質，都會產生惡性腫瘤。

⊙維生素與癌症

患癌症的老鼠，餵給牠們大量的維生素A，可抑制其癌細胞的擴散，而其被移植的癌細胞也會停止成長。曾經有二百一十八位不能施行手術的癌症患者，每天供給他們三十萬單位維生素A及一千毫克維生素C，持續達六個月時，發現惡性腫瘤都受到控制或縮少，但同時也出現維生素A中毒的現象。

從實驗顯示，缺乏維生素B_2的動物，餵給牠們偶氮色素（一種染料），便會迅速產生癌而導致死亡。如果維生素B_2充足，即可預防癌的發展。在另一項研究報告中指出，餵食偶氮色素而維生素B缺乏的老鼠，牠們的淋巴腺或肝臟發展成癌症，如果補充足夠的維生素B_2，其癌細胞便不再擴散。因此，動物如果供給營養充足的食物，便可避免癌症的侵襲。

我們的飲食如果缺乏蛋白質或必需的胺基酸，會增加癌症的罹患率。而蛋白質不足時，偶氮色素所產生的癌細胞會更多，使癌症發生得更早；如果能及時補充足夠的蛋白質或維生素B_2，可預防惡性腫瘤的擴散。

維生素B群中某些維生素對多種惡性腫瘤的產生具有防護的作用，例如，當維生素B_6不足時，大量的維生素B_2便會被排出體外，可能導致癌症迅速的發展，加速癌細胞成長；同樣地，攝取過多的維生素B_2，會導致維生素B_6的不足，使腫瘤成長得更快。因此，我們在飲食中攝取維生素B_2及B_6時，最好是等量的攝取。

膽鹼輕微缺乏之時，會降低動物肝臟對癌症的抵抗力，而缺乏蛋白質也是如此。在飲食中加倍補充奶蛋白的量，可以防止癌的產生。患肝癌的動物餵給牠們含百分之二十蛋白質的飲食與膽鹼，其癌細胞便完全消失。餵給老鼠低蛋白及低膽鹼的食物會產生癌症，而人類在病理上也是如此。因此專家們都相信人類患肝病和肝硬化，就是肝癌的前奏。

甜菜鹼類似維生素物質，在甜菜的葉與根部都含有豐富的甜菜鹼，可以用來代替膽鹼，它曾經延長惡性腫瘤老鼠的生命。有二十二位無法動手術的癌症患者，每天服食大量的甜菜，經過幾個月後，其中有二十一位病情都有好轉，癌症範圍也縮小了。濃縮的甜菜汁雖然也很有效，但是治癌需三、四個月，其花費常會令人卻步。此外，據我所知，也有人患了兩年多的白血球過多症，每天喝甜菜汁和吃脫水肝，結果病情都有了改善。

從屍體剖檢顯示，死於紅孩病（Kwashiorkor）的人，有百分之九十都患了癌症。這種通常發生在中美和南非的疾病，是因為當地人的飲食嚴重缺乏蛋白質和維生素B群所引起，如果供給他們含豐富蛋白質和維生素B_6的牛奶，便能迅速康復。

維生素C對人類的癌症有多少影響，目前知道的尚很少。然而大量的研究曾經在動物身上實驗過。老鼠如果吃各種藥物、化學劑或染料，在六天之內，其尿中排出的維生素C會比正常多出五十至七十倍，並有產生癌症的徵候。而動物產生各種癌症時，都會有出現維生素C數量不足的症狀。

由病毒所引起癌症的例子越來越多了。而維生素C可以抑止病毒所造成的傷害，因此，非常重要。癌症引起的重大壓力需要大量的維生素C來紓解；大部份癌症患者，尤其白血球過多症的兒童，都會發生瘀血和牙齦出血，都是維生素C不足的現象。無法動手術的癌症患者，如果能每天攝取四千至六千毫克（每公斤體重需一百毫克）維生素C，其癌細胞的擴散便會停止，甚至會減少。

根據研究資料指出，維生素E對預防癌症特別有益。科學家在動物身上試驗不同量劑的維生素E，觀察其癌症發展的情況，如結果發現吃最多維生素E者，其癌細胞最少，擴散速度也最慢。而在牠們的血漿中，某種癌細胞會擴散得很快，但補充維生素E便可以抑止。甚至供給其大量的維生素E，有時也可以使移植的癌細胞萎縮死亡。然而，動情激素所引起的癌症會增加維生素E的需求，如果獲得大量的補充，癌症便會減少，而老鼠的乳癌也會因維生素E的充足而大為減少。但是，如果給動物吃鐵鹽，則破壞了維生素E，其癌細胞便會快速擴散。此外，餵給動物吃礦物油，維生素E會在其中溶解而排出體外，癌症也會產生。

多吃油類會增加維生素E的需求，對老鼠注射致癌物質後，供給牠們玉米油或豬油，結果其癌細胞會增加兩倍，將餵食致癌物質的老鼠，分別供給牠們鱈魚、肝油、花生油、椰子油，或類似人造奶油的氫化油脂，結果發現供給人造奶油的老鼠，產生癌細胞最多。但如果維生素E充足，即使餵給再多的油類也不會產生癌症。

動物照射X光或接觸放射性微塵會產生癌症，但補充其維生素E能完全預防。而供給大量的維生素C，癌細胞也會減少。然而，如果維生素E不夠，照射X光會使脂肪的氧化很快形成有毒物質，如果有充足的維生素C便可解毒。此外，用X光治療青春痘，有百分之九十會產生皮膚癌，如果在治療期間多攝取維生素C和E，或許可以預防。

⊙其他營養與癌症

實驗顯示，持續餵給老鼠缺乏碘質的食物，容易得甲狀腺癌。服用甲狀腺素或放射性碘，癌細胞會明顯增加。因此，在碘質攝取較少的國家裡，患甲狀腺癌的比率較高。

缺乏各種礦物質對癌症的影響，研究的資料尚少。然而，在動物實驗中，食物中含適量的銅，可以有效抑止癌細胞的擴散，並能減少致癌物質所引起的肝病與肝硬化。

實驗顯示，患癌症的動物無法產生抗體，使惡性腫瘤常會導致死亡。此外，從正常細胞分離出來的干擾素（Interefron），對病毒和核酸引起的癌症，也可以有效預防。

加熱過的脂肪，尤其是高溫燒焦時，容易引起癌症，因此，用高溫油類炸過的肉類並非良好的食物，而反復地加熱尤其有害。讓老鼠吃致癌的物質或塗在牠們皮膚上，然後再分別餵給牠們炸過薯條的玉米油或新鮮米油，結果餵食炸過油脂的老鼠，有一半產生癌症，而餵食新鮮油脂者卻沒有癌症的症狀。

◎肝臟受損

肝臟受到任何傷害，都很容易產生癌症。在動物實驗顯示，餵給的食物缺維生素B_1、B_2、E、膽鹼、蛋白質或蛋胺酸及其他各種藥物、化學劑和農藥等引起的傷害，都會使牠們產生癌症。供給其大量的蛋胺酸，便可完全預防其癌症與肝病，但蛋胺酸或膽鹼量不足，效果則較差。

專家們指出，我們都生活在許多容易傷害肝臟物質的環境下，其致癌的物質包括污染的空氣、農藥、各種化學劑、藥品、硝酸鈉、防腐劑和食品添加劑（色素、糖精、軟化劑、香料等）及其他許多物質。這些物質如果是單獨存在時或許無重大傷害，但是在累積和相互化合時，其造成的傷害便無法想像了。例如，某些食品添加劑和農藥，卻只在和其他物質化合時，才會有害人體的健康。

無庸置疑，吃太多加工的食品會使癌症的罹患率快速增加。然而，仍然有許多老煙槍不會得肺癌及成千上萬暴露於致癌物質中的人並未產生癌症，歸究起來，其主要的原因是因為人體能夠化解大部份有害的物質。一位科學家說：「預防肝臟受損就是防止癌症。」

⊙食物與癌細胞的成長

由實驗顯示，我們的飲食如果攝取熱量過多，無論自來源是脂肪或醣類，都會使各種癌細快速成長。反之，低熱量的飲食並避免吃加工的醣類及氫化過脂肪的食物，便可抑止癌症產生。

雖然過多的蛋白質會轉化成熱量，但在實驗中顯示，低蛋白質的飲食卻很容易致癌。即使蛋白質的供應佔熱量一半時，癌細胞還不會增加，而健康的情況較低蛋白質的飲食時更好。酵母含有豐富核酸，實驗顯示，它對吃致癌物質的老鼠幫助很大。

維生素A可以抑止腫瘤的孳長，除非腫瘤的母體組織有癌細胞，否則就不會變成惡性腫瘤，然而，維生素B_1、B_2、肌醇和生物素都與癌症沒有關係。癌細胞中的維生素B_2和泛酸，比正常組織少很多，因此，補充這種維生素會有助於身體健康，而不會刺激惡性腫瘤的孳長。缺少維生素B_6會使某種癌細胞擴散得較慢，可是正常細胞卻已受傷害，而使生命發生危險。然而，讓患白血球過多症和淋巴腺癌患者補充維生素B_6的飲食，結果不但沒有抑制癌細胞，反而使其發生痙攣。此外，對胺安息香酸（PABA）可以有效防止某種癌症；而葉酸也能消除某些癌細胞，並加速其他細胞的成長。

⊙癌並非絕症

馬加博士強調：「癌並非絕症」。他提到在一九五〇年曾經治療一位年齡六十歲的結腸癌患者，她的癌細胞已經擴散到肝臟及其他器官中，醫師告訴她的家人說，她只能再活幾個月了，可是後來她卻自然痊癒，在以後數年內，連續地檢查都不曾再發現癌細胞。雖然這只是幸運的例子，但可以讓醫師告訴癌症患者，病情隨時都可能好轉。

一位中年護士罹患癌症，已擴散及全身，非常痛苦，淋巴腺也腫脹，醫師說她只能再活兩個月了。我建議她每天服用維生素E六百單位，在五週之後她來看我，她言她的身體疼痛已減輕很多，淋巴腺腫脹也消除了，醫師給她檢查的結果，癌症已經消失了。她告訴我說，她除了每天服用維生素E六百單位外，還按照我曾經為她母親擬訂的治療關節炎的食譜改善她飲食的營養。

許多罹患皮膚癌的患者，經過改善其飲食的營養，並在患處塗敷維生素E及對胺安息香酸軟膏，皮膚癌都有顯著的改善。

⊙放射線治療

利用X光及其他放射線治療癌症時，會對體內的維生素A、C、E、K、多種維生素B，和必需的脂肪酸加以破壞，其中維生素C破壞最快。如果能服用大量維生素E，維生素A和脂肪酸可以保存。如果維生素C、E、蛋白質和蛋胺酸不夠充足，癌細胞經照射破壞後所產生的毒素，會傷害到肝臟。由X光照射在表面所引起的疼痛，產生疤痕，如能用口服並塗敷維生素E軟膏，都可以使痛苦減輕。

癌症患者經過鈷六十放射療治法之後，常會發生嘔吐、瀉肚、頭痛、出血、嚴重貧血等現象，如果在照射之前能吃大量的維生素C、E及B群，則可防止這些不良現象。在多數情況下，單獨吃維生素B亦即可防止嘔吐。紐約的曼菲爾醫院給癌症患者照射鈷六十前一週，每天吃三大匙酵母，就不會受到傷害，否則，不但有嘔吐現象，而且也產生嚴重的貧血。

因為放射線照射會給病人很大壓力，在照射前二十四小時，一定要吃大量的維生素C、泛酸、蛋白質及幾個蛋黃的營養飲料與抗壓力的飲料，才不會使患者受傷。

癌症患者檢查確定後，其本身不但感到震驚與恐怖，他的家人會感到張惶失措，為了治療、手術及經濟等問題，都會給其本人和家人無比的壓力，同時也增加營養的需求。

此時，患者及家人都應安靜，患者應少量多餐，食物以高蛋白質、低熱量、油類適中，各種遲延癌擴散的營養都應充足；抗壓力的營養更需要補充，而且不能間斷。

⊙白血病（血癌）

白血病又叫做血癌，白血球的正常功能是幫助身體抗抵疾病和感染的侵襲。如果血液中白血球的數目持續增多，而增加的白血球都是正常的細胞而無正常功能時，即為白血病。使用化學藥物治療白血病是唯一有效的治療方法，然而補充足夠的營養，也非常重要。一旦病情發現時，能及早注意食療並持續不斷實施，或許生命可以被保住。

缺乏維生素E或許是導致白血病的原因之一。因為在缺乏維生素E時照射X光，脂肪會迅速氧化為有毒的物質。許多兒童，其母親在懷孕時曾經照射X光，產後嬰兒便死於白血病。從實驗顯示，老鼠缺乏維生素E會使白血球增多，血小板減少。人類缺乏它時會使骨骼異常，如果使貧血的兒童補充維生素E，可以迅速改善其骨髓。

由於葉酸有可能加速白血球的產生，葉酸抗劑可在細胞中取代葉酸，因此，現今已將它使用為白血病的治療，使葉酸減少。但是，醫師們認為用它來取代葉酸會傷害正常的組織，而其傷害的程度可能比葉酸對癌細胞更為厲害。然而，也有人發現服用葉酸並未使白血病惡化，而且對健康有幫助。

葉酸缺乏會妨礙許多重要的生理功能，如食慾減低、醣類與胺其酸的利用會受到妨礙，阻止細胞的分裂和健康的恢復；並導致頭髮、眉毛脫落等現象。同時，葉酸抗劑通常也會使人發生嘔吐、腹瀉，甚至嚴重時還會導致出血致死。如果服用葉酸抗劑，則必需大量補充各種解毒的營養素。

⊙營養與癌症的預防

史隆凱特學院研究癌症的醫師們對一群志願參與實驗不能治療的癌症患者，在他們的前臂注射活的癌細胞，結果發現被移植的癌細胞會成長，而原有的癌細胞卻被消除。然而，也有一些患者體內的癌細胞卻又重新活躍起來了。但如果將正常的細胞注射到正在成長中癌細胞的皮下組織，並不會使它繁殖，對實驗的動物在注射癌細胞之前，先將牠們的身體同時使用X光及可體松將其損耗，癌細胞便會擴散。將癌細胞移植入健康的人體中，便會迅速發炎，但被注入的細胞很快便會退化和消失，因為健康的人體內會產生抗體，補體和其他防禦素，可以防止癌細胞的侵襲，而癌症患者卻不能。因此，研究人員指出，任何人隨時保持高度的抵抗力，便不會招致癌症的產生。

增進營養的知識，對多數癌症都可以預防。而適當的食物營養，可以抑止活躍的癌細胞。德州大學威廉博士指出，某些動物容易罹患癌症是由於遺傳對某些營養素的需求特別高的緣故，人類也是如此。提到癌症患者時，他說：「他們都沒有強烈的企圖，去補充比平常人高過數倍的遺傳性營養需求。」

很不幸，現今我們的食物和環境對許多致癌物質的產生愈來愈多，癌症已成為威脅我們生命最可怕的兇手。如果一旦發現有了癌症，千萬不可以遲疑去醫院檢查，而同時充足飲食營養的配合，對增進治療的效果為有益。

30 眼睛的疾病

食物對眼睛的健康影響非常大，在飲食營養特別不充足的國家，如印度、埃及和其地區，由於營養缺乏，患各種眼疾的人非常普遍。

⊙視力與維生素A

飲食中如果維生素A稍有不足時，眼睛便容易感到疲勞、對強光敏感、夜盲（常發生車禍的原因），白天視力不良，並且容易感染瞼腺炎、結膜炎、虹膜炎和角膜炎。每天攝取維生素A少於五千毫克時，其結膜會變厚，且視覺神經有時也會退化。此外，膽汁不足的人常常是缺乏維生素A。

畢特氏斑（Bitot's spots）是因為同時缺乏了維生素A和蛋白質產生的眼疾，如果每天補充五萬單位的維生素A和奶蛋白，則療效甚佳。

色素性視網膜炎是視網膜由逐漸退化而完全適化。在美國每年因此失明的人很多，都是由於多年的夜盲和維生素A缺乏所導致。患者血液中的維生素A都低於標準量，而且對維生素A的吸收也不良。如果為他們注射維生素A，將有迅速而顯著的效果。此外，患者每天還應攝取水溶性維生素A、植物油、膽鹼、卵磷脂和大量的維生素E。

⊙缺乏維生素B_2

缺乏維生素B_2，會使輕微的眼疾轉為惡化。開始時眼睛只是怕光，在黑暗中視線模糊和流淚，而惡化時，眼睛可能會充血或見光刺痛。尤其在睡眠時，在睫毛根部會積聚黏液。嚴重時，眼角的皮膚會破裂，眼睛會變為紅腫。

如果每天能攝取五毫克維生素B_2，可以改善許多眼疾，如眼睛流淚水、發癢和刺痛、怕光、瞳孔擴大、眼皮起泡、視力模糊、夜盲、霎眼太快（也是缺維生素B_6和鎂的症狀），焦點不能集中和眼睛疲勞（尤其做精密工作時）等。

維生素B_2也能改善較少見的症狀，如色盲，只能看局部的視線、結膜炎、虹膜炎；視線閃爍成只見燈光和物體周圍的光圈，眼前有黑點或因細胞壞死、白血球堆積或有疤痕引起的角膜混濁等。

角朕炎雖然可以藉維生素B_2改善，但如果不加治療，就會產生疤痕組織，造成嚴重的傷害。然而，缺維生素B_2、C和泛酸時，眼睛會發生潰瘍、充血、眼前有黑點和其他症狀。從實驗顯示，動物會因為缺乏蛋白質或任何一種胺基酸而產生角膜炎。

⊙白內障

各種動物缺少維生素B_2時，包括魚類和鵝，都會產生白內障，補充這種維生素後，白內障便會消失。然而，如果消化奶糖時產生太多葡萄糖或吃太多奶糖，也會增加維生素B_2的需求，使動物產生白內障。幼兒無法正常分解奶糖時，如果不及時除去奶糖，也會導致白內障產生。

動物缺乏泛酸時，也會產生白內障，如果及時補充它，便可消除。缺少任何一種必需的胺基酸，都會產生白內障，尤其是糖尿病患者，缺乏維生素B_6，便會無法正常分解色胺酸，很容易產生白內障。此外，缺乏維生素E時，也會發生角膜混濁、白內障和視網膜疾病。但在實驗中顯示，維生素E卻能同時改善維生素B_2或胺基酸不足所引起的白內障。

動物吃下藥物或化學劑及人類使用二硝基粉減肥，都會發生白內障，必需補充大量的維生素C來解毒，才能預防。當膽固醇或鈣的堆積妨礙血液循環達到眼睛時，也很容易患白內障。

白內障往往也會因壓力而產生。沒有維生素B_2和泛酸，可體松使無法分泌，因此，缺少了這兩種營養素，便會產生白內障。在美國每年約有二十萬人因白內障而開刀，然而這些人都是受到了重大壓力，飲食也不正常。

⊙近視

營養對近視的預防極為重要，而近視通常也是壓力引起的另一種傷害。由於學童課業壓力重，所以近視比率有增加的趨勢。但近視跟鈣的攝取不夠或收不良也有關係，而且有時會使眼球旁的小塊肌肉緊張而發生痙攣。此外，近視和鬥雞眼也都可以補充維生素E來改善小孩快速成長時，營養不良和過敏都很容易患近視。腎上腺衰竭時，液體便會自血液中流入眼睛，但由於小孩的眼睛還有些彈性，所以突如其來的壓力便會使眼球稍微突出，而外面看到的影像只能到達其視網前面，卻無法反射在上面。眼睛疲勞被看做小問題，可是在埃及和印度卻已經有許多兒童，卻因為近視而不能讀書寫字了。

近視常伴隨的一些症狀，如眼睛疲勞、斜視、暈眩、疲倦、頭疼和眼睛疼，甚至導致低血壓。如果能補充一兩週含鹽的食物，並補充各種營養素，特別是維生素B_2、C、D、E、泛酸、鈣、蛋白質和必需的脂肪酸的飲食，便可獲得改善。

⊙青光眼

青光眼是長期壓力和典型腎上腺衰竭的反應，也是目前在美國導致失明的主因。當腎上腺無法分泌荷爾蒙醛類脂醇時，許多鹽都會從體內流失，使液體進入眼睛，造成局部的壓力，當眼睛失去彈性時，眼壓便會隨之增高。此時，液體不但會把視覺神經往腦部壓，使其受損，也會把眼球往外推，造成視線扭曲，甚至可能阻塞眼下細胞的排泄管道，而疤痕與附著物也會妨礙管道的排泄情形。

每個人的青光眼症狀都不一樣，而且它就像一位不速之客，說來就來。然而，眼睛痛、視線模糊、做精密工作時看不清楚、需要強光，視線狹窄如從管子看，只看到光源和物體外圍的光圈，和典型腎上腺衰竭的疲倦與低血壓等，這些都可能是青光眼的症狀，但這種突如其來的重大壓力，卻會使人短暫成長期失明。必須用分泌可體松所需的維生素B_2來治療。

近年來，許多病人都因為補充有鹽的食物和正確的食療而治療其青光眼。一位老年人雙眼都患有青光眼，他曾認真地使用食療，可是眼壓卻一直沒有下降，研究其原因，是因為他患有心臟病，醫師不同意他吃有鹽的食物。但等到他的心臟病好轉，可以吃鹽時，他的青光眼也很快就消失了。

如果營養未能持續保持，青光眼更會很容易復發。有位中年婦女的眼壓在採用食療之後，迅速降回正常情況。他的醫師每天只允許她吃一點流質的食物，但她自己卻吃了許多西瓜，結果她的眼睛有一個因而失明，她才了解到食療的重要性。

青光眼患者應不斷地化解壓力，並漸漸地調整飲食。即使只喝一杯咖啡，眼壓便會因而增高；如果大量增加，就會導致嚴重的青光眼。任何壓力的影響都相似，而其引起的營養需要立即補充。但由情緒所引起的青光眼，卻要靠心理醫師來治。

如果需要動手術來取出青光眼內過多的液體，那麼這種額外壓力，和可能導致出血，感染和形成疤痕的危險，將使營養的補充更為重要。已經動過眼睛手術的人，則其食療應著重在疤痕的消除。如果青光眼已導致失明，不改善其飲食營養，眼睛仍可能出血和患角膜炎而疼痛非常。

⊙視網膜剝離

視網膜剝離的原因，目前尚不為人知。然而，維生素E缺乏或被鐵鹽破壞時，往往會使孕婦生出早產兒，如果嬰兒被放置於氧氣較一般空氣濃的室內，則其視網膜經常會因而剝離。在幾年前，就曾有許多嬰兒因為被放在氧氣箱而導致失明。然而，如果在其出生後，便立即為他們每天補充一百五十毫克的維生素E或哺育母奶，便可預防這種情形。此外，維生素E不足時，視網膜微血管壁細胞內的必需脂肪酸也會被氧化而分裂。

⊙其他眼疾

營養缺乏也影響到其他的眼疾。如缺少維生素B_6和泛酸時，會導致視線模糊；而維生素B群，尤其是B_1可以治療眼內和眼後的肌肉痲痺，維生素E、肝與酵母可以改善肌肉無力、鬥雞眼、視線模糊和亂視；維生素C可以有效止住眼睛出血；而視網膜出血，也可以用酵母和維生素B_2、C、E和菸鹼酸來補救。此外，缺乏蛋白質會產生視網膜炎。

眼睛突出的情況，和缺乏維生素E的症狀類似。往往都會出現甲狀腺因維生素E不足而發生中毒的現象。如果需要動手術，在手術之前調整飲食營養，可以幫助治療的效果，並應付壓力和預防出血與疤痕的產生。

⊙情緒的因素

有些人因為不願看到生活中各種紛擾，常會不自覺地像小孩把眼睛閉上，不願看到自己不喜歡的事物。這種情緒的影響可能會引起自發性的失明。哈博士曾提到有位妻子由於非常厭惡丈夫的粗暴，結果雙眼不停地發生白內障，但當她回到自己所喜愛的紐約市時，病症就消失了。

曾有位患者打電話問我說，她已經做了很好的食療，可是她的白內障沒有好轉。在談過營養問題之後，我向她說明情緒問題可能也會是病因。她的聲調轉為激動，不停地說：「我就知道妳行！我就知道妳行！」一陣沈默之後，她長呼一口氣，聲音很平靜地說：「我可以克服這種情況！現在我的眼睛不會瞎了。」

31 原因不明的疾病

營養主要的目的，是培養和維持我們身體的健康，並非是用於治療疾病。但是，許多人卻是有了疾病之後，才開始重視到自己的營養。

在我的醫學詞典裡，有十九章是記述各種疾病，而其他十三章則是敘述某些疾病的徵狀或綜合徵狀。其中還有許多情況仍然不知其原因。但是，每一種疾病卻都需要營養來修補我們的身體。

⊙原因不需要知道

如果各種營養素均供應充足，而沒有任何遺傳的缺憾或無可恢復的傷害，我們的身體會及時修補自己，便不會有不正常的疾病產生的原因需要知道。

俄亥俄州的不動產經紀人馬克伊文，他在重病時看過很多醫師，也花了不少錢，仍然束手無策。但在經過食療之後，他的病情才漸漸好轉，最後終於完全康復。現在他又是生龍活虎了，可是仍然不知道自己的病因是什麼。

知道缺乏某種營養素可能會引起疾病的好處，就是可以對症下藥，多補充缺少的營養，則病情便能很快康復。例如，缺乏菸鹼酸引起的舌瘡，如果補充含有這種維生素的酵素，在數小時之內便可康復；但是補充大量的菸鹼酸則需一、二天，補充肝臟需要三天，吃酵母需五、六天才能痊癒。不過，食用肝臟和酵母同時也補充了許多其他的營養素。

如果我們飲食的營養完全充足，便不需要知道菸鹼酸，舌瘡也會康復。只要細胞能夠吸收各種營養素，同時也沒有不可恢復的傷害，身體便自然會做修補工作，而不需要我們去了解其運作的情形。

⊙不能醫治的意義

許多以前的不能醫治的疾病，現在都可以治癒了。因此，「不治之症」的意義不能被限定為「無法治療」，而只是治療的方法我們尚不知道罷了。由於我們很少瞭解營養，所以，對不治之症的食療效果至今仍像謎一樣在摸索中進行。

我曾經為兩個發生顱骨黃瘤病（Schuller-Christian disease）——一種不治之症——的兒童擬訂食療計劃，而我對這種病是一無所知，但當他們因食療而康復後，他們的醫師都說這是罕見的例子。此外，還有許多小孩患了「不治」的心臟畸形，從嬰兒時開始每天補充含有一百單位維生素E的食療，結果他們現在都已長大成年，在醫師的許可下，已經活躍於運動場上，而且沒有人再需要動心臟手術了。此外，也曾有些醫師花了幾年時間，用維生素E治癒先天性的心臟病。

⊙遵守一般原則

在不知道病因時，我們首先應做好充分的飲食計劃，既然疾病大多是由於壓力而產生，那麼抗壓素必需補充，而預防疤痕和解毒的營養也不要忽略。如果疾病的症狀類似已知的疾病，那麼有助於後者的各種營養素便應補充。

在美國，有許多人耳朵失聰，卻往往自然地被接受，而從不去想改善其飲食的營養。然而，神經炎引起的耳聾卻能用維生素B群來治療，甚至在半失聰情形下，肝臟和酵母也很有幫助。如果保持血中少量的膽固醇，則膽固醇累積在耳朵血管引起的耳聾便可痊癒。而血液中碘太少的人，聽力容易減低，懷孕時如果缺乏碘可能使嬰兒失聰。此外，許多藥物會增高營養的需求，往往也會產生耳鳴，破壞聽覺。這些都應注意。

缺乏維生素B_6和泛酸時，會使人暈眩、耳朵抽動、疼痛及產生耳性眩暈病（Meniere's syndrone）。但大量地攝取維生素B群，許多耳性眩暈病都可消除，而維生素B_6對停止嘔吐通常也很有效。就像白內障一樣，當腎上腺衰竭時，這些病症都會發生，而且許多鹽都會隨尿流失，使許多流體進入耳朵血管，導致耳朵失聰。如果攝取足夠含鹽食物和抗壓素，便可改善。此外，在耳性眩暈的病例中，雖然有些人服用可體松治療，但多數都是因為營養充足，避免吃加工的食品而痊癒的。

倘若耳朵的聽力發生問題時便立即實施食療，則許多失聰的情形都是可避免。但耳聾也常由心理問題引起。男人有喋喋不休的妻子、女人有性情暴躁的丈夫，都很容易產生耳聾。當我要我的孩子做他們不喜歡做的事時，他們也會聽不見的。

⊙氣腫

我們居住在烏煙瘴氣的城市裡，氣腫病越來越多了，卻很少人知道原因。氣腫病產生時，肺氣囊裡的連接組織會充滿無數的小氣泡；而這些小氣泡又會佔去肺的大部份空間，使呼吸困難，遂產生氣腫。同時也會形成許多疤痕。

維生素E可以減少氧的需求，有囊腫纖維化的肺氣腫也可以用維生素E來治療。然而，缺少了維生素A、C、蛋白質和葉酸，連接組織便會無法強化，而且很容易被空氣滲透。

一位朋友患了嚴重的肺氣腫；她的聲音已經微弱得幾乎無法說話，即使戴了氧氣罩，每次呼吸還是很困難。後來她開始實施食療計劃，結果一個月後她的病不但好了，而且不曾復發。

⊙紅斑性狼瘡

這種皮膚病首先會膽固醇連接組織發生貧血、關節僵硬和腎上腺衰竭等症狀。通常都使用阿斯匹靈和可體松來治療，而其血液中維生素E的量太少，又往往使結疤情形更加嚴重。

大量補充各種維生素，曾經是治療紅斑性狼瘡的方法，但我卻不曾發現有人試過完整的食療。患者如果能每天補充一千至兩千毫克維生素E和十五克泛酸，即使這種病已經患了十至三十年，仍然很有效。但如果停止補充這些維生素，病情又會復發。

我看過情況最糟的紅斑性狼瘡，一位小女孩，她的全身滿目瘡痍，長了瘤又結了鱗狀疤痕，看起來就像塗了一層厚厚的打發奶油似的。然而，當她的飲食補充了許多酵母、肝臟、起司、小麥胚芽和其他營養豐富的食物，但那時還沒有人知道泛酸，所以除了從食物中攝取外，沒有再補充。此外，她還每天補充三十單位的維生素E，結果在一個月內，她全身的皮膚都換新了。

似的情況在一位大學女生身上也發生過，那時她幾乎活不成了。醫師給她服用可體松和阿斯匹靈，而且因為她貧血，所以又讓她服用男性荷爾蒙以停止月經。結果可體松使她胖了二十公斤，男性荷爾蒙使她臉上長鬍子，而阿斯匹靈也完全破壞了維生素C，使她體內出血、從牙齦、嘴唇和直腸流出來。因此，她的醫師建議她實施食療計劃，大量補充營養。她的抗壓食療包括了每二十四小時九百毫克的泛酸，和九百單位的維生素E。結果在十天內其病情便大為好轉，而不需再用可體松和阿斯匹靈。最後終於恢復了健康，至今三年仍保持良好狀況。

⊙皮硬化和類似的疾病

皮硬化、肌炎、黴菌肌炎和滑囊炎等都是常見的軟性組織硬化現象。史萊博士曾做過實驗。患皮硬化的人，其皮膚、肌肉、心臟、肺、腎和胰臟裡的鈣都太多。而從實驗顯示，鈣只留在受傷的部位，但是，除非鈣是從骨骼釋出，否則受損組織並不會因而硬化。然而，在身體受到壓力時，鈣又會自骨骼中被奪走，因此組織便會被蛋白質的快速破壞損傷。因此，皮硬化常會發生在重病，意外或嚴重心裡創傷之後，並且伴隨安迪森氏病（Addison's disease）或腎上腺衰竭等症狀。

輕度傷害如陽光曬傷、種痘、撞傷、襪帶或胸罩過緊、過熱、寒冷或化學藥品，都是使皮硬化症患者的身體組織硬化。但可以用補充維生素E改善。如果維生素E不足，則軟體組織中的鈣便會增加五倍以上，因此患者必需大量攝取維生素E。

為了迅速使腎上腺康復，抗壓食療應持續數月之久，維生素D和鎂尤其重要。倘若患者每天攝取鈣質不足兩公克，骨骼中的鈣將會被奪走，因此，患者每天最好喝一夸脫以上的牛奶。

⊙胰臟囊纖維化

另一個「不治之症」胰臟囊纖維化，現在越來越普遍，它也由於是維生素B_6、E和泛酸不足所引起。開始時鹽份會流失，即為典型的壓力反應的警示。如果用可體松或腎上腺激素等，往往會使胰臟受到傷害。

開始出現胰臟囊纖維化時、胰臟仍能正常分泌消化酵素，但它卻會因而漸漸形成疤痕無法合成酵素。結果消化與吸收會漸漸變得不完全，而導致營養缺乏的現象。吃進去未消化的食物產生腹瀉，多量難聞含脂肪的糞便。並容易感染嚴重的呼吸疾病。

缺維生素B_6和泛酸時，也會產生消化不良而發生難聞的腹瀉，並容易感染呼吸疾病。兒童死於胰臟囊纖化，能解剖研究，發現他們都有維生素E不足的現象。然而，在另一方面，約翰霍普金醫學院的醫師們發現，讓患這種病的兒童每天吃三百至一千五百毫克的維生素E，不但沒有發生不良影響，甚至有的患者達一年以上也都治癒了。但已傷害的胰臟和結成的疤痕，則需要完整的食療來醫治。

如果讓患者每餐補充消化酵素和卵磷脂，對病情嚴重者的消化與吸收都會大為改善，有了這些消化酵素的幫助，患者便可以每天補充酵母、肝臟、小麥胚芽、及維生素B糖漿、起司和優酪乳、酵乳等。

為了保護腎上腺和身體的抵抗力，患者應每三小時服用一次抗壓素，而一旦發現症狀，維生素C的攝取量應增加。當然，維生素E也要補充，患者對植物油通常吸收良好，因此，可以用來煮食。而水溶性營養素如鐵、維生素C和B群，吸收都沒有困難，可以大量攝取。如果病得太重而無法消化食物時，則維生素A、D和E也都可由皮膚吸收。維生素D可以每天塗擦一次，而維生素A和E可以多數擦幾次。

既然腸內細菌產生的維生素B群對健康很重要，那麼會阻礙腸菌成長的的糖類便應避免。

⊙遺傳性的高營養需求

有些家族會對某種營養素的需求特別高。有時會比一般人高出十至二十倍。如果補充不夠，便會發生所謂遺傳性疾病和「不治之症」如癲癇、週期性麻痺或糖尿病等。

在這種情況下，一般人已經足夠的營養對他們卻是不足，因此，對於這些具有遺傳或先天性對某些營養素需求特別高的人，只要補充其所需的營養，便不會產生不治之症了。

⊙心理因素

或許每個人在小時候都受過心理創傷，而在不順心的情況下引發某種疾病，卻常常被認做「不治之症」。例如，關節炎常由於心理因素而產生，但是還有許多疾病，患者通常都是年復一年，換過許多醫師，卻仍找不出問題的原因。當藥物與食療都失效時，看心理醫師可能會有幫助。

32 食療兩項不變的法則

關於食療和疾病的預防，有兩項不變的法則。第一是一旦發現疾病的徵候，便要立即改善飲食的營養，以預防疾病發生；第二是檢查瞭解確定身體所需的四十種營養素是否得到適當補充。如果因為壓力而補充太多的營養並不適當，我們喜歡吃藥，用阿斯匹靈治頭痛，其實和這個法則是大相違背。雖然大部份醫療都有效，可是任何一種營養素，如果沒有其他三十九種來配合，卻發揮不了功效。如果不去注意其他營養素，而只大量補充某一種，那就好像只用許多門把和砂土就想建造一棟完整的房子一樣，是不合理的。

身體的營養需求包括有主要的脂肪酸、醣類、完全的蛋白質以及各種維生素和礦物質。然而，如果我們只吃天然食物，或許可以獲得我們所需的各種營養素。在各種動物實驗中發現，只要缺乏任何一種或多種營養素。疾病便會發生。無疑地，人類之所以患病，實由於其飲食不當，營養不夠的緣故。不過，傷害並非無可挽回，只要補充足夠的營養，健康仍可恢復。

因此，進行食療時，本章所提身體營養的需求，應詳細檢查是否充足。

⊙蛋白質最重要

在受到重大壓力時，體蛋白在一天之內被破壞可達一百三十五克之多，而且也無法很快合成。患者想要迅速康復，便需補充足夠的蛋白質。每天早餐吃一個蛋，晚餐吃些肉類的飲食，只能攝取到二十五公克的蛋白質，並非是高蛋白的飲食。當病情較輕時，蛋白質的攝取每天八十至一百二十公克便已足夠。

富含完全蛋白質的食物，其含量依序為：蛋、牛奶和奶製品、肝臟和其他內臟、瘦肉、魚和雞肉；酵母、小麥胚芽、黃豆粉和一些核果。由於穀類、豆類和大部份核果中的蛋白質都缺乏某些必需的胺基酸，必須和蛋、牛奶或含有這些胺基酸的肉類一起吃時，才能發揮蛋白質的功用。所以由蛋類、牛奶、起司和動物內臟等補充蛋白質，對疾病的康復更為迅速。

從實驗顯示，在白天為老鼠補充牠每天所需一半的胺基酸，而另一半則在晚上供給，結果牠們都發生嚴重蛋白質缺乏的現象。而且，如果缺少某一種胺基酸或某種非必需的胺基酸過多時，則這種不均衡現象，會使許多必需的胺基酸因而隨尿流失。例如，果膠就缺少許多必需的胺基酸，並含有過多的胺基醋酸，吸取時不但會妨礙治療，而且在營養不足時還會造成傷害。

除非病人能適當補充含各種胺基酸的營養強化牛奶，否則其體內蛋白質的需求是難以滿足的。由於起司和優酪乳在發酵過程中便已被消化，因此，病人和老人吃這些食物會很有幫助。

如果在營養強化牛奶中增加穀類、薄餅、蛋餅、鬆餅和小麥胚芽、黃豆粉與非即溶奶粉做的餅乾，則所補充的蛋白質會增加許多。然而，發酵麥粉跟天然食物一樣含有許多蛋白質，非即溶奶粉，半杯所含的蛋白質相當於一夸脫的鮮乳或一又三分之一杯的即溶奶含量。可是，任何沖泡的牛奶，都多少會因高溫而破壞其蛋白質，故不能用來取代鮮乳。

⊙碳水化合物（澱粉和醣類）

良好澱粉和醣類的來源包括有根類植物、全麥麵包、未加工的穀類、新鮮水果和果汁等。雖然所有澱粉都很容易在內腸轉化成醣，但這種轉變很慢，所以醣漸漸釋出成為持續的能量。精製加工的食品和醣類會過度刺激胰島素的分析，而鹼性消化液會干擾蛋白質、鈣和許多營養吸收，阻礙有益的腸菌孳長，因此應少食用。

如果補充的熱量不夠時，體蛋白或食物中攝取的蛋白質便會轉化為熱量而被消耗。患者如果熱量需求較高，那麼多吃香蕉、脫水水果、烤山芋、全麥麵包、煮過的根類蔬菜，都會有幫助，此外，純果汁或加在牛奶裡，也可以補充天然的醣類營養素。

為了少體蛋白的破壞和預防酸中毒，可以每天補充六次碳水化合物食物，但是量不必多。然而，病況越重，分每兩小時補充碳水化合物食物便越重要，否則便會發生嘔吐、頭痛與酸中毒的現象。而嘔吐若已發生，那麼每十五分鐘，讓病人吃幾茶匙濃縮的果汁或蜂蜜，最好和維生素B_6一起吃，則嘔吐便能消除。

⊙脂肪

我們每天需要兩湯匙的植物油來補充必需的脂肪酸，它可以取自沙拉、美奶滋、核果、葵瓜子、鱷梨和未氫化的花生醬或其他核果醬，這些食品平均含有三分之一到一半的脂肪。

紅花、葵瓜子、芝蔴、胡桃和黃豆油含的亞蔴仁油酸較玉米、花生或棉子油多，比橄欖油多好幾倍。而在體內的亞蔴仁油酸可以產生必需的脂肪酸，有助於許多維生素和礦物質的吸收。由於花生油含有豐富的花生烯酸、紅花和黃豆油含有亞蔴仁油酸、在調製沙拉和烹飪時，應等量混合使用這三種植物油。

脂肪只要稍有腐壞時，便會破壞許多營養素，因此植物油、沙拉和卵磷脂在開罐使用後，剩餘的應放置在冰箱裡，據報導，人造奶油、氫化食用油和高度加工的植物油（通常都用乙烷來提煉）常常都是從腐壞的油類製造出來的，雖然臭味已除，但已發生的化學轉變卻是無法挽回的。因此我建議使用天然植物油，少用人工奶油。更何況自己調製的奶油會比人工奶油味道較好，而且補充必需的脂肪酸也較多。

脂肪需用來增加食物和營養，滿足食慾和刺激膽汁的分泌。因此，在體重許可時，奶油、乳脂、肉湯、濃起司和天然脂肪並不需要過份地限制，其中也包含了各種營養素，可以充分地被吸收利用。

⊙維生素A

鮮奶油、奶油、全脂牛奶、蛋和肝臟等都含有豐富的維生素A，卻往往因熱量或膽固醇而被限制。在黃色與綠色蔬菜和水果中，它會轉化成維生素A的胡蘿蔔素，如果不夠軟便無法被吸收，因此，很多人必須額外補充維生素A，否則吸收的量就太少了。

維生素A攝取過多時，會產生中毒現象，而發生頭髮減少，嘴唇生瘡、瘀血、流鼻血、頭痛、視線模糊、皮膚剝落、關節痛和長骨軟化腫大等症狀。減少維生素A補充的量，這些症狀便可消除；而大量補充維生素C，這些症狀便可完全預防。

維生素A中毒的現象並不明顯，因此，醫師很難診斷出來。曾有位婦女為了皮膚美容，每天攝取十萬單位維生素A達八年之久。而在檢查出是維生素A中毒以前，她看過無數的醫師、住院八次，可是得到的診斷卻是腦瘤、腦膜炎、關節炎和腦炎之類疾病，甚至她曾有一次因為背痛而需用支架，又為了降低腦壓而動腦部手術。然而，在她停止服用維生素A以後兩個月內，所有疼痛便都消失了。

美國醫藥學會建議每天維生素A攝取量不要超過兩萬五千單位。然而，家庭醫師仍給患者每天吃五萬單位的維生素A達六個月之久，即是效果良好而沒有中毒的現象。因為在生病時，營養的吸收不良，儲存的也會被破壞，其需求量自然會增加，因此，每天補充五萬單位還是可接受的。尤其是在病人患痲疹、鼻竇炎、甲狀腺、腎或黴菌等疾病時，更是需要。飲食中蛋白質較少時，維生素A需要會較多。而患者如果同時補充卵磷脂和維生素A，那麼維生素A每天補充兩萬五千單位就夠了。然而，嬰兒每天最好不要超過一萬單位，而小孩除非患了痲疹，每天也應少於兩萬單位。

⊙維生素B群

維生素B群的最好來源是肝臟、酵母和小麥胚芽，而肉類、種子類、核果、某些蔬菜和全麥麵包與穀類中也有少許。但有些食物卻只含有一種維生素B。而起司或優酪乳中的細菌會在腸內合成維生素B群。在生病時，對維生素B群，尤其泛酸的需求會大為增加，每天需從天然食物和補充劑中補充其所需。

維生素B很容易隨尿流失，但幾乎不曾發生過中毒現象。如果有多種維生素B不足時，只補充一、二種，則可能會使其他維生素B缺乏的症狀更加嚴重。由於葉酸的使用受到限制，倘若不吃葉酸而每天只補充維生素B群，會產生嘴唇酸痛或掉頭髮、貧血及其他缺乏葉酸的症狀。為了安全起見，多吃同時含有完全維生素B群的天然食物為最好。

為了應付壓力的需求，我給病人在每餐和兩餐之間各服一次抗壓素，或一顆含有五百毫克維生素C、一百毫克泛酸及少量維生素B群的綜合劑；然而，在前一餐吃新鮮的肝臟，而在下一餐則吃一湯匙的脫水肝丸；四分之一至半杯的酵母加鈣；小麥胚芽和一杯以上的起司或優酪乳；一至三湯匙的卵磷脂補充膽鹼和肌醇，以幫助消化，結果療效都非常好。

當患者病情好轉時，抗壓素可以減到每餐一顆，然後變成一天一顆，等恢復後就不要吃了。然而，少量多餐，效果往往會比一次吃很多來得好。

當患者的營養需求減少時，讓他們每天補充五毫克維生素B_1、B_2和B_6；三十毫克泛酸、菸鹼酸和PABA；一千毫克膽鹼和肌醇，以及十五微克的維生素B_{12}和二十五毫克的生物素。此外，我建議大家每天吃五毫克的葉酸，但要和維生素B_{12}一起補充。

不喜歡吃起司或喝優酪乳的人，吃含有益菌的酵乳也可。但由於這些益菌只在乳糖中孳長，因此，酵乳需要和牛奶一起喝。或者把每湯匙酵乳加一茶匙乳糖，和果汁一起喝也可以。

⊙維生素C

動物在受到重大壓力時，其維生素C的需求會增加到平常的七十倍以上。而人類若受到重大壓力時，每天需要補充約五千毫克的維生素C。由於維生素C沒有毒性，大量地攝取會使康復情形非常好，但大量的攝取時間並不需要太久。

當患者病況嚴重時，可以每二、三小時一次補充五百毫克的維生素C充當抗壓素，但每服一劑藥，應再補充兩百五十毫克。然而，發生瘀血、牙齦出血或流鼻血時，則維生素C和E補充的量都要增加。至完全康復後，每天攝取七十五毫克便可以了。

⊙維生素D

我們皮膚上的油脂經日光照射時便會轉化為維生素D，但是經冷水沖洗後便消除了。一般食物裡不含維生素D。長期在室內工作的人經常不見陽光常會缺少維生素D。這種維生素是健康的牙齒和骨骼礦物質所必需。而天然食物中卻只有魚肝油含有；合成的維生素D像放射性麥角醇一樣，是將植物油經紫外線光照射獲得。因此，它的獲得不易。

醫師曾經給關節炎患者每天服用十萬至五十萬單位的維生素D，有產生中毒的現象。患者會感覺虛弱、嘔吐、腹瀉、頭痛、骨質疏鬆而軟性組織硬化等現象，甚至有人因而致死。有些婦女因骨質疏鬆每天服用兩萬五千單位，卻發生中毒現象，停止補充以後，其症狀在兩週內便消失了。嬰兒若每天服用四千單位以上也會中毒；孕婦在懷孕期間，即使只有少許綜合維生素D或放射性麥角醇，也會傷及胎兒，但這種傷害也可能是缺維生素E所引起。

如果維生素A、膽鹼，尤其是維生素C充足的攝取，則維生素D中毒便可預防。而且，從魚肝油所攝取大量的維生素D，其毒性仍比放射油脂為低。而且所有維生素D，在油中的毒性也比在水中為低。國家研究委員會建議每天攝取四百單位的維生素D，對青春期的女孩和患骨質疏鬆症患者而言，都是不夠的。更何況患者生病期間，維生素D的需求會因壓力而增加。

維生素D的適當用量，目前還不知道，據研究指示，成人每天攝取兩萬五千單位的維生素D很有幫助，但這種用量必須從魚肝油中獲取的天然維生素D，而不可從放射性麥角醇中取得。維生素C可以化解維生素D的毒性，因此在大量攝取維生素D時，每餐應補充一千毫克的維生素C。

⊙維生素E及K

壓榨的植物油、新鮮或真空包裝的小麥胚芽與新出爐的全麥麵包和穀類等，都是維生素E很好的來源。可是我們平均每天只能從天然食物攝取六至十五單位，與身體所需求的差距甚大。

維生素E並沒有毒性。如果供給小孩每天三千單位，持續數年也不會有害。但是它必須取自天然的食物中右旋生育酚醋酸鹽，其效果較合成維生素E良好。而混合的生育酚，其效果也不穩定。

嬰兒和兒童每天需要攝取三十單位的維生素；青少年和成人則每天至少需要一百單位，如果吃油類較多時，就要增加攝取的量。此外，在患病時，醫師通常都建議病人每天攝取三百至六百單位，如果能補充兩千單位以上，其效果會更好。

綠葉蔬菜、肝臟和其他天然食物都含有維生素K，但我們的這種營養素大都來自腸內的細菌。如果缺少了它，可能會使身體內任何部位出血，而腸內的細菌被口服抗生素破壞時，往往也會如此。因此，服用抗生素時，患者應每天補充起司或優酪乳。

新生嬰兒特別會缺少維生素K。而腦部和脊骨出血，很可能就是造成其腦部麻痺的原因。如果能在出生後立刻為其補充一毫克維生素K，或讓母親在生產時服用十至二十毫克，便可預防這種情況發生。但由於攝取十毫克以上會使嬰兒中毒，因此，醫師們都不願使用它。

⊙抗壓因素

新鮮和脫水肝、小麥胚芽、酵母、全脂黃豆粉和煮過的綠葉蔬菜等，都是抗壓因素的主要來源，在患病期間，每天應多吃。菠菜適合於治療潰瘍，我常喜歡把甜菜快速燙過後再用植物油和醋來調味，結果也很有效。

⊙天然與合成的維生素

我們自天然食物中攝取維生素的好處就是可以同時攝取到其他的營養素。然而，由於合成維生素經過濃縮，因此，可以攝取到無法從食物中獲得充足的量，使健康及早康復，所以，天然與合成的維生素都有其必要，可以視情況需要而攝取。

⊙礦物質

鉀雖然可由蔬菜或水果中取得，可是現在大家都很少吃蔬菜，而且在生病或吃太多鹽時，鉀又很容易隨尿流失，它便很容易缺乏。我們平常在食物中也應等量攝取氯化鉀和食鹽，保持二者的平衡。

在食物、食鹽或氯化鈉中都含有豐富的鈉。在發炎期間，腎上腺衰竭無法分泌醛類脂醇，鈉又比鉀容易隨尿流失，因此需要補充鹽。反之，在受到壓力和服用可體松時，鈉會累積起來，便需要吃低鹽的飲食，並補充鉀。但要補充多少，則需視組織積水的情況而定。

蛋、肉類、綠色蔬菜，尤其酵母、小麥胚芽和肝臟等，都含有豐富的鐵。國家研究委員會建議充足的營養，每天應攝取十至十五毫克的鐵，如果需要更多時，應補充亞鐵丁烯二酸鹽（ferrous fumarate），它的毒性最少。但亞硫化鐵或氯化鐵都應嚴格避免。

許多研究指出，鎂在食品加工時會流失，而現在幾乎所有人，尤其病人都有鎂不足的現象。此外，石灰處理土壤和含鉀農藥的使用，都會影響植物對鎂的吸收，使我們的食物中含鎂特別少。鎂的缺乏是導致很多人使用鎮靜劑的主因。

一般飲食中，平均每天約可補充三百毫克的鎂，然而，維護身體的健康卻需要六百至九百毫克，因此，應額外補充。但鎂的攝取量應該是鈣的一半。倘若鈣太多也影響到鎂，使其隨尿流失發生不足現象；反之，則是鈣不足。故鎂的攝取必須配合鈣的增減。

多數食物中都含有磷，磷的取得應以奶製品為主。然而，攝取太多也會影響及鈣，使磷和鈣都同時隨尿流失，尤其在受到疾病壓力時，更會加速流失。因此，病人每天應攝取二公克以上的鈣。而一夸脫的全脂或脫脂牛奶、起司或優酪乳等均可補充一公克的鈣；但另一公克則需從鈣片或在牛奶加即溶奶粉、煮熟的穀類、薄餅、果凍、蛋酒和鮮奶油中去攝取。

營養豐富的食物如酵母、肝臟、小麥胚芽和卵磷脂等都含有豐富的磷，但缺少了鈣，因此，補充卵磷脂時，應同時補充鈣和鎂。

如果不喜歡喝牛奶，可以把易溶於水的鈣片拌在食物或果汁裡喝。但要用七又二分之一茶匙的葡萄糖才夠補充一公克的鈣，而在睡覺前應補充至少一又二分之一茶匙。乳酸鈣的含鈣量是鈣葡萄糖的兩倍，補充時可以將其量減少到八粒或三又二分之一茶匙，便能補充到一公克的鈣。

在放射微塵研究中發現，我們平常攝取太少的碘，如果甲狀腺有足夠的碘，就不會吸收有害的放射性物質了。然而，哈佛的醫師卻發現在麻薩諸塞州的小孩都很容易吸收放射微塵，而補充足夠的碘以後便可避免，因此，顯示出他們在平常碘的攝取都太少了，此外，這些研究也指出，兒童每天而需要一、二毫克的碘，而成年人則需三至四毫克。

日本人常吃海帶，他們每天平均攝取的碘達三毫克左右，所以很少有甲狀腺的疾病。反之，在美國卻有許多人的甲狀腺不好，大多是因為碘攝取不夠的緣故。可是美國食物藥品管理局卻規定任何每日補充的藥品，都不得含碘超過零點一五毫克或二十分之一的量，以防中毒。

充足的碘對健康是絕對有必要的，而碘也可能是所有營養素中，最容易隨尿流失的一種。因此，要補充碘以吃碘化鹽最好，但吃過多的鹽來補充三毫克的碘卻是不智之舉。因此，我認為每個人，尤其是病人，都應每天補充一茶匙的天然海帶，否則就吃含碘的配方。

⊙微量礦物質

銅、錳、鋅、鈷和其他微量礦物質，對人體健康和任何維生素一樣重要。然而，自從加工肥料使用後，已使土壤飽和而無法吸收微量礦物質了。因此，需要靠每天吃海產、酵母和海帶來補充。但綠葉蔬菜和穀類如果是生長在沒有化學肥料而富含礦物質的土壤中，也會含有豐富的微量礦物質。

33 擬訂飲食營養計畫

在病況愈嚴重時，病人的食慾就越差，因此如何以美味的食物來增加患者的食慾就更加重要了。幸好有益健康的食物，在生病時大多均可以食用；而所謂「特別的飲食」卻忽略了壓力與患者個別需求的增加。

專家們指出，正確的飲食是基於傳統而不是基於科學的。他們強調食物中含有的纖維質，食之無味的加工麵包是無法取代天然穀類；而且他們還強調在患病時，並不需要嚴格地限制食用豬肉、火腿、漢堡肉、加味起司、蘿蔔、甘藍、水果、高熱量麵包、調味料或乾豆、豌豆等食物。

他們指出：致病的原因不在食物本身，而是因為吃得太多或太快，或因為緊張、恐懼或憂慮影響了消化；如果說是食物引起胃痛、胃酸過多症、氣脹與胃部疾病，那真是把食物當成代罪羔羊了。此外，他們還說食物中如果缺少纖維質或殘渣便無法停止腹瀉；大塊的食物和皮糠是無法通便的，而酸牛奶如起司和優酪乳即可通便。

此外，他們還強調飲食的法則應該具有彈性，如果會引起恐懼、不安與疼痛，就應該立刻放棄。同時也強調對病人飲食非常重要的兩項，那就是少量多餐和盡可能攝取營養豐富的食物。

從專家的報告中，你可以知道如何為病人準備正確的飲食，也可以為任何你所關心的人選擇最適當的食物，並盡量減少營養的流失；如果病人希望如此，你也可以把食物煎過或加入調味料，使其美味可口，或在準備菜單時，從食譜上去找尋新的點子與有趣的變化。

⊙追求食物的品質

健康的恢復常常是可從市場小心地選擇食物而獲得。但病人較容易受到硝酸鈉、殘餘農業和食品添加劑的傷害，而烹飪時營養的流失便無法幫助恢復健康了。因此，應儘量給患者進食經過衛生機構檢定合格的牛乳和奶油，受精的蛋、土雞肉、壓榨的植物油、石磨的麥粉、玉米和生長在肥沃的土壤中而沒有農藥的水果。這些天然的食物，營養豐富，都是有益於病人的食物。

如果你渴望恢復健康，便不要吃高度加工和精緻處理過的食物，因此這些食物只會佔據胃的空間而很少有營養價值。這些所謂的「垃圾食物」包括有通心麵、義大利麵、加味的吐司、氫化油、包裝精緻的食品、果醬、餅乾和罐裝果汁、酒、汽水和糖果等，然而，這些美味可口的東西，其實都可以自己動手用新鮮的原料做成，並不困難。

⊙少量多餐

長期營養不良時，消化與吸收的能力都較低，而有害的細菌也會在腸內孳長，導致疾病產生。而疾病產生後，又會使消化功能更為降。此時，身體的營養需求會因而增加，可是許多營養的食物卻往往因為嘔吐、腹瀉、水份攝取太多或服用利尿劑而大量流失。我們身體的每個細胞都需要營養，可是能夠保存的卻又有限。因此，解決這兩難局面並持續補充營養，以少量多餐為最佳途徑。而其總熱量的百分之二十五必須自脂肪中獲得，並注意每次所吃的食物都能完全被消化。

病況越嚴重，其營養需求也越高，用餐的量要越少、次數要越多。在這種情形下，必須對已經流失和所需的各種營養素充分補充。而有助於消化的酵素、胃乳和卵磷脂也需要補充，起司和優酪乳、酵乳等不需消化的營養劑，有助於腸內有益的細菌，都應該適當地補充。

⊙營養補充劑

如果所有營養素都能從天然的食物中獲得，便不再需要營養補充劑。一般人常會將營養補充劑當成藥物使用，他們大多在生病時吃它用來治療疾病。其實只要有某種營養不足時，無論健康情形如何，都應加以補充。而服用營養補充劑對治療疾病與運動選手補充營養是沒有兩樣的。因為醫藥學是在研究疾病，而營養學卻是在研究人類的健康。

在考慮補充營養之前，應該先把一天之內所吃的食物列成表寫出，對照食物營養表，計算所攝取到的營養後，再與每日營養需求表比較。如果你的飲食沒有達到標準，那麼就去研究食物營養表，查看應如何改善飲食。而改善之後，應再一次分析自己的飲食，後去購買那些無法從食物攝取到的營養補充劑。

需要補充多少營養劑，應視平常的飲食和缺少的營養素。就像海棉一樣，需要吸很多水才能飽和，而保持濕潤卻只需要少量的水就可以了。營養不良的細胞所需的營養補充劑開始時需要量較多，而後便可由多而少。但應注意的是維生素A和D的攝取只要適量就可，至於其他營養素，在生病期間的需求量總是增多，因此，補充量應保持充足。

然而，不論營養補充劑的營養價值如何，我們不應低估其功用，但是，它卻是永遠無法取代食物的。

⊙食物的重要

當生病時，在胃的有限空間裡應盡量容納最有營養的食物。下列的食物都要特別注意補充：

蛋：每天兩至四個蛋，可以用來代替多數肉類；使用植物油在溫火上煮、煎、炒或炸；或用它調製果凍、蛋酒、起司和煎蛋捲等；也可以放在營養強化牛奶裡。它可以補充蛋白質、鐵和維生素A，也是蛋胺酸的主要來源。

牛奶：每天至少一夸脫，包括一杯以上的起司或優酪乳，最好自己做。牛奶或羊奶、全脂或脂牛奶均可，做成奶製飲料、果凍和湯，盡可能在食物中加非即溶奶粉。牛奶中有鈣、維生素B_2和良好的蛋白質。

肝臟：每天吃四分之一磅新鮮的肝。最好在吃；用半茶匙的植物油烤、炸或用溫火煎；各種動物的肝都可以。肝臟含有蛋白質、維生素B群、抗壓素、鐵、其他維生素和少量的礦物質。

酵母：用來釀酒的酵母即可。可以在四分之一杯的乳酸鈣和少量礦物質混合液中，分別加入酵母；或購買加有鈣、鎂和少礦物質的酵母。酵母中有維生素B群、抗壓素和濃縮蛋白質。

全脂黃豆粉：用來做可麗餅、雞蛋餅或鬆餅；或加在牛奶或果汁裡，應稍微烤過，儲放冰箱。其中有抗壓素和濃縮的蛋白質，不含澱粉。

起司：每天可以吃農場的起司，當需要高熱量的飲食時，可以在蛋捲和蔬菜裡加入起司，或把起司塗麵包吃。其中有許多蛋白質，但只有少數中含有鈣。

豬肉、禽肉、魚和海產：每天可以吃，但是如果已吃了很多的蛋、牛奶、起司、肝臟和其他蛋白質，那就不要再吃了。它們都含有蛋白質、鐵和磷，而海產和深海魚還含有碘和少量礦物質。

湯：加牛奶的湯或蔬菜湯都可以，但除非吃低熱量飲食，否則對病人通常不太適當。應以調味的肉湯把蔬菜煮到變軟為止。市面上賣的罐裝高湯都已過度加熱而沒有營養價值。湯可以補充的營養因使用的材料而異。

蔬菜：煮熟的綠葉蔬菜如甜菜、菠菜、甘藍、蒲公英、芥菜或蔔等；可以用植物油和醋或檸檬汁來調味。也可以選擇其他黃色或綠色蔬菜如花椰菜、豆類、蘿蔔和馬鈴薯，不要用水煮。綠葉蔬菜中有抗壓素，如果生長自肥沃土壤中，且沒有因煮食而流失，它們都含有豐富的鉀，和少量的各種維生素和礦物質。

水果：新鮮的比冷凍、罐裝和脫水的好；而有顏色的又比沒顏色的好。應該每天吃一粒柑橘類水果或有果肉的果汁。起司加純果汁可以做聖代，或加在牛奶裡喝。其中含有鉀、天然糖、紅蘿蔔素、維生素C和多種微量礦物質。

全麥麵包和穀類：好用新鮮石磨的穀類、玉米和豆粉，放置在冰箱裡。選擇好的石磨麵粉自己做全麥麵包；煮粥時可以加入小麥胚芽；也可以將小麥胚芽加在薄餅、雞蛋餅和鬆餅裡，用來替代肉類食物。其中含有維生素B群、鐵、蛋白質和維生素E。

植物油：每天可以使用兩湯匙從鱷梨、美奶滋、沙拉或非氫化果醬或從壓榨黃豆、紅花、花生、玉米、葵瓜子等植物中獲得。幾種植物油混合使用比吃一種油較好，應放置在冰箱裡，橄欖油只能用來加味。如果每天吃兩湯匙以上，則每多吃一湯匙，應增加攝取一百單位的維生素E。植物油中含有亞麻仁油酸、次亞麻仁油酸和花生烯酸。

卵磷脂：液體的卵磷脂幾乎都是油質，應該吃顆粒的較好；放置在冰箱裡。拌牛奶或果汁中，或和花生醬混合都可以。其中有膽鹼和肌醇，可以幫助消化吸收與分解脂肪和油溶性維生素。

碘化鹽：如果蔬菜水果吃得少，缺乏碘的充分來源，那麼碘化鹽可以和等量的氯化鉀鹽混合使用。其中含有鈉、氯和少量的碘。

沙拉：對多數病人而言，沙拉會佔去胃的大部份空間，但調在煮熟的蔬菜裡就消失了。由農場起司拌鱷梨、杏或香蕉的沙拉較好。如果在康復期間想吃低熱量飲食，吃青菜沙拉較好。即使非常小心選擇食物，仍難補充病人一天所需的蛋白質和維生素，除非常喝加料的牛奶。

營養強化牛奶：當一次補足所有營養時，疾病便會快速地康復，而營養強化牛奶則是最合這個條件了。它可以用許多不同材料來調製，又可以依照自己的口味。首先，你應用攪拌器或打蛋器將下列食物混合攪拌。

兩個蛋或蛋黃；卵磷脂和卵磷脂混合植物油各一湯匙；半茶匙乳酸鈣或四茶匙葡萄糖鈣；半茶匙氧化鎂；四分之一杯起司或一湯匙乳酸菌培養液及半匙粉末狀海帶。將它們完全攪拌好以後則再加入一到兩杯全脂或脫脂牛奶；四分之一至半杯加鈣酵母；四分之一杯非即溶奶粉；四分之一杯黃豆粉；四分之一杯小麥胚芽；豆蔻或一茶匙的純香草及半杯純果汁。然後倒進容器內，再加進一公升用剩的牛奶，加蓋放進冰箱，每次使用前將它搖動均勻。

如果要加進其他材料，調製成別種口味，則原有的任何材料都可以減量或更換。如果想吃高熱量飲食，那麼，可以用全脂牛奶或更多的植物油、香蕉、鳳梨片或加純果汁等。

倘若一天中，磷的攝取比鈣多三分之一，那麼加在強化牛奶裡的鈣要更多才行。假使你不喜歡喝牛奶，那麼用鳳梨或葡萄汁來代替也可以，如此則不要加牛奶和起司，而改用兩茶匙奶糖，而黃豆粉、酵菌和鈣的量也要加倍。服用很多藥物時，那麼加的蛋或蛋黃不可以少於三個，才不會使肝受損。如用鈣或牛奶，則氧化鎂的用量要減到四分之一茶匙。

病人和消化不良的人，在每餐和兩餐之間喝四分之一杯營養強化牛奶時，應同時補充胃乳與消化酵素。如果沒產生氣體，那麼可以酌量增加，但如果產生壓力，那麼助消化劑和卵磷脂應該多吃。只要消化吸收良好，每天可以喝完一公升的營養強化牛奶，或每天喝六次，每次喝三分之二杯。持之有恆，往往會加速疾病的康復。

⊙食療食譜

如果食慾良好，體重與分消化正常，病人可以吃很多美味的食物。但應該少量多餐，同時，許多食物都是可以自由選擇的。

早餐：

幾片橘子或柑橘類水果或新鮮純果汁，或其他果汁和新鮮的水果；煎蛋捲或煎、煮、炒的蛋；四分之一磅肝、腎、瘦牛肉、排骨、小牛排、火腿、魚或燒烤食品；全麥及穀類最好加在牛奶裡；全麥餅或薄餅、雞蛋餅及鬆餅；四分之一至三分之二加料飲料；去咖啡因的咖啡，最好調熱牛奶及營養補充劑。

上午：

四分之一至三分之二杯的加料飲料，全脂或脫脂牛奶、酪乳；柑橘水果或新鮮果汁，核果；如果喜歡，喝過加料飲料後，還可以喝肉湯或清茶及營養補充劑。

午餐：

蛋、肝臟、起司、肉、魚、禽肉、肉湯或全麥麵包或非氫化花生醬三明治；煮熟的綠葉蔬菜及其他蔬菜或沙拉；四分之一到三分之二杯的營養強化牛奶；全脂或脫脂牛奶或酪乳；不含奶油的全麥麵包；水果、果凍、起司或牛奶布丁及營養補充劑。

下午：

加料飲料及上午吃的同樣食物與營養補充劑

晚餐（一天中最少量的一餐）：

魚或水果雞尾酒；奶油湯或肉和蔬菜煮的湯；或蛋、起司、肉、魚或禽肉；去奶油的全麥麵包；四分之一到三分之二杯的營養強化牛奶；全脂或脫脂牛奶或酪乳；水果或果凍及營養補充劑。

睡前：

四分之一到三分之二杯營養強化牛奶；或溫牛奶及營養補充劑。

⊙營養補充劑服用時間

在生病期間服用營養補充劑可遵照下列時間表：

早餐時：服用一粒含有兩萬五千單位天然維生素A和一千單位以上天然維生素D的膠囊；如果還要補充維生素A或D，應在晚餐再吃；維生素A、D和E，只有在和含有油脂的食物一起吃時，才能被吸收。

每餐補充一百單位以上的維生素E；如果沒有足量的酵母、肝和卵磷脂，可補充含維生素B群綜合劑。

重病時，每餐與兩餐之間補充一粒或半粒含有五百毫克維生素C、一百毫克泛酸（泛酸鈣）和含維生素B_2和B_6各兩毫克的複合劑；輕微或慢性疾病，則量減半；在消化正常前，應補充含膽鹼酵素和胃乳等。

如果酵母或營養強化牛奶中未含有鈣、鎂和微量礦物質，可補充一或兩粒微量礦物質，和一粒含鈣和鎂的片劑，在每餐和睡覺前吃。

如果膽固醇太高，應該增加補充卵磷脂、膽鹼和肌醇等。總之，應反復檢查自己的營養需求，不要過份強調某種營養素而忽略了其他。

⊙康復期後

消化正常時，酵素和胃乳便可停止補充。疾病的壓力消失之後。身體和營養需求也會減少，但為維持健康，一生之中每天的飲食，都應有充分的營養。

因此，我們每天的飲食卻應包含下列各種食物：一或兩個蛋；酵母、肝臟或小麥胚芽；起司、去奶油牛奶、脫脂或全脂奶粉調製的牛奶；肉、魚、起司或肉類代替品；一或兩湯匙植物油；微量礦物質和兩萬五千單位天然維生素A、兩百五十毫克維生素C，一千單位以上天然維生素D和一百單位以上的維生素E。而加工的食品和氫化油脂最好都不要吃。

⊙不同的年齡層

由於嬰兒、青春期和懷孕時營養需求特別高，很容易遭受疾病的侵襲。同時在其飲食中常缺乏各種營養，尤其是泛酸、鎂、碘和維生素B_6與E等。然而，嬰兒對維生素A與D的需求約為成人的四分之一。半茶匙海菜便能補充足夠的碘。青少年在生病時。營養的需求和成人相同，而且所缺乏的營養特別多。懷孕時情況也一樣，孕婦若生產密集，則營養缺乏得更利害。

在美國，年齡超過六十五歲以上的老人，罹患疾病者佔全國病患的百分之四十，但其人數只佔總人口的百分之八，他們的飲食都幾乎缺少各種營養，而只有熱量。此外，他們的生活孤單、貧窮、牙齒不好或沒有裝假牙；忽略營養價值和失去希望等，而這些和他們的飲食一樣，都是社會和生理上的問題。

⊙健康掌握在你自己手中

如果一旦發現疾病就立刻改善自己的飲食，疾病就很少會成為嚴重的問題。如果能繼續維持適當的飲食營養，便能保持健康愉快的生命。

我們都應為自己的健康負責，別人可以給我們建議，但只有我們自己才能為自己吃有營養的食物。因此，要享受健康的生活或承受疾病的痛苦，都由我們自己來決定。如果想要保有長期的健康，便必需隨時注意營養與保持心理的調適。「一分耕耘、一分收穫」。請記住，健康掌握在你自己的手中。

[附錄 I] 重量與容積單位

重量單位（公制）	重重單位（常衡）
微克(ug)	1盎司＝28.35克
1毫克(mg)＝1,000微克	4盎司＝1/4磅＝113.4克
1克(g)＝1,000毫克	1磅＝16盎司＝0.4536公斤
＝0.0353盎司	
100克＝100,000毫克＝3.5盎司	
1公斤＝1,000公克＝2,204磅	

容積單位：

毫升(ml)	1品脫＝474毫升
1公升＝1,000毫升	1夸特＝2品脫＝958毫升
2.5公升＝2,500毫升	1加侖＝8品脫＝3.785公升
5公升＝5,000毫升	

茶匙、湯匙、杯所代表的容量：

1/8杯＝30毫升	1/8茶匙＝0.6毫升
1/4杯＝60毫升	1/4茶匙＝1.2毫升
1/3杯＝80毫升	1/2茶匙＝2.5毫升
1/2杯＝125毫升	1茶匙＝5.0毫升
1杯＝250毫升	1/2湯匙＝7.5毫升
	1湯匙＝15毫升

[附錄Ⅱ]　每日飲食各種營養素供給量(RDA)

	年齡範圍	體重		身高		熱能	蛋白質	脂溶性維生素		
								維生素A	維生素D	維生素E
	歲	公斤	磅	公分	吋	卡路里	毫克	國際單位		
嬰兒	0.0–0.5	6	14	60	24	kg.x117	kg.x2.2	1400	400	4
	0.5–1.0	9	20	71	28	kg.x108	kg.x2.0	2000	400	5
兒童	1–3	13	28	86	34	1300	23	2000	400	7
	4–6	20	44	110	44	1800	30	2500	400	9
	7–10	30	66	135	54	2400	36	3300	400	10
成人(男)	11–14	44	97	158	63	2800	44	5000	400	12
	15–18	61	134	172	69	3000	54	5000	400	15
	19–22	67	147	172	69	3000	54	5000	400	15
	23–50	70	154	172	69	2700	56	5000		15
	51＋	70	154	172	69	2400	56	5000		15
成人(女)	11–14	44	97	155	62	2400	44	4000	400	12
	15–18	54	119	162	65	2100	48	4000	400	12
	19–22	58	128	162	65	2100	46	4000	400	12
	23–50	58	128	162	65	2000	46	4000		12
	51＋	58	128	162	65	1800	46	4000		12
懷孕期間						＋300	＋30	5000	400	15
授乳期間						＋500	＋20	6000	400	15

[續附錄Ⅱ]　每日飲食各種營養素供給量(RDA)

	水溶性維生素						礦物質					
	維生素C	葉酸	菸鹼酸	核黃素	維生素B1	維生素B12	鈣質	磷	碘	鐵質	鎂	鋅
	毫克	微克	毫克			微克	毫克		微克	毫克		
嬰兒	35	50	5	0.4	0.3	0.3	360	240	35	10	60	3
	35	50	8	0.6	0.5	0.3	540	400	45	15	70	5
兒童	40	100	9	0.8	0.7	1.0	800	800	60	15	150	10
	40	200	12	1.1	0.9	1.5	800	800	80	10	200	10
	40	300	16	1.2	1.2	2.0	800	800	110	10	250	10
成人（男）	45	400	18	1.5	1.4	3.0	1200	1200	130	18	350	15
	45	400	20	1.8	1.5	3.0	1200	1200	150	18	400	15
	45	400	20	1.8	1.5	3.0	800	800	140	10	350	15
	45	400	18	1.5	1.4	3.0	800	800	130	10	350	15
	45	400	16	1.5	1.2	3.0	800	800	110	10	350	15
成人（女）	45	400	16	1.3	1.2	3.0	1200	1200	115	18	300	15
	45	400	14	1.4	1.1	3.0	1200	1200	115	18	300	15
	45	400	14	1.4	1.1	3.0	800	800	100	18	300	15
	45	400	13	1.2	1.0	3.0	800	800	100	18	300	15
	45	400	12	1.1	＋1.0	3.0	800	800	80	10	300	15
懷孕期間	60	800	＋2	＋0.3	＋0.3	4.0	1200	1200	125	18＋	450	20
授乳期間	80	600	＋4	＋0.5	＋0.3	4.0	1200	1200	150	18	450	25

附錄Ⅲ

食物營養成份表

食物類別 100克＝3½盎司	卡路里	蛋白質（克）	脂肪（克）	碳水化合物（克）	維生素A 國際單位(IU)	維生素B			維生素C（毫克）	礦物質	
						維生素B1（毫克）	維生素B2（毫克）	菸鹼酸（毫克）		鈣（毫克）	鐵（毫克）
乾杏仁果	598	18.6	54.2	19.5	—	0.24	0.92	3.5	tr.	234	4.7
生蘋果	58	0.2	0.6	14.5	90	0.03	0.02	0.1	4	7	0.3
蘋果醬：不甜的	41	0.2	0.2	10.8	40	0.02	0.01	tr.	1	4	0.5
甜的	91	0.2	0.1	23.8	40	0.02	0.01	tr.	1	4	0.5
杏桃：罐裝，加糖	86	0.6	0.1	22.0	1,740	0.02	0.02	0.4	4	11	0.3
生食	260	5.0	0.5	66.5	10,900	0.01	0.16	3.3	12	67	5.5
朝鮮薊	18	2.8	0.2	9.9	150	0.07	0.04	0.7	8	51	1.1
炒竹筍	20	2.2	0.2	3.6	900	0.16	0.18	1.4	26	21	0.6
鱷梨	167	2.1	16.4	6.3	290	0.11	0.20	1.6	14	10	0.6
培根	611	30.4	52.0	3.2	—	0.51	0.34	5.2	—	14	3.3
香蕉	85	1.1	0.2	22.2	190	0.05	0.06	0.7	10	8	0.7
大麥	349	8.2	1.0	78.8	—	0.12	0.05	3.1	—	16	2.0
鱸魚	196	21.5	8.5	6.7	—	—	—	—	—	—	—
炒豆子	118	7.8	0.6	21.2	—	0.14	0.07	0.7	—	50	2.7
罐頭豆子（加蕃茄醬）	122	6.1	2.6	19.0	130	0.08	0.03	0.6	2	54	1.8
烤豆子	111	7.6	0.5	19.8	280	0.18	0.10	1.3	17	47	2.5
罐頭豆子	71	4.1	0.3	13.4	130	0.04	0.04	0.5	7	26	2.4
水煮豆子	118	7.8	0.5	21.4	tr.	0.11	0.06	0.7	—	38	2.4
炒豆子	25	1.6	0.2	5.4	540	0.07	0.09	0.5	12	50	0.6
罐頭豆子（加牛肉）	144	7.6	7.1	12.6	130	0.07	0.06	1.3	tr.	37	1.9
牛排（生的）	144	21.6	5.7	—	10	0.09	0.19	5.2	—	13	3.2
碎牛肉（生的）	179	20.7	10.0	—	20	0.09	0.18	5.0	—	12	3.1
炒甜菜	32	1.1	0.1	7.2	20	0.03	0.04	0.3	6	14	0.5
生甜菜	24	2.2	0.3	4.6	6,100	0.10	0.22	0.4	30	119	3.3
餅乾	369	7.4	17.0	45.8	tr.	0.21	0.21	1.8	tr.	121	1.6
黑莓	58	1.2	0.9	12.9	200	0.03	0.04	0.4	21	32	0.9
藍莓	62	0.7	0.5	15.3	100	0.03	0.06	0.5	14	15	1.0
黑麵包	211	5.5	1.3	45.6	—	0.11	0.06	1.2	—	90	1.9
清湯	120	20.0	3	5	—	—	—	—	—	—	—
大腦（生的）	125	10.4	8.6	0.8	—	0.23	0.26	4.4	18	10	2.4
麥麩（加糖）	240	12.6	3.0	74.3	—	0.10	0.29	17.8	tr.	70	—
小麥薄片（加維生命B1）	303	10.2	1.8	80.6	—	0.40	0.17	6.2	—	71	4.4

（續附錄Ⅲ）

食物分類 100克＝3½盎司	卡路里	蛋白質（克）	脂肪（克）	碳水化合物（克）	維生素A 國際單位（IU）	維生素B 維生素B1（毫克）			維生素C（毫克）	礦物質 鈣（毫克）	
						維生素B1（毫克）	維生素B2（毫克）	菸鹼酸（毫克）		鈣（毫克）	鐵（毫克）
麵包：全麥	263	8.7	2.2	52.1	tr.	0.12	0.09	1.3	tr.	88	1.1
葡萄	262	6.6	2.8	53.6	tr.	0.05	0.09	0.7	tr.	71	1.3
裸麥	243	9.1	1.1	52.1	—	0.18	0.07	1.4	—	75	1.6
白土司	269										
全麥、脫脂牛奶	243	8.7	3.2	50.4	tr.	0.25	0.17	2.3	tr.	70	2.4
麵包屑	392										
		10.5	3.0	47.7	tr.	0.26	0.12	2.8	tr.	99	2.3
		12.6	4.6	73.4	tr.	0.22	0.30	3.5	tr.	122	3.6
甘藍	26	3.1	0.3	4.5	2,500	0.09	0.20	0.8	90	88	0.8
芽甘藍	36	4.2	0.4	6.4	520	0.08	0.14	0.8	87	32	1.1
蕎麥麵粉	333	11.7	2.5	72.0	—	0.58	0.15	2.9	—	33	2.8
小麥	359	8.7	1.4	79.5	—	0.30	0.10	4.2	—	30	4.7
奶油	716	0.6	81	0.4	3,300	—	—	—	—	20	—
奶油牛奶	36	3.6	0.1	5.1	tr.	0.04	0.18	0.1	1	121	tr.
高麗菜：生的	24	1.3	0.2	5.4	130	0.05	0.05	0.3	47	49	0.4
炒、烤	20	1.1	0.2	4.3	130	0.04	0.04	0.3	33	44	0.3
蛋糕：	269	7.1	0.2	60.2	—	0.01	0.14	0.2	—	9	0.2
巧克力	369	4.5	16.4	55.8	160	0.02	0.10	0.2	tr.	70	1.0
水果	389	6.0	16.5	57.4	70	0.10	0.11	0.7	tr.	68	1.6
薑汁	317	3.8	10.7	52.0	90	0.12	0.11	0.9	—	68	2.3
海綿蛋糕	473	5.7	29.5	47.0	280	0.03	0.09	0.2	—	21	0.8
糖果：	399	4.0	10.2	76.6	10	0.03	0.17	0.2	tr.	148	1.4
焦糖	520	7.7	32.3	56.9	270	0.06	0.34	0.3	tr.	228	1.1
巧克力、牛奶	426	3.9	17.4	69.0	tr.	0.04	0.09	0.3	tr.	79	1.2
巧克力、核桃	367	tr.	0.5	93.1	—	—	tr.	tr.	—	12	1.1
薑豆	319	2.0	tr.	80.4	—	—	tr.	tr.	—	18	1.6
甜瓜	421	5.7	10.4	81.0	—	0.16	0.03	3.4	—	35	2.3
花生	180	4.5	1.4	80.7	—	—	—	—	—	352	—
紅蘿蔔（生的）	42	1.1	0.2	9.7	11,000	0.06	0.05	0.6	8	37	0.7
（炒、烤）	31	0.9	0.2	7.1	10,500	0.05	0.05	0.5	6	33	0.6
檟如樹子	561	17.2	45.7	29.3	100	0.43	0.25	1,8	—	38	3.8
花椰菜（生的）	27	2.7	0.2	5.2	60	0.11	0.10	0.7	78	25	1.1
（烹調過的）	22	2.3	0.2	4.1	60	0.09	0.08	0.6	55	21	0.7
芹菜（生的）	17	0.9	0.1	3.9	240	0.03	0.03	0.3	9	39	0.3
（烹調過的）	14	0.8	0.1	3.1	230	0.02	0.03	0.3	6	31	0.2
	25	2.4	0.3	4.6	6,500	0.06	0.17	0.5	32	88	3.2
	18	1.8	0.2	3.3	5,400	0.04	0.11	0.4	16	73	1.8

（續附錄Ⅲ）

食物分類 100克＝3½盎司	卡路里	蛋白質（克）	脂肪（克）	碳水化合物（克）	維生素A 國際單位 (IU)	維生素B			維生素C（毫克）	礦物質	
						維生素B1（毫克）	維生素B2（毫克）	菸鹼酸（毫克）		鈣（毫克）	鐵（毫克）
鳳梨汁（不加糖）	179	1.3	0.1	44.3	50	0.23	0.06	0.9	42	39	0.9
比薩（加乳酪）	236	12.0	8.3	28.3	630	0.06	0.20	1.0	8	221	1.0
李子	75	0.8	0.2	19.7	300	0.03	0.03	0.5	4	12	0.5
李子（加糖）	83	0.4	0.1	21.6	1,210	0.02	0.02	0.4	2	9	0.9
爆米花	286	12.7	5.0	76.7	—	—	(0.12)	2.2	—	(11)	(2.7)
爆米花（加油、鹽）	456	9.8	21.8	59.1	—	—	0.09	1.7	—	8	2.1
豬肉（火腿）	394	21.9	33.3	—	—	0.49	0.22	4.4	—	10	2.9
（瘦肉）	387	23.5	31.8	—	—	0.92	0.27	5.6	—	10	3.1
（腰部肉）	467	19.7	42.5	—	—	0.40	0.19	3.2	—	8	2.5
（排骨）	93	2.6	0.1	21.1	tr.	0.10	0.04	1.7	20	9	0.7
馬鈴薯（帶皮）	65	1.9	0.1	14.5	tr.	0.09	0.03	1.2	16	6	0.5
（烤）	274	4.3	13.2	36.0	tr.	0.13	0.08	3.1	21	15	1.3
（加乳酪）	145	5.3	7.9	13.6	320	0.06	0.12	0.9	10	127	0.5
馬鈴薯片	568	5.3	39.8	50.0	tr.	0.21	0.07	4.8	16	40	1.8
馬鈴薯沙拉	99	2.7	2.8	16.3	140	0.08	0.07	1.1	11	32	0.6
梅子	119	1.0	0.3	31.4	750	0.03	0.07	0.7	1	24	1.8
梅子汁	77	0.4	0.1	19.0	—	0.01	0.01	0.4	2	14	4.1
南瓜	33	1.0	0.3	7.9	6,400	0.03	0.05	0.6	5	25	0.4
蘿蔔	17	1.0	0.1	3.6	10	0.03	0.03	0.3	26	30	1.0
葡萄乾	289	2.5	0.2	77.4	20	0.11	0.08	0.5	1	62	3.5
覆盆子	57	1.2	0.5	13.6	130	0.03	0.09	0.9	25	22	0.9
覆盆子（加糖）	98	0.7	0.2	24.6	(70)	0.02	0.6	0.6	21	13	0.6
酵母菌製品	89	3.1	3.5	11.6	140	0.03	0.15	0.1	1	111	tr.
大黃（加糖）	141	0.5	0.1	36.0	80	(0.02)	(0.05)	(0.3)	6	78	0.6
米（糙米）	119	2.5	0.6	22.5	—	0.09	0.02	1.4	—	12	0.5
白米	109	2.0	0.1	24.2	—	0.11	—	1.0	—	10	0.9
穀類（不加鹽）	399	6.0	0.4	89.5	—	0.44	0.04	4.4	—	20	1.8
米布丁	146	3.6	3.1	26.7	110	0.03	0.14	0.2	tr.	98	0.4
沙拉醬（加乳酪）	504	4.8	52.3	7.4	210	0.01	0.10	0.1	2	81	0.2
沙拉醬（低卡路里）	76	3.0	5.9	4.1	170	tr.	0.07	0.1	2	64	0.
鮭魚（罐頭）	203	21.7	12.2	—	—	—	—	—	—	—	—
鮭魚（薰）	176	21.6	9.3	—	—	—	—	—	—	14	—
沙丁魚罐頭	311	20.6	24.4	0.6	180	0.02	0.16	4.4	—	354	3.5
香腸（冷盤）	304	12.1	27.5	1.1	—	0.16	0.22	2.6	—	7	1.8
（煙薰）	345	15.1	31.1	—	—	0.22	0.19	3.1	—	9	2.3
（鄉村口味）	304	12.4	27.2	1.6	—	0.15	0.20	2.5	—	5	1.5
（牛肉、豬肉）	307	16.2	25.2	1.8	6,350	0.20	1.30	5.7	—	9	5.4
（午餐肉）	294	15.0	24.9	1.3	—	0.31	0.21	3.0	—	9	2.2
（豬肉香腸）	476	18.1	44.2	tr.	—	0.79	0.34	3.7	—	7	2.4

（續附錄Ⅲ）

食物分類 100克＝3½盎司	卡路里	蛋白質（克）	脂肪（克）	碳水化合物（克）	維生素A 國際單位	維生素B 維生素B1（毫克）	維生素B2（毫克）	菸鹼酸（毫克）	維生素C（毫克）	礦物質 鈣（毫克）	鐵（毫克）
乳酪：天然	398	25.0	32.2	2.1	(1,310)	0.03	0.46	0.1	—	750	1.0
奶油、脫脂	106	13.6	4.2	2.9	(170)	0.03	0.25	0.1	—	94	0.3
奶油	374	8.0	37.7	2.1	(1,540)	(0.02)	0.24	0.1	—	62	0.2
帕米森	393	36.0	26.0	2.9	(1,060)	0.02	0.73	0.2	—	1,140	0.4
瑞典	370	27.5	28.0	1.7	(1,140)	0.01	(0.40)	(0.1)	—	925	0.9
美國	370	23.2	30.0	1.9	(1,220)	0.02	0.41	tr.	—	697	0.9
櫻桃：生的	70	1.3	0.3	17.4	110	0.05	0.06	0.4	10	22	0.4
酸的、加油、罐頭	89	0.8	0.2	22.7	650	0.03	0.02	0.2	5	14	0.3
甜的、加糖、罐頭	81	0.9	0.2	20.5	60	0.02	0.02	0.2	3	15	0.3
栗子	194	2.9	1.5	42.1	—	0.22	0.22	0.6	—	27	1.7
栗子粉	362	6.1	3.7	76.2	—	0.23	0.37	1.0	—	50	3.2
烤雞	166	31.6	3.4	—	60	0.04	0.10	11.6	—	11	1.3
雞豆	360	20.5	4.8	61.0	50	0.31	0.15	2.0	—	150	6.9
罐頭辣肉、豆子	133	7.5	6.1	12.2	60	0.03	0.07	1.3	—	32	1.7
蝦蔥	28	1.8	0.3	5.8	5,800	0.08	0.13	0.5	56	69	1.7
巧克力	205	10.7	53.0	28.9	60	0.05	0.24	1.5	—	78	6.7
可可粉	299	16.8	23.7	48.3	30	0.11	0.46	2.4	—	133	10.7
可可子	548	3.6	39.1	53.2	—	0.04	0.03	0.4	—	16	2.0
鱈魚	170	28.5	5.3	—	180	0.08	0.11	3.0	—	31	1.0
生菜沙拉	144	1.3	14.0	4.8	160	0.05	0.05	0.3	29	44	0.4
甘藍（烹調過的）	33	3.6	0.7	5.1	7,800	0.11	0.20	1.2	76	188	0.8
餅乾：原味	480	5.1	20.2	71.0	80	0.03	0.05	0.4	tr.	37	0.7
核桃	485	6.5	31.3	50.9	200	0.19	0.12	0.7	tr.	41	1.9
巧克力脆片	516	5.4	30.1	60.1	110	0.11	0.11	0.9	tr.	34	2.1
燕麥葡萄乾	451	6.2	15.4	73.5	50	0.11	0.08	0.5	tr.	21	2.9
香草	462	5.4	16.1	74.4	130	0.02	0.07	0.3	—	41	0.4
甜玉米：罐頭	91	3.3	1.0	21.0	400	0.12	0.10	1.4	9	3	0.6
加奶油	82	2.1	0.6	20.0	330	0.03	0.05	1.0	5	3	0.6
原味	83	2.5	0.5	20.5	350	(0.03)	(0.06)	(1.1)	5	3	0.5
玉米粉	368	7.8	2.6	76.8	340	0.20	0.06	1.4	—	6	1.8
玉米餅	386	7.9	0.4	85.3	—	0.43	0.08	2.1	—	17	1.4
玉米麵包	207	7.4	7.2	29.1	150	0.13	0.19	0.6	1	120	1.1
玉米粥	355	9.2	3.9	73.7	510	0.38	0.11	2.0	—	20	2.4
螃蟹（烹調過的）	93	17.3	1.9	0.5	2,170	0.16	0.08	2.8	2	43	0.8
螃蟹（罐頭）	101	17.4	2.5	1.1	—	0.08	0.08	1.9	—	45	0.8
餅乾（白麵粉）	384	8.0	9.4	73.3	—	0.04	0.21	1.5	—	40	1.5
餅乾（全麥麵粉）	433	9.0	12.0	71.5	—	0.01	0.04	1.0	—	21	1.2
蔓越橘（生的）	403	8.4	13.8	68.2	—	0.06	0.04	0.9	—	23	0.3
	46	0.4	0.7	10.8	40	0.03	0.02	0.1	11	14	0.5
蔓越橘醬（加糖）	146	0.1	0.2	37.5	20	0.01	0.01	tr.	tr.	6	0.2

（續附錄Ⅲ）

食物分類 100克＝3½盎司	卡路里	蛋白質（克）	脂肪（克）	碳水化合物（克）	維生素A 國際單位(IU)	維生素B：維生素B1（毫克）	維生素B：維生素B2（毫克）	維生素B：菸鹼酸（毫克）	維生素C（毫克）	礦物質：鈣（毫克）	礦物質：鐵（毫克）
奶油（液狀）	134	3.2	11.7	4.6	480	0.03	0.16	0.1	1	108	tr.
奶油（泡沫狀、低脂）	300	2.5	31.3	3.6	1,280	0.02	0.12	0.1	1	85	tr.
奶油（泡沫狀、高脂）	352	2.2	37.6	3.1	1,540	0.02	0.11	tr.	1	75	tr.
水芹	32	2.6	0.7	5.5	9,300	0.08	0.26	1.0	69	81	1.3
小黃瓜	14	0.6	0.1	3.2	tr.	0.03	0.04	0.2	11	17	0.3
乳蛋糕	115	5.4	5.5	11.1	350	0.04	0.19	0.1	tr.	112	0.4
蒲公英	33	2.0	0.6	6.4	11,700	0.13	0.16	—	18	140	1.8
棗子	274	2.2	0.5	72.9	50	0.09	0.10	2.2	—	59	3.0
甜甜圈	391	4.6	18.6	51.4	80	0.16	0.16	1.2	tr.	40	1.4
蛋（熟的）	163	12.9	11.5	0.9	1,180	0.09	0.28	0.1	—	54	2.3
蛋白	51	10.9	tr.	0.8	—	tr.	0.27	0.1	—	9	0.1
蛋黃	348	16.0	30.6	0.6	3,400	0.22	0.44	0.1	—	141	5.5
茄子（烹調過的）	19	1.0	0.2	4.1	10	0.05	0.04	0.5	3	11	0.6
萵苣	20	1.7	0.1	4.1	3,300	0.07	0.14	0.5	10	81	1.7
花粉	42	1.3	0.1	8.7	—	0.04	0.03	0.4	—	4	0.3
茴香	28	2.8	0.4	5.1	3,500	—	—	—	31	100	2.7
無香果（新鮮的）	80	1.2	0.3	20.3	80	0.06	0.05	0.4	2	35	0.6
無花果（乾燥的）	274	4.3	1.3	69.1	80	0.10	0.10	0.7	—	126	3.0
榛果	634	12.6	62.4	16.7	—	0.46	—	0.9	tr.	209	3.4
綜合水果罐頭	76	0.4	0.1	19.7	140	0.02	0.01	0.4	2	9	0.4
洋菜膠	59	1.5	—	14.1	—	—	—	—	—	—	—
葡萄柚	41	0.5	0.1	10.6	80	0.04	0.02	0.2	38	16	0.4
葡萄柚罐頭（加糖）	70	0.6	0.1	17.8	10	0.03	0.02	0.2	30	13	0.3
葡萄柚汁（加糖）	165	1.6	0.3	40.2	20	0.12	0.05	0.6	116	28	0.3
葡萄	69	1.3	1.0	15.7	100	(0.05)	(0.03)	(0.3)	4	16	0.4
葡萄汁	66	0.2	tr.	16.6	—	0.04	0.02	0.2	tr.	11	0.3
黑絲鰵	165	19.6	6.4	5.8	—	0.04	0.07	3.2	2	40	1.2
比目魚	171	25.2	7.0	—	680	0.05	0.07	8.3	—	16	0.8
心臟、牛肉	108	17.1	3.6	0.7	20	0.53	0.88	7.5	2	5	4.0
鯡魚	176	17.3	11.3	—	110	0.02	0.15	3.6	—	—	1.1
蜂蜜	304	0.3	—	82.3	—	tr.	0.04	0.3	1	5	0.5
蕁菜	38	1.3	0.2	9.6	—	—	—	—	—	61	0.9
冰淇淋	193	4.5	10.6	20.8	440	0.04	0.21	0.1	1	146	0.1
果醬	272	0.6	0.1	70.0	10	0.01	0.03	0.2	2	20	1.0
甘藍（烹調過的）	39	(4.5)	(0.7)	6.1	8,300	0.10	0.18	1.6	93	187	1.6
肝臟	252	33.0	12.0	0.8	1,150	0.51	4.82	10.7	—	18	13.1
球莖甘藍（烹調過的）	24	1.7	0.1	5.3	20	0.06	0.03	0.2	43	33	0.3
羊肉	420	19.5	37.3	—	—	0.11	0.21	4.5	—	8	1.1

（續附錄Ⅲ）

食物分類 100克＝3½盎司	卡路里（卡）	蛋白質（克）	脂肪（克）	碳水化合物（克）	維生素A 國際單位 (IU)	維生素B 維生素B1（毫克）	維生素B2（毫克）	菸鹼酸（毫克）	維生素C（毫克）	礦物質 鈣（毫克）	鐵（毫克）
韮菜	52	2.2	0.3	11.2	40	0.11	0.06	0.5	17	52	1.1
檸檬（包含皮）	20	1.2	0.3	10.7	30	0.05	0.04	0.2	77	61	0.7
檸檬汁（未加糖）	23	0.4	0.1	7.6	20	0.03	0.01	0.1	42	7	0.2
檸檬汁（加糖）	195	0.2	0.1	51.1	20	0.02	0.03	0.3	30	4	0.2
扁豆（烹調過的）	106	7.8	tr.	19.3	20	0.07	0.06	0.6	—	25	2.1
萵苣（生的）	14	1.2	0.2	2.5	970	0.06	0.06	0.3	8	35	2.0
萊姆果（生的）	28	0.7	0.2	9.5	10	0.03	0.02	0.2	37	33	0.6
萊姆果汁（未加糖）	26	0.3	0.1	9.0	10	0.02	0.01	0.1	21	9	0.2
萊姆果汁（加糖）	187	0.2	0.1	49.5	tr.	0.01	0.01	0.1	12	5	0.1
肝（炒）	261	29.5	13.2	4.0	32,700	0.24	4.17	16.5	37	13	14.2
肝（水煮）	165	26.5	4.4	3.1	12,300	0.17	2.69	11.7	16	11	8.5
龍蝦	95	18.7	1.5	0.3	—	0.10	0.07	—	—	65	0.8
通心粉	148	5.0	0.5	30.1	—	0.18	0.10	1.4	—	11	1.1
乳酪通心粉	215	8.4	11.1	20.1	430	0.10	0.20	0.9	tr.	181	0.9
鯖魚	183	19.3	11.1	—	430	0.06	0.21	5.8	—	185	2.1
麥芽抽取汁	367	6.0	tr.	89.2	—	0.36	0.45	9.8	—	48	8.7
芒果	66	0.7	0.4	16.8	4,800	0.05	0.05	1.1	35	10	0.4
乳瑪琳	720	0.6	81	0.4	3,300	—	—	—	—	20	—
橘子果醬	257	0.5	0.1	70.1	—	0.02	0.02	0.1	6	35	0.6
牛奶	65	3.5	3.5	4.9	140	0.03	0.17	0.1	1	118	tr.
脫脂牛奶	36	3.6	0.1	5.1	tr.	0.04	0.18	1	1	121	tr.
罐裝牛奶	137	7.0	7.9	9.7	320	0.04	0.34	0.2	1	252	0.1
罐裝牛奶（加糖）	321	8.1	8.7	54.3	360	0.08	0.38	0.2	1	262	0.1
脫脂奶粉	363	35.9	0.8	52.3	30	0.35	(1.80)	0.9	7	1,308	0.6
糖蜜	252	—	—	65	—	0.07	0.06	0.2	—	165	4.3
黑糖蜜	213	—	—	55	—	0.11	0.19	2.0	—	684	16.1
鬆餅（藍莓）	281	7.3	9.3	41.9	220	0.16	0.20	1.2	1	84	1.6
鬆餅（麥麩）	261	7.7	9.8	43.1	230	0.14	0.24	4.0	tr.	142	3.7
鬆餅（玉米）	314	7.1	10.1	48.1	300	0.20	0.23	1.6	tr.	105	1.7
蘑菇（生的）	28	2.7	0.3	4.4	tr.	0.10	0.46	4.2	3	6	0.8
蘑菇（罐頭）	17	1.9	0.1	2.4	tr.	0.02	0.25	2.0	2	6	0.5
甜瓜	30	0.7	0.1	7.5	3,400	0.04	0.03	0.6	33	14	0.4
甜瓜（加蜜）	33	0.8	0.3	7.7	40	0.04	0.03	0.6	23	14	0.4
芥茉子	23	2.2	0.4	4.0	5,800	0.08	0.14	0.6	48	138	1.8
麵條	125	4.1	1.5	23.3	70	0.14	0.08	1.2	—	10	0.9
燕麥	55	2.0	1.0	9.7	—	0.08	0.02	0.1	—	9	0.6
鱸魚	227	19.0	13.3	6.8	—	0.10	0.11	1.8	—	33	1.3

（續附錄Ⅲ）

食物分類 100克＝3 ½盎司	卡路里	蛋白質（克）	脂肪（克）	碳水化合物（克）	維生素A 國際單位 (IU)	維生素B 維生素B1（毫克）	維生素B2（毫克）	菸鹼酸（毫克）	維生素C（毫克）	礦物質 鈣（毫克）	鐵（毫克）
秋葵莢	29	2.0	0.3	6.0	490	(0.13)	(0.18)	(0.9)	20	92	0.5
橄欖	116	1.4	12.7	1.3	300	—	—	—	—	61	1.6
洋葱（生的）	38	1.5	0.1	8.7	40	0.03	0.04	0.2	10	27	0.5
洋葱（烹調過的）	29	1.2	0.1	6.5	40	0.03	0.03	0.2	7	24	0.4
洋葱（乾燥的）	350	8.7	1.3	82.1	200	0.25	0.18	1.4	35	166	2.9
洋葱苗	45	1.1	0.2	10.5	tr.	0.05	0.04	0.4	25	40	0.6
橘子（去皮）	49	1.0	0.2	12.2	200	0.10	0.04	0.4	(50)	41	0.4
橘子汁	45	0.7	0.2	10.4	200	0.09	0.03	0.4	50	11	0.2
橘子汁（濃縮）	158	2.3	0.2	38.0	710	0.30	0.05	1.2	158	33	0.4
牡蠣	66	8.4	1.8	3.4	310	0.14	0.18	2.5	—	94	5.5
薄餅	231	7.1	7.0	34.1	120	0.17	0.22	1.3	tr.	101	1.3
香菜	44	3.6	0.6	8.5	8,500	0.12	0.26	1.2	172	203	6.2
防風草	66	1.5	0.5	14.9	30	0.07	0.08	0.1	10	45	0.6
水蜜桃（生的）	38	0.6	0.1	9.7	1,330	0.02	0.05	1.0	7	9	0.5
水蜜桃（加糖）	78	0.4	0.1	20.1	430	0.01	0.02	0.6	3	4	0.3
水蜜桃（乾燥）	262	3.1	0.7	68.3	3,900	0.01	0.19	5.3	18	48	6.0
水蜜桃（乾燥、以糖醃漬）	119	0.9	0.2	30.8	1,070	tr.	0.05	1.4	2	13	1.6
花生（帶皮）	564	26.0	47.5	18.6	—	1.14	0.13	17.2	—	69	2.1
花生（烤過、加鹽）	585	26.0	49.8	18.8	—	0.32	0.13	17.2	—	74	2.1
花生醬	581	27.8	49.4	17.2	—	0.13	0.13	15.7	—	63	2.0
梨子（帶皮）	61	0.7	0.4	15.3	20	0.02	0.04	0.1	4	8	0.3
梨子（加糖）	76	0.2	0.2	19.6	tr.	0.01	0.02	0.1	1	5	0.2
梨子（乾燥）	268	3.1	1.8	67.3	70	0.01	0.18	0.6	7	35	1.3
梨子（乾燥、以糖醃漬）	151	1.3	0.8	38.0	30	tr.	0.07	0.2	2	15	0.6
豆類（烹調過）	43	2.9	0.2	9.5	(610)	0.22	0.11	—	—	56	0.5
豆類（罐頭）	66	3.5	0.3	12.5	450	0.09	0.05	0.9	—	20	1.7
核果	687	9.2	71.2	14.6	130	0.86	0.13	0.9	2	73	2.4
椈椒粉（辣的）	25	0.9	0.1	6.1	610	0.02	0.05	0.8	68	7	0.5
椈椒粉（含子）	65	2.3	0.4	15.8	21,600	0.1	0.2	2.9	369	16	1.4
胡椒子（生的、甜的）	22	1.2	0.2	4.8	420	0.08	0.08	0.5	128	9	0.7
胡椒子（煮過的）	18	1.0	0.2	3.8	420	0.06	0.07	0.5	96	9	0.5
胡椒子（加牛肉、麵包屑）	170	13.0	5.5	16.8	280	0.09	0.17	2.5	40	42	2.1
青柿	77	0.7	0.4	19.7	2,710	0.03	0.02	0.1	11	6	0.3
醃小黃瓜	11	0.7	0.2	2.2	100	tr.	0.02	tr.	6	26	1.0
派：蘋果	256	2.2	11.1	38.1	30	0.02	0.02	0.4	1	8	0.3
水蜜桃	255	2.5	10.7	38.2	730	0.02	0.04	0.7	3	10	0.5
覆盒子	253	2.5	10.7	38.2	50	0.02	0.04	0.3	3	64	0.7
鳳梨（生的）	52	0.4	0.2	13.7	70	0.09	0.03	0.2	17	17	0.5
鳳梨（罐頭）	74	0.3	0.1	19.4	50	0.08	0.02	0.2	7	11	0.3

（續附錄Ⅲ）

食物分類 100克＝3½盎司	卡路里	蛋白質（克）	脂肪（毫克）	碳水化合物（克）	維生素A 國際單位（IU）	維生素B			維生素C（毫克）	礦物質	
						維生素B1（毫克）	維生素B2（毫克）	菸鹼酸（毫克）		鈣（毫克）	鐵（毫克）
海扇	112	23.2	1.4	—	—	—	—	—	—	115	3.0
芝蔴	563	18.6	49.1	21.6	30	0.98	0.24	5.4	—	1,160	10.5
鮭魚	201	23.2	11.3	—	30	0.13	0.26	8.6	—	24	0.6
橘子水	134	0.9	1.2	30.8	60	0.01	0.03	tr.	2	16	tr.
蝦子（生的）	91	18.1	0.8	1.5	—	0.02	0.03	3.2	—	63	1.6
蝦子（罐頭）	80	16.2	0.8	0.8	50	0.01	0.03	1.5	—	59	1.8
糖漿	263	—	—	68	—	0.13	0.06	0.1	—	60	3.6
楓糖漿	252	—	—	65	—	—	—	—	—	104	1.2
湯（蕃茄）	72	1.6	2.1	12.7	810	0.05	0.03	0.9	10	11	0.6
（蔬菜牛肉湯）	64	2.2	1.4	11.0	2,500	0.03	0.02	1.0	—	16	0.7
黃豆	118	9.8	5.1	10.1	660	0.31	0.13	1.2	17	60	2.5
義大利麵	148	5.0	0.5	30.1	—	0.18	0.10	1.4	—	11	1.1
義大利麵（加肉球、蕃茄醬）	134	7.5	4.7	15.6	640	0.10	0.12	1.6	9	50	1.5
菠菜（生的）	26	3.2	0.3	4.3	8,100	0.10	0.20	0.6	51	93	3.1
菠菜（烹調過的）	23	3.0	0.3	3.6	8,100	0.07	0.14	0.5	28	93	2.2
大黃瓜（烤）	50	1.8	0.4	11.7	4,800	0.05	0.13	0.7	10	24	0.8
（水煮）	14	0.9	0.1	3.1	390	0.05	0.08	0.8	10	25	0.4
草莓	37	0.7	0.5	8.4	60	0.03	0.07	0.6	59	2	1.0
黑糖	373	—	—	96.4	—	0.01	0.03	0.2	—	1	—
砂糖	385	—	—	99.5	—	—	—	—	—	—	0.1
向日葵子	560	24.0	47.3	19.9	50	1.96	0.23	5.4	—	120	7.1
牛肉	320	25.9	23.2	—	—	—	—	—	—	—	—
甘藷（烤）	141	2.1	0.5	32.5	8,100	0.09	0.07	0.7	22	40	0.9
甘藷（水煮）	168	1.3	3.3	34.2	6,300	0.06	0.04	0.4	10	37	0.9
甘藷（罐頭）	114	1.0	0.2	27.5	5,000	0.03	0.03	0.6	8	13	0.7
旗魚	174	28.0	6.0	—	2,050	0.04	0.05	10.9	—	27	1.3
柑橘	46	0.8	0.2	11.6	420	0.06	0.02	0.1	31	40	0.4
葛粉	117	0.2	0.1	29.4	10	tr.	tr.	tr.	tr.	3	0.2
扁魚	138	24.5	3.7	—	—	—	—	—	—	—	—
蕃茄（生的）	22	1.1	0.2	4.7	900	0.06	0.04	0.7	23	13	0.5
蕃茄（罐頭）	21	1.0	0.2	4.3	900	0.05	0.03	0.7	17	6	0.5
蕃茄醬	106	2.0	0.4	25.4	1,400	0.09	0.07	1.6	15	22	0.8
蕃茄辣醬	104	2.5	0.3	24.8	(1,400)	(0.09)	(0.07)	(1.6)	(16)	20	(0.8)
蕃茄汁	19	0.9	0.1	4.3	800	0.05	0.03	0.8	16	7	0.9
蕃茄凍	82	3.4	0.41	18.6	3,300	0.20	0.12	3.1	49	27	3.5
牛肉	244	21.5	6.7	0.4	—	0.05	0.29	3.5	—	7	2.2
鮪魚罐頭（油）	288	24.2	20.5	—	90	0.04	0.09	10.1	—	6	1.1
鮪魚罐頭（水）	127	28.0	0.8	—	—	—	0.10	13.3	—	16	1.6

（續附錄Ⅲ）

食物分類 100克＝3½盎司	卡路里	蛋白質（克）	脂肪（克）	碳水化合物（克）	維生素A 國際單位 (IU)	維生素B			維生素C（克）	礦物質	
						維生素B1（毫克）	維生素B2（毫克）	菸鹼酸（毫克）		鈣（毫克）	鐵（毫克）
火雞	263	27.0	16.4	—	—	—	—	—	—	—	—
芥茉子	23	0.8	0.2	4.9	tr.	0.04	0.05	0.3	22	35	0.4
芥茉葉	20	2.2	0.2	3.6	6,300	0.15	0.24	0.6	69	184	1.1
		26.4									
小牛肉	234	20.5	13.4	—	—	0.07	0.25	5.4	—	11	3.2
核桃（黑色）	628	14.8	59.3	14.8	300	0.22	0.11	0.7	—	rt.	6.0
核桃（英國）	651		64.0	15.8	30	0.33	0.13	0.9	2	99	3.1
栗子	79	1.4	0.2	19.0	—	0.14	0.20	1.0	4	4	0.6
水芹	19	2.2	0.3	3.0	4,900	0.08	0.16	0.9	79	151	1.7
西瓜	26	0.5	0.2	6.4	590	0.03	0.03	0.2	7	7	0.5
全麥麵粉	333	13.3	2.0	71.0	—	0.55	0.12	4.3	—	41	3.3
麩質麵粉	378	41.4	1.9	47.2	—	—	—	—	—	40	—
小麥芽	363	26.6	10.9	46.7	—	2.01	0.68	4.2	—	72	9.4
小麥（加鹽）	363	15.0	1.5	78.5	—	0.55	0.23	7.8	—	28	4.2
小麥（無鹽）	354	9.9	2.0	79.9	—	0.22	0.11	4.4	—	43	3.5
白魚	215	15.2	14.0	5.8	2,000	0.11	0.11	2.3	tr.	—	0.5
山芋	101	2.1	0.2	23.2	tr.	0.10	0.04	0.5	9	20	0.6
酵母菌（烘焙用）	282	(36.9)	1.6	38.9	tr.	2.33	5.41	36.7	tr.	(44)	(16.1)
酵母菌（釀酒用）	283	(38.8)	1.0	38.4	tr.	15.61	4.28	37.9	tr.	210	17.3
酵母乳（脫脂奶粉）	50	3.4	1.7	5.2	70	0.04	0.18	0.1	1	120	tr.
酵母乳（全脂牛奶）	62	3.0	3.4	4.9	140	0.03	0.16	0.1	1	111	tr.
餅乾	423	10.7	8.8	74.3	40	0.05	0.07	0.9	—	13	0.6

* 摘錄自美國農業部「農業手册」第八册，《食物的成分》

營養與健康 4

食療與保健

作　　者／安德爾．戴維絲（Adelle Davis）
譯　　者／陳滿容
責任編輯／戴　煜
美術設計／沈鴻雁
出 版 者／世潮出版有限公司
發 行 人／簡玉芳
登 記 證／局版臺省業字第 5108 號
地　　址／（231）新北市新店區民生路 19 號 5 樓
電　　話／（02）2218-3277
傳　　真／（02）2218-3239（訂書專線）
（02）2218-7539
劃撥帳號／17528093
戶　　名／世潮出版有限公司
單次郵購總金額未滿 500 元（含），請加 80 元掛號費
酷 書 網／www.coolbooks.com.tw
製　　版／辰皓國際出版製作有限公司
印　　刷／祥新彩色印刷公司
初版一刷／1993 年 6 月
廿一刷／2004 年 2 月
二版一刷／2018 年 4 月
二版三刷／2024 年 1 月
I S B N／957-529-322-3
定　　價／220 元

LET'S GET WELL by Adelle Davis
Copyright © 1970 by Harcourt Brace Jovanovich, Inc.
Copyright 1950 by Harcourt Brace Jovanovich, Inc.
Copyright renewed 1978 by Frank Sieglinger, George Davis Leisey and Barbara Adelle Frodahl
Published by arrangement with Harcourt Brace Jovanovich, Inc.
Chinese translation Copyright by Signet Book arranged
Through Big Apple Tuttle Mori Agency Inc.
All Rights Reserved.

合法授權．翻印必究

國家圖書館出版品預行編目（CIP）資料

食療與保健／安德爾・戴維絲（Adelle Davis）著；
陳滿容譯. -- 初版. -- 新北市：世潮出版, 民 82
面；　公分. --（營養與健康 ; 4）

ISBN 957-529-322-3（平裝）

1.營養

411.3　　　　　　　　　　　　81006650

世茂出版有限公司
世潮出版有限公司
智富出版有限公司

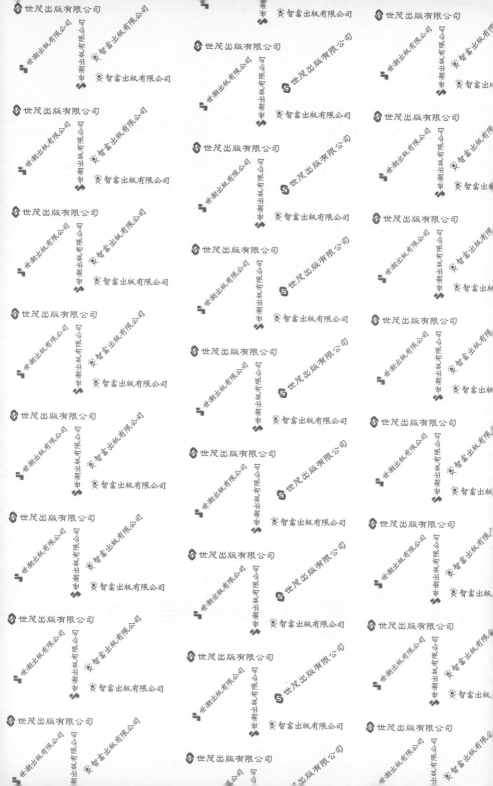